INMUNOLOGÍA OCULAR

Martha Fabiola Rodríguez

Colaboradores:
Claudia Marcela Parra
Patricia Hernández Rodríguez
Marcelo Carrioza

UNIVERSIDAD DE LA SALLE
Educar para Pensar, Decidir y Servir
Acreditación Institucional de Alta Calidad

Facultad de Ciencias de la Salud
2012

Rodríguez Álvarez, Martha Fabiola
Inmunología ocular / Martha Fabiola Rodríguez Álvarez. -- Bogotá : Universidad de La Salle, 2012.
276 p. ; 24 cm.
Incluye referencias bibliográficas.
ISBN 978-958-8572-57-4
1. Inmunología 2. Sistema inmune 3. Ojos - Microbiología 4. Inflamación de los ojos I. Tít.
616.079 cd 21 ed.
A1351781

CEP-Banco de la República-Biblioteca Luis Ángel Arango

ISBN: 978-958-8572-57-4
Primera edición: Bogotá D.C., junio del 2012

Edición:
Oficina de Publicaciones
Cra. 5 No. 59A-44 Edificio Administrativo 3er Piso
P.B.X.: (571) 348 8000 Extensión: 1224
Directo: (571) 348 8047 Fax: (571) 217 0885
publicaciones@lasalle.edu.co

Dirección:
Hno. Fabio Humberto Coronado Padilla. Fsc
Vicerrector Académico

Dirección editorial:
Guillermo Alberto González Triana

Coordinación editorial:
Sonia Montaño Bermúdez / Marcela Garzón Gualteros

Corrección de estilo:
María Elvira Mejía

Diseño de portada:
Giovanny Pinzón Salamanca

Diseño y Diagramación:
Marca Registrada Diseño Gráfico Ltda.

Impresión:

Impreso y hecho en Colombia
Printed and made in Colombia

A mis padres y mi familia,
por todo lo que me han dado.
A mis profesores y estudiantes,
fuente de inspiración de este libro.

Contenido

Introducción al sistema inmune

La inmunología es una pieza clave en la fisiopatología de muchas enfermedades. Parafraseando a William E. Paul "El gran impacto de la infección por HIV, trágicamente enfatiza la importancia del sistema inmunológico en la batalla contra patógenos microbianos, con los cuales compartimos nuestro ambiente". Sin embargo, no se debe limitar la acción del sistema inmune a la protección de la infección microbiana, los mecanismos inmunológicos actúan en una gran variedad de condiciones clínicas que incluyen el rechazo a tumores, trasplantes, el trauma, la autoinmunidad y las alergias, entre otras.

El sistema inmunológico es el mecanismo de defensa, altamente exquisito, que se basa en el reconocimiento de los antígenos (Ag) extraños y propios. En el proceso, se tienen en cuenta las barreras físicas, como piel y mucosas, pero la estrategia de defensa más efectiva, elaborada y dinámica, es realizada por moléculas y células que han desarrollado habilidades para reconocer y eliminar cualquier sustancia extraña o propia alterada en el organismo.

La inmunidad es el estado de protección de un individuo frente a la agresión. Clásicamente, se han descrito dos tipos de inmunidad: *inmunidad innata y adaptativa*; esta clasificación es teórica, ya que una forma de inmunidad no excluye a la otra y siempre están interrelacionadas, de hecho, los dos tipos de inmunidad son dependientes y durante la respuesta efectora es necesario que se den conjuntamente.

La *inmunidad innata* o no específica es la primera línea de defensa y se refiere a la respuesta rápida e inmediata (minutos) dada por los tejidos, las barreras y la mayoría de las células inmunológicas, neutrófilos, eosinófilos, basófilos, mastocitos, monocitos-macrófagos, células NK y moléculas como el complemento (proteínas enzimáticas que ocasionan a la lisis), citoquinas, proteínas producidas localmente con diversas acciones, etc. (figura 1). Esta respuesta es funcional, antes de que el agente extraño invada el organismo; una vez el patógeno se establece, es posible que la inmunidad innata no sea suficiente para destruir el patógeno. Además, no genera memoria, ya que las células que participan no tienen reconocimiento específico, no sobreviven por largo tiempo ni tiene la capacidad de dividirse.

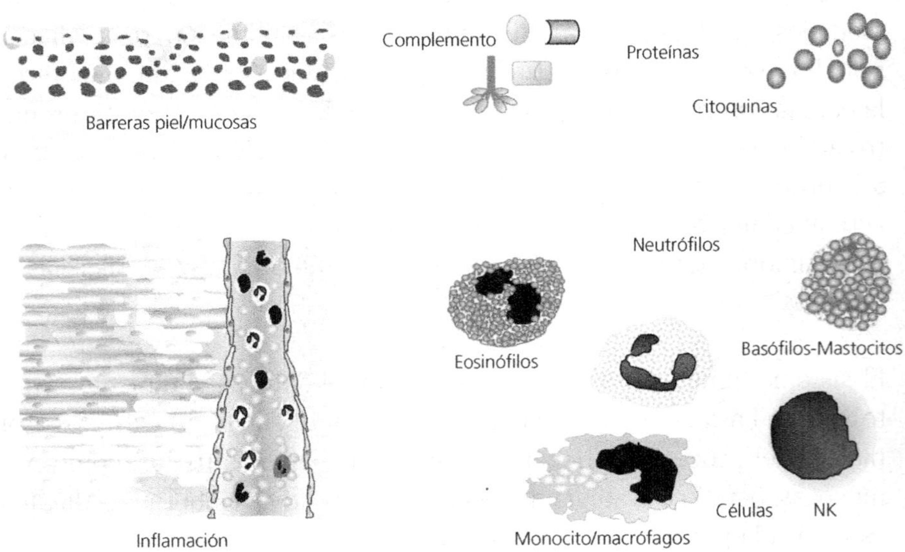

Fig. 1 **Componentes de la inmunidad innata.** Como parte de la inmunidad innata se incluyen: las barreras (piel y mucosas); células inespecíficas: neutrófilos, eosinófilos, basófilos, mastocitos, monocitos y células NK; proteínas: complemento y citoquinas, y el proceso inflamatorio.

La *inmunidad adaptativa* o adquirida involucra los linfocitos y sus productos, es específica y genera la memoria inmunológica. La inmunidad adaptativa requiere tiempo para su total desarrollo y activación, lo cual ocurre en los órganos y en los tejidos linfoides secundarios (ganglios, bazo y tejido linfoide asociado a la mucosa). Mientras esta inmunidad se prepara, la inmunidad innata actúa, controlando el agente invasor. La inmunidad adquirida suplementa y aumenta los mecanismos de defensa no específicos, por lo cual produce una respuesta más efectiva y duradera. Los linfocitos tienen la capacidad de proliferar y reconocer de manera específica cada una de las posibles moléculas existentes, gracias a sus receptores para el Ag.

Según su origen, a la expresión de moléculas en la superficie celular (CD) y al tipo de receptor para el Ag, los linfocitos se clasifican en: linfocitos B (LB)(CD20+ CD21+) y linfocitos T (LT) (CD3+). Cada clase de linfocito es responsable de un tipo de inmunidad adaptativa: inmunidad celular (LT) e inmunidad humoral (LB) (figura 2).

Los LB se originan y maduran en la médula ósea, y son productores de anticuerpos (Ac) o inmunoglobulinas (Ig): IgD, IgM, IgG, IgA e IgE. Inicialmente las Ig, se encuentran en la membrana del linfocito B, actúan como el receptor para el Ag del LB (BCR). Después de su activación, el LB madura a célula plasmática y libera gran cantidad de Ig, que interactúan con otras células o proteínas, en la destrucción del agente extraño. Los LB reconocen el Ag en su forma tridimensional, tal y como entra al organismo (figura 2).

Los LT se originan en la médula ósea y maduran en el timo. Reconocen el Ag, por medio de su receptor, el TCR, solo cuando este es degrado a un fragmento peptídico y es asociado a una molécula propia, la cual hace parte del complejo mayor de histocompatibilidad (CMH). Los LT se subdividen en LT ayudadores (LTh) (CD3+, CD4+), productores de citoquinas que promueven o inhiben la respuesta inmune y LT citotóxicos (LTc) (CD3+, CD8+) que, como su nombre lo indica, su función es eliminar células infectadas intracelularmente o alteradas, como las cancerígenas. En la actualidad, se considera una tercera clase de LT, los LT reguladores (CD3+, CD25+), los cuales pueden ser LTh o LTc.

Fisiológicamente, la respuesta inmunológica adaptativa ocurre en dos fases: la fase de reconocimiento, en la cual el sistema inmune identifica el Ag, discriminando entre las moléculas propias y extrañas. El reconocimiento inmunológico es altamente específico, de manera que puede diferenciar entre un inmenso universo de Ag, sin perder la tolerancia a las células y moléculas propias, la falla en esta tolerancia conduce al daño y a la destrucción del tejido propio, lo cual da como resultado el desarrollo de la enfermedad autoinmune. La gran especificidad y la diversidad del sistema inmunológico, en el reconocimiento de pequeñas moléculas, ha permitido el avance vertiginoso de la ciencia en los últimos años, mediante la aplicación de técnicas inmunológicas en el diagnóstico clínico y la investigación. Una vez la sustancia extraña es reconocida, el sistema inmune genera la fase efectora, que incluye la activación de una gran variedad de células y moléculas en una red dinámica, que permitirá eliminar el agente extraño, reparar el tejido, restablecer la homeostasis e inducir el estado de inmunidad o memoria inmunológica.

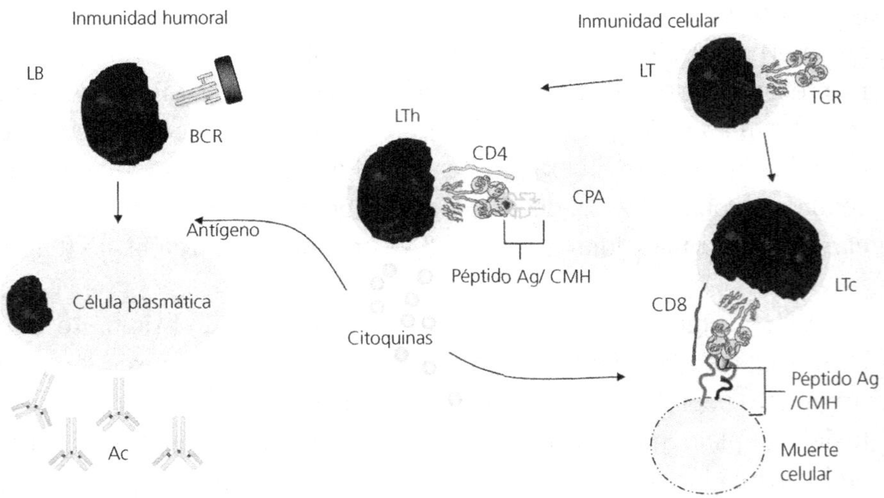

Fig. 2 | **Tipos de inmunidad adaptativa.** La inmunidad adaptativa se divide en: inmunidad humoral, mediada por los LB productores de Ac; inmunidad celular, mediada por los LT, los LT citotóxicos ocasionan la muerte celular del blanco y los LTh son los productores de citoquinas que modulan toda la respuesta inmunológica.

Esta observación fue hecha hace muchos siglos; los individuos que sobrevivían a una enfermedad, ocasionada por un patógeno, en particular, llegaban a ser resistentes, generalmente durante toda su vida. Debió pasar mucho tiempo para que este fenómeno se aplicara exitosamente en la práctica clínica con la vacunación. Los primeros intentos los realizaron los chinos en el siglo XV, aplicando directamente sobre incisiones en la piel de sujetos sanos costras secas de pústulas de la viruela. La técnica fue mejorada por Edward Jenner, en 1796. Posteriormente, Pasteur descubrió que los cultivos de bacterias, después de un tiempo perdían su virulencia y administrados de esta manera podían proteger contra la enfermedad, sin ocasionar la muerte del individuo o las manifestaciones más severas de esta.

En términos de tiempo y número de exposiciones al agente extraño, se consideran dos tipos de respuesta inmune adaptativa: la *respuesta primaria o fase de sensibilización*, que es la primera exposición al Ag y durante la cual los linfocitos vírgenes, que nunca han estado en contacto con este, reconocen el agente extraño, por primera vez se activan y proliferan para generar efectores y células de memoria; los primeros que actúan en esta fase y los segundos circulan por todo el cuerpo, cumpliendo una acción de vigilancia para actuar frente a un nuevo encuentro con este Ag. La respuesta primaria puede demorar entre quince y veinte días.

La *respuesta secundaria* se refiere a la segunda o posteriores exposiciones al mismo agente; en esta oportunidad, la inmunidad adaptativa se da rápidamente, ya que en la fase de sensibilización se ha generado la memoria inmunológica, que se va especializando frente a cada nuevo reto con el mismo Ag, eliminado de manera más efectiva el agente extraño, antes de que este invada y ocasione el daño del tejido o que el individuo presente algún tipo de sintomatología.

Para el estudio de la respuesta inmunológica hay que considerar la interacción celular, desde sus eventos moleculares, el contacto célula-célula, a través de receptor-ligando, la producción de moléculas in situ, que permiten la comunicación entre el sistema inmunológico, el tejido y todo el organismo. El entendimiento de todos estos mecanismos es necesario para la interpretación de las manifestaciones clínicas y las consideraciones terapéuticas en las diversas patologías locales y sistémicas.

Cada órgano y tejido posee características fisiológicas y anatómicas que modulan la expresión de la respuesta inmunológica. Estas características incluyen las células del parénquima que liberan citoquinas y mediadores y crean un microambiente único en la inducción y en la regulación de la respuesta inmunitaria; células presentadoras del Ag restringidas al tejido encargadas de mostrar el antígeno a los LT ayudadores, y la irrigación linfática y sanguínea que permite la circulación de los leucocitos y el transporte del Ag a los órganos linfoides para la activación de los linfocitos. Estas condiciones dictan la manera como los Ag son detectados, reconocidos y eliminados por los mecanismos inmunológicos.

La respuesta inmune ocular involucra la interacción entre los componentes inmunológicos locales y sistémicos, con grandes diferencias en la inducción de la respuesta inmune, en cada uno de los compartimientos oculares. En la conjuntiva, como cualquier otra mucosa, hay presencia de tejido linfoide, así como diferentes poblaciones de células inmunológicas, como macrófagos y mastocitos. El tejido linfoide, presente en las mucosas, facilita la inducción de la inmunidad adaptativa y la tolerancia en estos sitios. Algunas células que actúan en la conjuntiva y el limbo son fibroblastos, células del endotelio vascular, y células epiteliales, entre otras. Participan activamente, durante el proceso inflamatorio, con producción de diversas citoquinas y expresión de moléculas que interviene en la regulación de la respuesta inmune. La glándula lagrimal también posee tejido linfoide responsable de la producción de la mayoría de IgA, que se encuentra en la lágrima, además, se sintetiza un gran número de proteínas con capacidad bactericida como lisozima, lactoferrina, β-lisina, etc., encargadas de la defensa de la superficie ocular contra los microorganismos.

La irrigación linfática de la conjuntiva, limbo y párpados drena en los ganglios linfáticos preariculares y submandibulares, por tanto, la presencia de linfoadenopatía en estos ganglios es un signo clínico que se manifiesta principalmente en las infecciones virales. Los vasos sanguíneos que irrigan la conjuntiva y los párpados son ramas de la arteria oftálmica. Los vasos sanguíneos y linfáticos se localizan en la lámina propia y no alcanzan ninguna de las capas del epitelio conjuntival. La presencia de vasos sanguíneos, linfáticos, células y moléculas inmunológicas en la conjuntiva hacen que esta última esté en la capacidad para generar una rápida respuesta inflamatoria e inmunológica en la fase temprana de cualquier patología. La inflamación conjuntival se manifiestas con los signos cardinales del proceso inflamatorio, enrojecimiento, calor, edema, dolor y daño del tejido, como en cualquier tejido vascularizado, con algunas variaciones, debido a las características histológicas, como la presencia de papilas, folículos, tipo de secreción, etc., importantes en la interpretación clínica de la enfermedad de la superficie ocular.

A diferencia de la conjuntiva, la córnea no tiene irrigación linfática ni sanguínea, las únicas células inmunológicas son las células de Langerhans (un tipo de células dendríticas), presentes en el epitelio corneal; en el estroma, no hay células inmunocompetentes. Sin embargo, la córnea no está desprovista de inmunidad, puesto que es un tejido inmunoprivilegiado. El inmunoprivilegio se considera como una estrategia evolutiva de algunos órganos y tejidos que da protección inmunológica y, a su vez, preserva el tejido del daño secundario a la respuesta inflamatoria e inmunológica.

Hasta hace diez años se creía que el privilegio inmunitario era característico de tejidos que carecían de irrigación linfática y sanguínea. Aparentemente, los antígenos no podían escapar de esos sitios privilegiados (teoría del secuestro antigénico), para inducir la inmunidad adaptativa en los órganos linfoides secundarios. En la actualidad, se sabe que los Ag en la córnea salen por el torrente sanguíneo y vasos linfáticos adyacentes, gracias a las células de Langerhans, siendo reconocidos por el sistema inmunitario sistémico (en el bazo) y local (ganglios linfáticos regionales).

El trasplante ortóptico de córneas alogénicas ha sido practicado desde principios de siglo con una aceptación extraordinariamente alta. Inicialmente se pensó que la condición avascular de la córnea era la única explicación del éxito de este trasplante, pero cuando se implantaron córneas en un tejido vascularizado, el rechazo también fue infrecuente, sugiriendo que en la córnea no se expresaba los antígenos del CMH. Los HLA (antígenos de los leucocitos humanos), que corresponde al CMH en el humano, son proteínas de superficie de todas las células, excepto los glóbulos rojos, y son extremadamente polimórficas, de manera que cada individuo dentro de una especie posee diferente HLA, siendo el principal determinante del rechazo a trasplantes. En la córnea hay muy baja expresión de las moléculas de histocompatibilidad, y no hay irrigación sanguínea o linfática, lo cual interfiere con la habilidad del sistema inmune para generar una respuesta y evita la destrucción del tejido trasplantado. Ahora, se sabe que esta es otra de las características que presenta el inmunoprivilegio.

Los Ag colocados en la cámara anterior generan una respuesta inmune inusual denominada Desviación Inmune Asociada a la Cámara Anterior (ACAID), otra condición del inmunoprivilegio ocular. Son muchos los factores implicados. El mecanismo exacto de regulación y expresión de la respuesta inmunológica en este nivel aún se desconoce.

Este libro pretende brindarle al estudiante conceptos básicos de la inmunología y una visión de la acción del sistema inmunológico ocular en estados de salud y enfermedad. El libro en cada capítulo incluye preguntas y referencias bibliográficas para la profundización de cada tema.

Células del sistema inmune

El sistema inmune consiste de distintos grupos celulares que comprenden principalmente los *leucocitos*, algunos circulan de manera continua, otras salen de la sangre y permanecen en los tejidos como centinelas estacionarios.

La hematopoyesis es el proceso mediante el cual se producen, desarrollan y maduran todas las células sanguíneas, en la médula ósea a partir de una pequeña población de células madres pluripotenciales. La célula madre pluripotencial (en inglés, *stem cell*), fenotípicamente ha sido identificada como células $CD34^{+}$, $Thy1^{lo}$ Lin^{-} $Sca\text{-}1^{+}$ $C\text{-}kit^{+}$ (células TLSK); estas son células inmaduras en continua división y auto renovación; cuando proliferan, una permanece como célula pluripotencial y la otra como célula hija que continua su diferenciación. A medida que los progenitores se dividen, van adquiriendo progresivamente las características de un tipo de célula y pierden su capacidad proliferativa hasta hacerse nula cuando maduran por completo, en otras palabras: están terminalmente diferenciadas (Weissman y Shizuru, 2008). Las células hematopoyéticas se separan en dos grandes linajes: mieloide, incluyen eritrocitos, megacariocitos, granulocitos, mastocitos y monocitos/macrófagos; y linfoide, que comprende linfocitos T, B y células *natural killer* (NK) (Kondo, Weissman y Akashi, 1997; Akashi, Traver, Miyamoto y Weissman, 2000) (figura 3).

La diferenciación de la célula madre en tan diversas poblaciones celulares depende de citoquinas que controlan su proliferación y maduración, así como de la expresión de genes que son regulados por diferentes factores transcripcionales. En la hematopoyesis, intervienen principalmente los factores estimuladores de colonias (FSC) e interleuquinas (IL). En la línea mieloide, FSC-de granulocitos y monocitos (FSC-GM) e IL-3 y en la línea linfoide, la IL-7, IL-2, IL-4, IL-5 e IL-6, entre otras (figura 3).

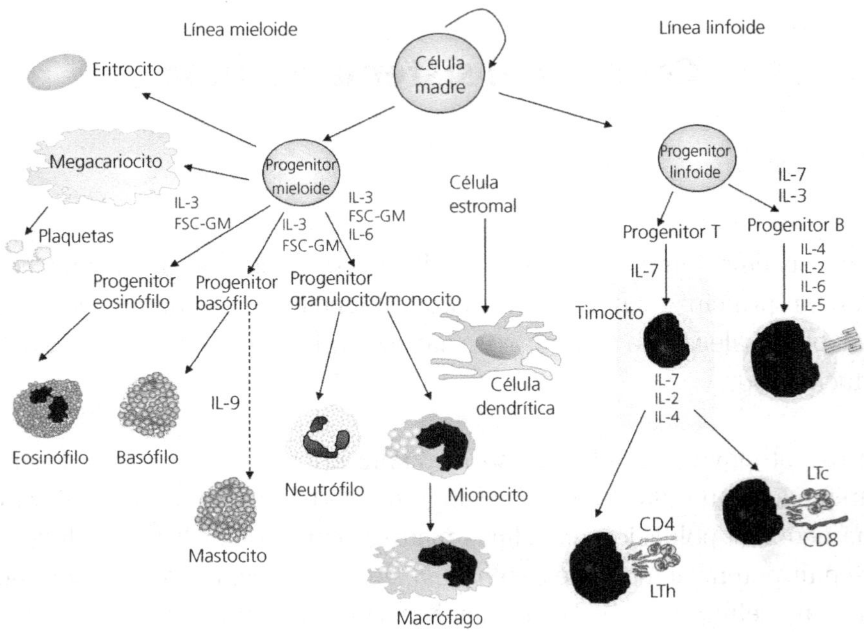

Fig. 3 | **Hematopoyesis.** Se destacan las dos vías de diferenciación mieloide y linfoide. En la línea mieloide el progenitor mieloide común (PMC) se diferencia en progenitor de megacariocitos y eritrocitos (PME), y progenitor de granulocitos y monocitos. La línea linfoide da origen a los linfocitos B y T, las células Natural Killer (NK) y todos los tipos de células dendríticas. Los LB se diferencian totalmente en médula ósea, los LT maduran en el timo (zona sombreada en gris). En cada vía se incluyen los factores de crecimiento (FSC) y citoquinas que intervienen. Las líneas punteadas indican que hay controversia con el precursor de las células (mastocitos y células dendríticas).

Las citoquinas son proteínas secretadas por diversos tipos celulares, con acción pleitropica diversas acciones, sobre diferentes células. Las citoquinas actúan sobre la población celular que exhiba receptores de superficie para estas, en consecuencia, induce señales intracelulares que evocan diversas respuestas en la célula, como entrar al ciclo celular (mitosis) o producción de proteínas que conllevan cambios en el metabolismo. Los factores de transcripción (FT) son proteínas que modulan la expresión de los genes. Muchos factores transcripcionales están involucrados en la hematopoyesis, los más importantes son: SCL (Stem Cell leukemia gen), GATA-2 (por la secuencia Guanina-Adenina-Timina-Adenina), Lmo-2 (proto-oncogen) y AML-1 (factor 1 de la leucemia mieloide aguda) (Zhu y Emerson, 2002).

Durante la diferenciación, bajo los estímulos y señales apropiados, la célula madre pluriponencial de largo término pierde gradualmente su habilidad para auto renovarse llegando a ser una *stem cell* de corto término, lo cual significa que solo puede sostener la hematopoyesis in vivo, aproximadamente por seis semanas. Entonces, empieza a retener un potencial de diferenciación de múltiples linajes transitorio, de allí pasa a ser un progenitor multipontencial (PMP) que no se auto renueva, por tanto, ya no es una célula madre y recibe el nombre de progenitor multipotencial (Weissman y Shizuru, 2008).

De acuerdo con el modelo clásico de la hematopoyesis (figura 3), del PMP se originan concomitantemente un progenitor mieloide común (PMC), caracterizado por la expresión de CD34+ y el receptor para la porción Fc de la IgG (FCγR) y un progenitor linfoide común (PLC), que expresa CD34+ y el receptor para la IL-7. El potencial de cada subpoblación ha sido examinado in vitro y se ha encontrado que, a partir de PMC, se obtienen monocitos, granulocitos, eritrocitos y megacariocitos (Akashi, Traver, Miyamoto y Weissman, 2000). La población de PLC *in vivo* da origen a LT, LB y células NK (Kondo, Weissman y Akashi, 1997).

Sin embargo, se ha reportado que la producción de monocitos podría ser promiscua y originarse también de los PLC (Kee y Murre, 1998). Adicionalmente, las células dendríticas, que también se originan en la médula ósea, podrían hacerlo a partir de los dos progenitores. Esta evidencia ha llevado a sugerir que la división simétrica de los PMP en los dos progenitores concomitantes con un linaje irreversible no ocurre, así como que los PMC y PLC sean generados asimétricamente y que antes de llegar a ser un PLC, deben perder su potencial de diferenciación del linaje mieloide (Lai y Kondo, 2008) (figura 4).

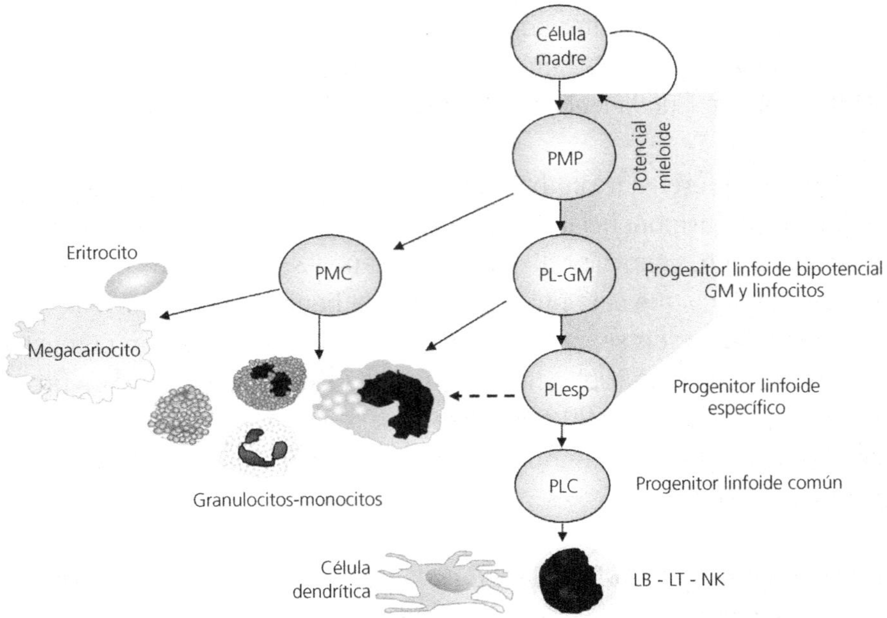

Fig. 4 **Versión revisada del modelo clásico de hematopoyesis.** En este modelo los PLC y PMC se generan asimétricamente. A partir del PMP se va perdiendo el potencial de diferenciación mieloide (zona sombreada) hasta llegar a ser un PLC que solo da origen a los linfocitos y células dendríticas.

Cuando las células en la médula ósea están maduras entran al torrente sanguíneo. Diariamente, se producen grandes cantidades de células sanguíneas, la cantidad y la velocidad de esta producción es controlada, de acuerdo con las demandas y su número en sangre permanece estable en condiciones fisiológicas (tabla 1). En estados patológicos, el número de las células disminuye o aumenta, por ejemplo, en infecciones sistémicas se incrementa la producción de leucocitos a expensas generalmente de un tipo celular. En infecciones bacterianas o en procesos inflamatorios agudos, hay un incremento en los neutrófilos (neutrofilia); en infecciones por helmintos, aumentan los eosinófilos (eosinofilia), y en las infecciones virales, hay un incremento de los linfocitos (linfocitosis) en sangre periférica.

Tabla 1 Valores de referencia de células sanguíneas en humanos

Células sanguíneas	Valores de referencia (sangre periférica del adulto)
Eritrocitos (GR)	4,5-5 millones/mm^3
Leucocitos (GB)	5000-10000/ mm^3
PMN netrófilos	55-65%
PMN eosinófilos	1-5%
PMN basófilos	0-2%
Monocitos	4-8%
Linfocitos	25-35%
Plaquetas	250.000-350.000/ mm^3

Las células sanguíneas se clasifican de acuerdo con sus características morfológicas, funcionales, de especificidad frente al Ag o por la expresión de proteínas de superficie, denominadas con las iniciales CD (*cluster differentiation*), seguidas de un número único. Estas proteínas (CD) sirven como marcadores de grupos celulares, ya que están relacionadas con la función o estadio de diferenciación de las células. Hasta el momento, se han determinado más de doscientas moléculas CD.

A continuación se describen las células del sistema inmune, clasificadas inicialmente de acuerdo con su especificidad por el Ag, seguidas de su clasificación morfológica.

Células inespecíficas para el Ag

Granulocitos

Incluyen neutrófilos, basófilos y eosinófilos; son células que identifican el agente extraño sin diferenciarlo ni discriminarlo entre otros; su respuesta se da en las primeras horas después de la entrada del antígeno y se encargan de sostener el ataque mientras se prepara la respuesta específica. Se denominan granulocitos porque tiene gránulos visibles al microscopio de luz; también se les conoce como polimorfonucleares (PMN), debido a que su núcleo es lobulado. En la superficie ocular, se encuentran en la conjuntiva y limbo, pero están ausentes en la córnea.

Neutrófilo

Constituyen el mayor porcentaje de leucocitos en sangre periférica (55-65%), siendo la primera línea de defensa de la inmunidad innata; tienen una vida media de seis a ocho horas, después de que salen de la médula ósea, en este tiempo sufren apoptosis y son eliminados en el hígado y en el bazo. La principal actividad de los neutrófilos es la fagocitosis, dando como resultado la muerte de los microorganismos, especialmente bacterias. Sus gránulos se producen durante su diferenciación (estado promielocítico y mielocítico), contienen enzimas y proteínas con actividad microbicida, en particular, frente a bacterias. Se han caracterizado, varios tipos de gránulos:

- Azurófilos o primarios: son los primeros en producirse, tienen mieloperoxidasa, catepsina G, elastasa, proteinasa, lisozima y defensinas.
- Específicos o secundarios: contienen lactoferrina, transcobalamina, lisozima, gelatinasa y varias proteínas presentes en la membrana plasmática.
- Gelatinasa o terciarios: son similares a los secundarios, pero carecen de lactoferrina (Segal, 2005).

Una vez ocurre la respuesta inflamatoria los neutrófilos circulantes, infiltran rápidamente el sitio agredido, gracias a la expresión de moléculas de adherencia, como selectinas e integrinas. Una vez en el tejido, incrementan considerablemente su vida media de 24 a 48 horas. Los neutrófilos exhiben receptores para factores quimiotácticos, que permiten la migración dirigida hacia el estímulo, como el receptor para el leucotrieno B4 y para la IL-8. Receptores para las opsoninas (proteínas que recubren el Ag), receptores para la IgG (FcγR) y los receptores para la fracción C_3 del complemento, que dirigen el movimiento fagocítico e ingesta, gracias a la reorganización del citoesqueleto (Dale, Boxer y Liles, 2009). La muerte del microorganismo fagocitado ocurre por la acción de las enzimas de las proteínas microbicidas de los gránulos y por la generación de especies reactivas del oxígeno, como el peróxido de hidrógeno y el ácido hipocloroso, por un proceso denominado estallido respiratorio (Segal, 2005;

Cowburn, Condliffe, Farahi y Charlotte, 2008). Además, los neutrófilos activados producen varias citoquinas y moléculas de superficie que facilitan su interacción con la inmunidad adaptativa durante la respuesta inflamatoria (figura 5). En la conjuntiva, la presencia de un infiltrado rico en PMN neutrófilos es indicio de una conjuntivitis bacteriana.

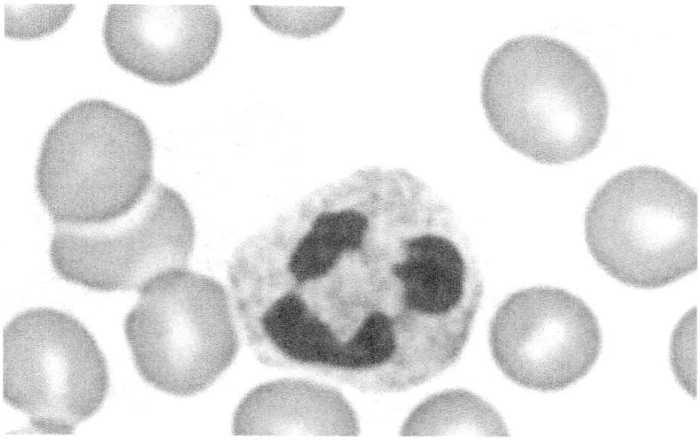

Fig. 5 **Neutrófilo polimorfonucelar.** Observe el núcleo multilobulado, citoplasma acidófilo con presencia de gránulos. Frotis de sangre periférica, 100X. Fuente: www.medicoadomicilio.com.ve.

Eosinófilo

Leucocitos caracterizados por un núcleo bilobulado y cuatro tipos de gránulos (figura 6):

- Primarios: donde se producen los cristales de Charcot-Leyden, que están involucrados en la interacción con los carbohidratos de la superficie de los helmintos.
- Secundarios: contienen proteínas catiónicas citotóxicas, proteína básica mayor (MBP), peroxidasa eosinofílica (EPO), proteína catiónica del eosinófilo (ECP) y neurotoxina derivada del eosinófilo (EDN), además de un gran número de citoquinas.
- Cuerpos lipídicos eosinofílicos: tienen enzimas asociadas con la biosíntesis de mediadores inflamatorios de origen lipídico, como lipoxigenasa, leucotrieno C4 sintetasa, ciclooxigenasa y ácido

araquidónico (Shin et ál., 2009). En sangre periférica, los eosinófilos representan del 1 al 5% de los leucocitos de la circulación, se relocalizan principalmente en las mucosas (tracto gastrointestinal) y algunos tejidos que expresan constitutivamente eotaxina-1 (quemoquina selectiva para eosinófilos).

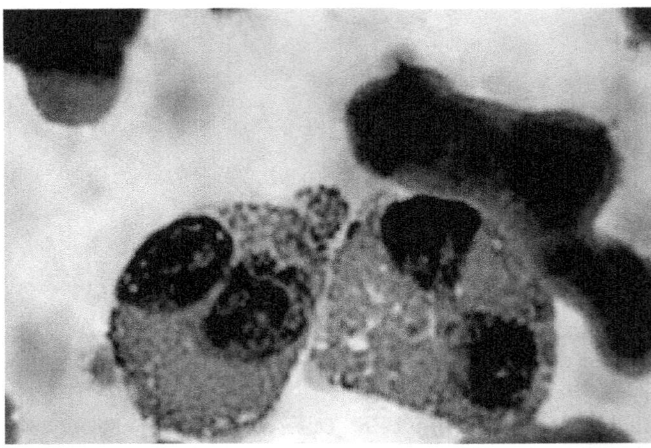

Fig. 6 **Eosinófilo polimorfonuclear.** Observe el núcleo bilobulado, presencia de gránulos grandes color naranja. Frotis de sangre periférica, 100X. Fuente: www.ciencianews.com.br.

Su principal función es la protección contra parásitos de tipo helminto, también participan en el daño del tejido y la respuesta inflamatoria en las reacciones alérgicas. Al igual que los neutrófilos, tienen actividad fagocítica, pero significativamente menos relevante. Su acción efectora es la degranulación. Los eosinófilos activados, inicialmente por los constituyentes de la matriz extracelular como la laminina y fibronectina y, posteriormente, por las citoquinas, liberan las proteínas granulares, histotóxicas, helmintotóxicas y especies reactivas del oxígeno, que resultan en el daño de la superficie de los helmintos y células aledañas. Existen tres mecanismos, por exocitosis, cuando se fusiona la membrana granular con la membrana citoplasmática, con descarga total del contenido de los gránulos. En la degranulación *piecemal* o transporte vesicular hay lenta filtración del contenido de los gránulos secundarios. Finalmente, la degranulación puede ocurrir por lisis, debido a la muerte celular (Dvorak y Weller, 2000).

Los eosinófilos poseen una gran variedad de receptores, asociados con la quimiotaxis, adhesión, estallido respiratorio y degranulación. Producen quemoquinas, factores de crecimiento y citoquinas asociados a las dos subpoblaciones de LTh, por lo cual, actualmente, se les considera importantes moduladores de la respuesta inmune; además, estudios recientes han demostrado que los eosinófilos pueden actuar como células presentadoras del Ag (CPA), ya que pueden expresar complejo mayor de histocompatibilidad clase II y moléculas coestimuladoras para la activación de los LTh (Akuthota, Wang, Spencerm y Weller, 2000). La presencia de eosinófilos en la conjuntiva confirma el diagnóstico de conjuntivitis alérgica.

Basófilo

Comprende la población más escasa de leucocitos (< 1%) en sangre periférica (figura 7). Con los mastocitos (ver adelante), comparten varias características estructurales y funcionales; tradicionalmente, se han descrito que las dos células se originan de linajes separados, aunque esto aún es sujeto de controversia (Arinobu, Iwasaki y Akashi, 2009). Los basófilos y los mastocitos son las células efectoras más importantes en las reacciones de hipersensibilidad inmediata dependiente de IgE y representan el mayor origen de mediadores inflamatorios. Expresan receptores de alta afinidad para la IgE (FcεRI) y sus gránulos contienen aminas vasoactivas preformadas, especialmente histamina, un potente mediador de la inflamación (Falcone, Haas y Gibbs, 2009). En la actualidad, se considera que estas células desempeñan diferentes papeles en la patogénesis de la enfermedad inflamatoria. Una de las principales diferencias entre los basófilos y mastocitos es el contenido y la liberación de sus gránulos. En condiciones normales, el contenido de histamina es mayor en los mastocitos y su liberación en los basófilos, demora entre veinte y treinta minutos, mientras que en los mastocitos, ocurre aproximadamente en diez minutos. Los gránulos de los basófilos contiene principalmente histamina, heparina y sulfato de condroitina A. En general, carecen de triptasa y quimasa (Maronme, Lichtenstein y Galli, 2000).

Los basófilos humanos son los principales productores de IL-4 e IL-13, citoquinas cruciales en la iniciación y en el mantenimiento de la respuesta alérgica, ya que son imprescindibles en el desarrollo de los linfocitos

Th tipo 2. También poseen ligando CD40, lo que facilita su interacción con los LB, que junto con estas citoquinas, estimula el cambio de clase y posterior producción de IgE. Después de la activación, los basófilos sintetizan *de novo* cantidades sustanciales de leucotrieno C4 mediador inflamatorio originado a partir del ácido araquidónico y factor activador de plaquetas (PAF), los cuales amplifican y modifican la respuesta inflamatoria. Recientemente, se ha demostrado que los basófilos pueden ser activados por otras vías independientes de la IgE: están involucradas en la respuesta alérgica crónica, en la anafilaxis sistémica mediada por la IgG (liberan principalmente PAF), así como en la defensa contra las infecciones especialmente por helmintos (Mukai, Obata, Tsujimura y Karasuyama, 2009).

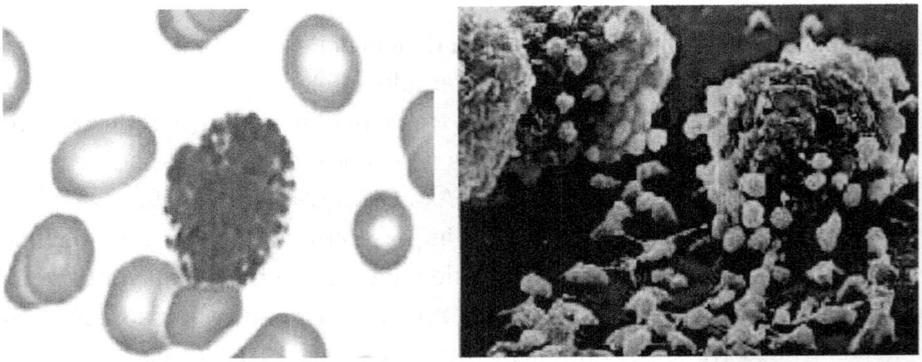

Fig. 7 **Basófilo y mastocitos polimorfonucleares.** Izquierda se observan grandes gránulos basófilos que cubren toda la célula (frotis de sangre periférica, 100X). Derecha, microscopia electrónica de mastocitos liberando los gránulos en el tejido. Fuente: www.medicoadomicilio.com.ve y www.ciencianews.com.br/index2.htm.

Mastocitos

A diferencia de las otras células sanguíneas, los mastocitos salen de la médula ósea inmaduros, migran a las mucosas o al tejido conectivo donde proliferan, se diferencian y viven por largo tiempo y retienen su capacidad proliferativa después de la maduración. En el tejido los mastocitos se distribuyen al azar, sin embargo, se observan preferencialmente cerca de los vasos sanguíneos y los nervios, lo cual indica que responden rápidamente a cualquier estímulo, iniciando la respuesta inflamatoria local (Metz y Maurer, 2007). Su función más reconocida es como células efectoras de las reacciones de hipersensibilidad inmediata, ya que uno de sus principales marcadores es el receptor de alta afinidad para la IgE (FcεRI) y el alto contenido de histamina en sus gránulos. La unión de este receptor con la IgE y el Ag causa la degranulación y la liberación de mediadores inflamatorios, los cuales incrementan la permeabilidad vascular, inducen broncoconstricción y todos los cambios asociados a esta condición patológica local o sistémica (Paul, 1996).

Otras patologías en las que participan son la fibrosis, neuropatías, neoplasmas y autoinmunidad. En la actualidad, se ha reconocido que los mastocitos regulan varias actividades de la inmunidad innata, como la defensa contra parásitos tipo helmintos, bacterias y virus, gracias a su habilidad para producir y liberar selectivamente citoquinas, quemoquinas y factores de crecimiento, que atraen o activan las células efectoras contra estos agentes infecciosos (Weissler et ál., 2008). En la inmunidad adaptativa, pueden actuar como células presentadoras del Ag, migran a los nódulos linfáticos secretan citoquinas y quemoquinas que regulan el equilibrio entre la inducción de los LTh_1 y LTh_2 (Warbrick, Taylor, Botchkarev y Coleman, 1995).

Morfológicamente, son células mononucleares, llenas de gránulos de diferentes formas y tamaños (figura 7). Los gránulos contienen una gran cantidad de mediadores preformados y producidos *de novo* después de la activación. Entre los mediadores preformados están aminas vasoactivas: la histamina y serotonina, proteoglicanos: heparina y condroitina E, proteinasas: triptasa, quimasa y carboxipeptidasa, hidrolasas, enzimas oxidativas y factores quimiotácticos. Los mediadores generados después de la activación (*de novo*) incluyen moléculas de origen lipídico, como prostaglandina D2 y leucotrieno C4 y factor activador de plaquetas.

Dependiendo del contenido de proteasas en sus gránulos, existen dos subtipos de mastocitos en los humanos: los que contiene solo triptasas (MC_T) y los que contienen triptasa y quimasas (MT_{TC}). Los MC_T, se encuentran principalmente en pulmón, mucosa nasal e intestinal, mientras los MC_{TC} se localizan en piel, nódulos linfáticos, mucosa intestinal y corazón. En la lámina propia de la conjuntiva y el limbo, el 95% de los mastocitos son MC_{TC}, especialmente cerca de los vasos sanguíneos y linfáticos. La implicación funcional de los dos subtipos aún no es muy clara.

Los mastocitos producen y guardan muchas citoquinas, razón por la que están involucrados en la regulación de muchas reacciones inmunológicas, patológicas y fisiológicas. Entre estas citoquinas se encuentran factor de necrosis tumoral alfa (TNF-α, IL-1, IL-3, IL-4, IL-5, IL-6, IL-8), Interferón gamma (IFN-γ), factor transformante de crecimiento beta (TGF-β), factor estimulador de colonias de granulocitos y monocitos (CSF-GM), las cuales liberan rápidamente por la degranulación en respuesta a la activación celular (Welle, 1997).

Los procesos fisiológicos en los que intervienen los mastocitos son la cicatrización, coagulación, remodelación de tejidos y hematopoyesis. Otro aspecto importante es la comunicación funcional con los nervios; muchas líneas de investigación consistentemente indican que existe una comunicación bidireccional entre los mastocitos y los nervios sensoriales; incluso, podrían constituir una unidad funcional de crucial importancia en la inflamación neurogénica.

Anatómicamente, los mastocitos se han localizado a 20 nm o menos de los nervios; se ha determinado que la molécula de adherencia CADM1 promueve su unión física y funcional (Ito, Hagiyama y Oonuma, 2008). Los nervios que están en contacto con los mastocitos contiene neuropéptidos, como la sustancia P y el péptido relacionado con el gen de la calcitonina (CGRP), los cuales se liberan a partir de la estimulación eléctrica de los nervios. Asimismo, los mastocitos expresan receptores para varios neuropéptidos, que incrementan su activación con consecuente producción y liberación de mediadores (Marone, Lichtenstein y Galli, 2000).

En el ojo los mastocitos se encuentran normalmente en la glándula lagrimal, el limbo y la conjuntiva. La distribución de los mastocitos en la conjuntiva humana no está muy definida. En los ratones, la densidad de los mastocitos es mayor en el borde palpebral (10.000 a 12.000 células/mm^3), seguido del limbo (3400 a 4800 células/mm^3) y pocos en el resto de la conjuntiva (500 a 1000 células/mm^3) (McMenamin, Morrison y

McMenamin, 1996). En los humanos en condiciones fisiológicas, los mastocitos se localizan en la sustancia propia, el total de mastocitos, es de 11.054 ± 6327 células/mm^3, en sujetos con alergia su número puede incrementar al doble o más (Irani, Butrus, Tabbara y Schwartz, 1990). Este aumento determina el papel que cumple el mastocito en la fisiopatología de la conjuntivitis asociada a la hipersensibilidad tipo I.

Monocito-macrófagos

Son células circulantes en la sangre (monocitos) que, a diferencia de los granulocitos, retienen su capacidad proliferativa y se pueden diferenciar en células fagocíticas residentes denominadas macrófagos, los cuales se encuentran en la mayoría de los tejidos, donde aumentan de tamaño, incrementan el número de organelos y viven de dos a cuatro meses (figura 8). De acuerdo con el sitio donde se localizan reciben diferentes nombres, como histiocitos, células de Kupffer, osteoclastos, microglia, etc. Históricamente, a estos fagocitos de los tejidos derivados de los monocitos se les denominó sistema retículo endotelial. Existen dos subclases de monocitos reconocidos por marcadores de superficie, una subclase expresa altas concentraciones de CD14 ($CD14^{hi}$) y CD64 (FcγRI) (receptor de alta afinidad para la IgG) y la otra subclase expresa bajos niveles de CD14 ($CD14^{int}$) en la superficie celular y CD16 (FcγRIII) (receptor de baja afinidad para la IgG). Recientemente, se ha demostrado que los monocitos también son precursores de algunas células dendríticas en tejidos diferentes al bazo, bajo condiciones normales y durante la respuesta inflamatoria (Randolph, Jakubzick y Qu, 2008).

Los monocitos y su progenie desempeñan un papel efector y regulador muy importante en la inmunidad innata y adquirida. Tiene tres grandes funciones: la fagocitosis, la presentación de antígenos a los LT y la inmunomodulación. El mecanismo de muerte por fagocitosis es similar al de los neutrófilos con algunas diferencias; los monocitos tienen la capacidad de continuar sintetizando nuevas proteínas de los gránulos, condición que se pierde en los neutrófilos maduros. La respuesta quimiotáctica es estimulada por otros agentes como la proteína 1 quimioatrayente de monocitos (MCP-1), MIP y RANTES. Durante la inflamación aguda el acúmulo de monocitos es más lento que el de los neutrófilos, pero estos persisten por más tiempo.

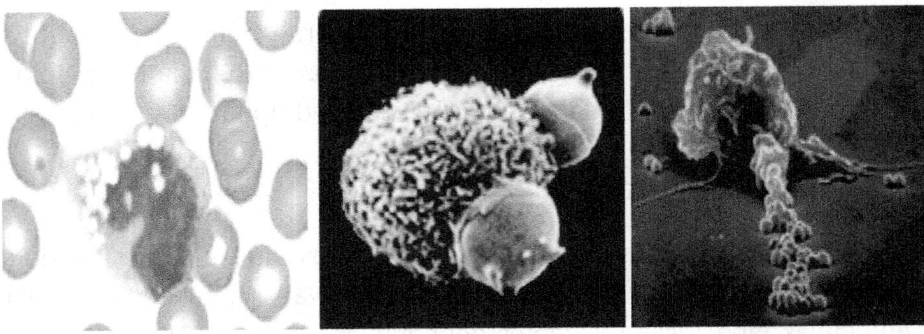

Fig. 8 **Monocito de sangre periférica.** Observe el núcleo arriñonado y vacuolas citoplasmáticas (frotis de sangre periférica 100X). Centro, microscopia electrónica de un macrófago fagocitando dos glóbulos rojos. Derecha, microscopia electrónica de un macrófago emitiendo un seudópodo para fagocitar las bacterias. Fuente: www.medicoadomicilio.com.ve, www.virtual.epm.br/material/tis/curr-bio/trab2004/2ano/imuno/celulas.htm y www.aids-info.ch/s_te/aas-s-imm.htm.

El estallido respiratorio es menos agresivo, pero tienen capacidad de eliminar una gran variedad de agentes, como virus, células tumorales, bacterias intra y extracelulares, hongos y parásitos, mucho más amplia que los neutrófilos. Los monocitos expresan constitutivamente receptores para las opsoninas (por ejemplo: FcγRI FcγRIII), a diferencia de los neutrófilos que solo los expresan en respuesta al estímulo inflamatorio. Los monocitos también expresan altos niveles de moléculas de histocompatibilidad clase II (MHC II), siendo efectivas como células presentadoras de antígeno (CPA); además, los monocitos son precursores de los macrófagos tisulares y de células dendríticas, las CPA más especializadas, siendo crítica su participación en la inducción de la respuesta inmune adaptativa.

Los monocitos y macrófagos activados liberan varias citoquinas, como IL-1, IL-6, TNF-α e IFN-α/β que incrementan la respuesta inflamatoria, influyen en la hematopoyesis, defensa contra patógenos, etc., mediante las cuales cumplen la función inmunomoduladora (Dale Boxer y Liles, 2008). En la conjuntiva, hay presencia de monocitos/macrófagos en la lámina propia. En la córnea se ha demostrado la presencia de macrófagos y monocitos indiferenciados, con bajos niveles o ausencia del MHC II, localizados en el estroma posterior, normal (Hamrah, Huq, Liu, Zhang y Dana, 2003). Los macrófagos también se encuentran en la glándula lagrimal.

Células *natural killer* (NK)

Son linfocitos granulares grandes que carecen de receptores específicos para el antígeno (no tienen TCR ni BCR), ampliamente distribuidos en todo el cuerpo, en circulación, órganos linfoides y tejido periférico no linfoide. El fenotipo de superficie que define las NK humanas incluye ausencia de CD3 (exclusiva de los LT) y expresan CD56 una molécula de adherencia que se expresa casi exclusivamente en las NK. Se han identificado dos subpoblaciones basados en la densidad de expresión de CD56: células CD3- $CD56^{bright}$ tiene alta expresión de CD56, producen abundante cantidad de citoquinas y poca o ninguna actividad lítica; por su parte, las células CD3- $CD56^{dim}$ de baja expresión de CD56 producen poca cantidad de citoquinas pero pueden espontáneamente lisar el blanco susceptible (Caligiuri, 2008).

Su función efectora más importante es la lisis directa de células infectadas por virus y células tumorales. Las características histológicas dictan las diferencias funcionales de las NK con los LT citotóxicos, siendo el reconocimiento de la célula blanco la mayor diferencia. Ocasionan la lisis naturalmente sin requerir previa estimulación, de ahí su nombre *natural killer*, en español, asesinas naturales.

Su acción citotóxica no está restringida por la expresión de moléculas de histocompatibilidad clase I (MHC I), lo que se ha explicado por la teoría de la ausencia de lo propio. La activación de las NK se da por un balance de entre señales inhibitorias y activadoras de sus receptores; los receptores KIR reconocen el MHC I, expresados por todas las células somáticas, excepto por los glóbulos rojos; previenen o inhiben el ataque. La pérdida de la expresión del MHC I que ocurre durante la infección o transformación tumoral, permite la activación de las NK. Los receptores activadores (receptor de citotoxicidad natural, NKp46) se unen a los antígenos extraños o alterados sobre las células blanco (figura 9), induciendo la activación de las NK para lisar directamente las células, vía exocitosis de perforinas y granenzimas, proteínas que hacen huecos en la membrana celular y destrucción del contenido intracelular, respectivamente o por inducción de apoptosis (Vivier y Colonna, 2006).

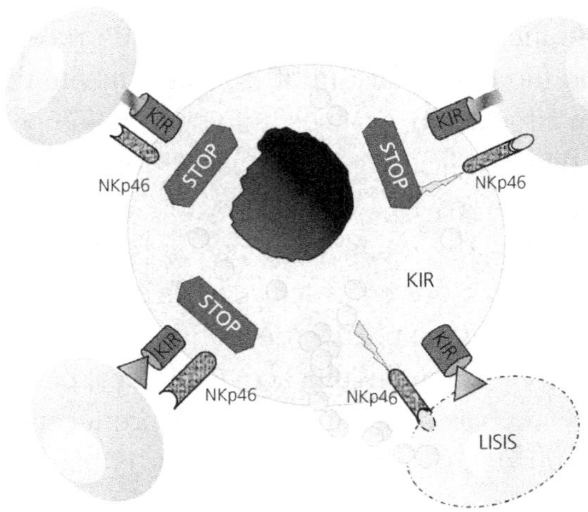

Fig. 9 **Activación de las células NK.** Depende de la integración de las señales inhibitorias (KIR) y activadoras (NKp46) recibidas por la unión de los receptores a los ligandos en la célula blanco. La lisis de la célula blanco ocurre si no hay unión entre el receptor KIR y el ligando (no hay señal de paro) y, a su vez, hay señales activadoras por la unión del receptor NKp46 con su ligando.

La células NK también expresan altos niveles de CD16 (RFcγI, receptor de alta afinidad para la IgG), lo que permite la unión de esta Ig en su superficie; cuando ocurre la unión de la Ig con su ligando se produce la activación de la NK, lo que da como resultado la liberación de perforinas y granenzimas y culmina en la lisis celular, denominada citotoxicidad dependiente de anticuerpos (CCDA) (Caligiuri, 2008).

Otra función de las NK es su capacidad reguladora, gracias a las citoquinas que libera durante las primeras fases de la respuesta inflamatoria. Secretan grandes cantidades de IFN-γ, citoquina que activa los macrófagos, aumenta la expresión de MHC, estimula la diferenciación de los LTh_1 responsables de la inmunidad celular, necesaria para eliminar patógenos intracelulares obligados. Recientemente se ha demostrado la interacción entre las NK con otras células del sistema inmune innato, neutrófilos, mastocitos, eosinófilos, basófilos y, particularmente, con las CD, esta comunicación tiene lugar después de la salida de las células en el tejido alterado por patógenos o células tumorales (Moretta et ál., 2008).

Células dendríticas (CD)

Son las más potentes CPA. Representan una población heterogénea multifuncional, expresan constitutivamente MHC clase II y CD11c, una proteína transmembranal encontrada en altos niveles, en la mayoría de las CD humanas. Existen dos grandes poblaciones: 1) CD residentes en tejidos linfoides y migratorias en tejidos no linfoides, de origen mieloide, y 2) CD plasmocitoides de origen linfoide.

- El término de CD clásicas o convencionales también es usado para expresar la primera población.
- CD de los tejidos no linfoides: están distribuidas en todos los órganos y tejidos del cuerpo, las más estudiadas son las epidermales denominadas células de Langerhans (LC). Las CD tisulares continuamente toman muestras del Ag y migran a través de los linfáticos aferentes a los nódulos linfáticos para activar los linfocitos, un proceso que se incrementa considerablemente durante la respuesta inflamatoria. Su vida media varía de acuerdo con el órgano donde residen, va de días hasta meses. El ciclo de vida de las LC es mucho más largo, puesto que puede persistir por años, sugiriendo que estas células se auto renuevan en el tejido.
- CD de los tejidos linfoides: en el bazo, nódulos linfáticos y tejido linfoide asociado a la mucosa hay CD que tienen la propiedad de atrapar Ag en forma de complejos inmunes, por largos periodos, para promover la activación y la maduración de los LB; otras CD están especializadas en la presentación antigénica en el contexto del MHC clase I o especializadas en la presentación en MHC clase II para activar los LT. En el timo, las CD se localizan en la médula, desempeñan un papel importante en la selección negativa de los

LT. Se sugiere que las CD entran al timo y establecen la tolerancia central y la inducción de los LT reguladores.

- CD plasmocitoides en tejidos linfoides y no linfoides: histológicamente son similares a las células plasmáticas y comparten algunos marcadores con los LT y monocitos. Tiene la habilidad de activar los LTh, inducir la tolerancia a lo propio y pueden servir como precursoras de las otras CD (Merad y Manz, 2009).

Las CD se originan a partir de los progenitores mieloides y linfoides en médula ósea, salen a circulación y migran a los tejidos donde permanecen como células inmaduras. Además, las CD plasmocitoides pueden servir como precursores de las CD convencionales, así como los monocitos de sangre periférica o residentes del bazo (Takeuchi y Furue, 2007). Independientemente del origen o de la localización la principal función de las CD es presentar los Ag los linfocitos T. Las CD inmaduras poseen alta capacidad fagocítica y endocítica, que le permite capturar Ag; asimismo, expresan bajos niveles de MHC II y moléculas coestimuladoras, alta respuesta a mediadores y citoquinas proinflamatorias. El reconocimiento del Ag lo realiza por medio de los PRR (receptores de patrones de reconocimiento), incluyendo los receptores *like Toll* (TLR), receptores de manosa, etc. Después del reconocimiento liberan gran cantidad de citoquinas proinflamatorias o antivirales para activar las células de la inmunidad innata. Simultáneamente, adquiere el fenotipo maduro, pierde los receptores endocíticos y fagocíticos, expresa altos niveles de MHC II e incrementa la producción de moléculas coestimuladoras incluyendo CD40, CD80 y CD86. Cambia su morfología, ya no responde a los estímulos inflamatorios y migra a los nódulos linfáticos locales en la zona de las células T, para inducir su activación y diferenciación en células efectoras.

Además de la inducción de la respuesta inmune primaria, las CD también regulan el tipo de respuesta adaptativa mediante la activación de LTh_1 y LTh_2. Como se mencionó, en la inmunidad innata sirven como células centinelas que responden rápidamente a la presencia del patógeno con la liberación de citoquinas que activan más células inmunes, lo que permite la interacción entre las dos inmunidades. Por otra parte, las CD podrían ser clave en la inducción de la tolerancia central a lo propio (Sato y Fujita, 2007).

Las CD se localizan cerca a los folículos en la lámina propia de la conjuntiva y en la glándula lagrimal. En la córnea, durante mucho tiempo, se pensó que las CD se localizaban exclusivamente en la periferia del epitelio y que su presencia en el centro de la córnea era debida a la migración centrípeta de las LC superficiales como respuesta a estímulos como infección y trauma. Datos recientes han demostrado que en la córnea central y en el estroma hay LC, las cuales funcionan como APC. En la periferia del epitelio corneal, las LC son maduras e inmaduras y en la córnea central solo hay CD inmaduras y precursores, tanto en el epitelio como en el estroma.

En condiciones normales, la mayoría de las LC de la periferia corneal expresan constitutivamente MHC clase II, en el centro de la córnea todas las LC son MHC II-negativas y tampoco expresan moléculas coestimuladoras (B7-, CD80-/CD86-). El mismo fenotipo es encontrado en el estroma, en la periferia positivo y en el centro negativo para MHC II, CD80 y CD86. Durante la inflamación, la mayoría de las CD residentes maduran y sobre expresan las moléculas de histocompatibilidad y coestimuladoras. Además, las LC de la córnea central o periférica migran a los nódulos linfáticos cervicales y tiene la capacidad de presentar el Ag (Hamrah et ál., 2003).

Células específicas para el Ag

Los linfocitos son las únicas células del sistema inmune que reconocen de manera específica el Ag. Son células pequeñas de forma redondeada, núcleo central y escaso citoplasma (figura 10). Desempeñan un papel central en la inmunidad, ya que son las únicas encargadas del reconocimiento específico, diversidad, especificidad, memoria y la tolerancia. Gracias a la expresión del receptor para el Ag son los responsables de la inmunidad adaptativa; virtualmente, se podría decir que hay un linfocito para cada Ag extraño; si se considera la cantidad de Ag existentes en el ambiente, el número de linfocitos asciende por lo menos a 10^9 diferentes linfocitos basado en su receptor para el Ag (Paul, 1996).

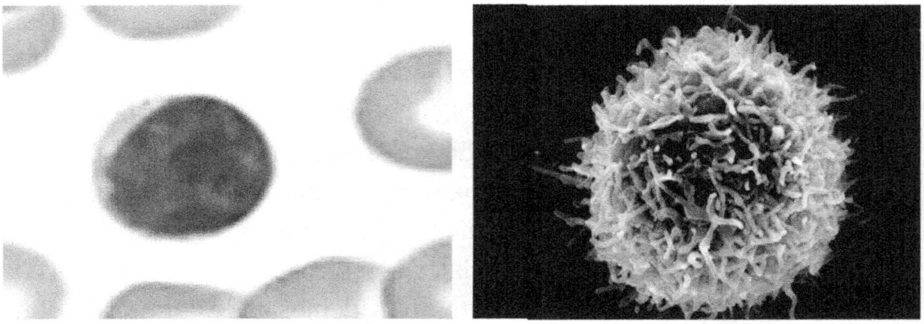

Fig. 10 **Linfocito.** Núcleo redondo que ocupa casi todo el citoplasma (frotis de sangre periférica 100X). Derecha, microscopia electrónica de un linfocito. Fuente: www.medicoadomicilio.com.ve y www.andaluciainvestiga.com/espanol/noticias/8/terapia_genica_3140.asp.

Existen dos poblaciones de linfocitos: LT y LB. La producción de linfocitos toma lugar en la médula ósea a partir de un progenitor linfoide común (PLC), que expresa receptores para la IL7 (IL7-R), de acuerdo con el modelo clásico de hematopoyesis. Según el modelo de progenitores multi potenciales (PMP), los linfocitos se diferencian de una subclase de PMP que ha perdido previamente su potencial para diferenciarse en megacariocitos y en granulocitos/monocitos. Los LB completan su maduración en la médula ósea y los LT inmaduros (timocitos) migran al timo para completar allí su diferenciación. Los timocitos no se pueden auto renovar (no son células madres) y, por tanto, el timo requiere el continuo suplemento de estas células por la médula ósea para sostener la producción de LT. La diferenciación de los linfocitos se completa, cuando generan un receptor para el Ag funcional, por la recombinación de los genes que codifican la región variable del receptor. Dado que cada precursor crea el receptor al azar y que las posibilidades de recombinación son casi infinitas, implica que cada uno de los linfocitos generados son únicos en cuanto a su receptor (Lai y Kondo, 2008).

Los LT y LB que salen del timo y médula ósea son células en reposo mitóticamente inactivas, que nunca han estado en contacto con el antígeno y migran por el torrente sanguíneo a los órganos linfoides secundarios donde ocurre el encuentro con el agente extraño. Si los linfocitos en reposo o vírgenes no hacen contacto con el antígeno mueren, pero sí reconocen el Ag para el cual son específicos, se activan y proliferan por varios días hasta generar células efectoras y células de memoria con la misma especificidad que la primera. A la progenie de una misma célula idéntica a la primera se le denomina clona (figura 11).

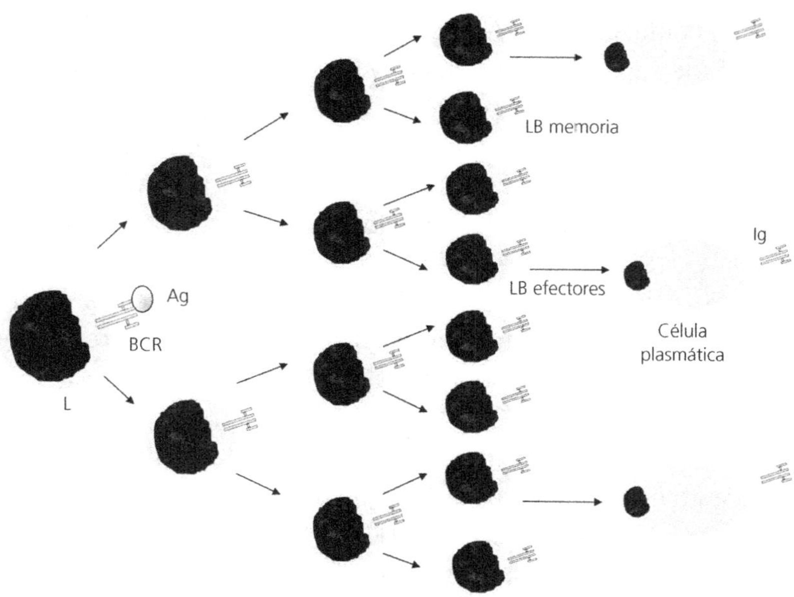

Fig. 11 | **Expansión clonal**. El linfocito B (LB) con su Ig de superficie reconoce el antígeno (Ag) y prolifera para la generación de efectores que maduran a células plasmáticas secretoras de inmunoglobulinas (Ig) y LB de memoria.

Dos fases distintas del desarrollo de los linfocitos pueden ser distinguidas: 1) proliferación y diferenciación Ag-independiente, ocurre en los órganos linfoides primarios: la médula ósea (LB) y en el timo (LT). Se generan aproximadamente 10^9 linfocitos diariamente y su número total en el humano es de 10^{10} a 10^{12} linfocitos, equivalente a la masa del hígado; 2) proliferación y maduración Ag-dependiente: ocurre en los órganos y tejidos linfoides periféricos o secundarios.

En la conjuntiva, los linfocitos T y B se encuentran en el epitelio y en la lámina propia organizados en folículos y de manera difusa como parte del tejido linfoide asociado a la mucosa, en la córnea están ausentes (Knop y Knop, 2002).

Linfocitos B

Son las únicas células productoras de Ac o Ig, Ag- específicas, responsables de la inmunidad humoral. El LB maduro que sale de médula ósea, nunca ha estado en contacto con el Ag, es un LB virgen, de corta vida, que expresa, IgM o IgD de superficie que constituyen el BCR (receptor de la célula B para el Ag), asociado no covalentemente con CD79-α,β (Ig-α,β). CD79-α,β son dominios citoplasmáticos, altamente conservados, esenciales para la trasmisión de las señales del BCR que culmina con la activación del LB. Otros marcadores importantes, involucrados en la activación y señalización celular son CD19, CD20, CD21, CD22, entre otros. Los LB también actúan como CPA, ya que, una vez son activados, exhiben moléculas de Histocompatibilidad clase II y secreta citoquinas que influyen en el crecimiento y activación de los linfocitos (LeBien y Tedder, 2008).

Los LB salen a sangre periférica y residen en los órganos y tejidos linfoides (excepto en el timo), donde entran en contacto con los Ag, que han sido atrapados por las células dendríticas foliculares. Si el LB reconoce el Ag con su Ig de superficie específica y recibe la ayuda del LT (interacción célula -célula y citoquinas), prolifera, para generar LB de memoria (células de larga vida) y efectores denominados células plasmáticas, que se especializan en producir y secretar grandes cantidades de Ig específicas para este Ag (figura 11). Este proceso ocurre en estructuras denominadas centros germinales, y son los principales sitios de generación de células plasmáticas secretoras de Ac de alta afinidad y LB de memoria. La dinámica de entrada de los linfocitos en los folículos y su selección, así como migración en los centros germinales representa una compleja interacción de factores quimiotácticos, citoquinas y receptores, especialmente el BCR, que hasta ahora está siendo elucidada (ver órganos y tejidos linfoides) (Allen, Okada y Cyster, 2007). Un mismo LB puede producir cinco clases de inmunoglobulinas, IgM, IgD, IgG, IgA e IgE, dependiendo del estímulo y el microambiente en el que se generan; cada clase de Ig tiene una función biológica partícula (ver inmunidad humoral).

Las poblaciones o subclases de LB han sido identificadas basadas en su estado de diferenciación (LB-precursores y LB-periféricos), su localización en los folículos linfoides (LB-zona marginal, LB foliculares) y de acuerdo con su linaje y función (LB-1, LB-2 o LB convencionales); esta última clasificación es la más común. Las células B-1 comprenden un pequeño porcentaje de LB que reside en múltiples tejidos, incluidas las cavidades peritoneales y pleurales, casi nunca se encuentran en los centros germinales. Funcionalmente, producen la mayoría de los Ac naturales (IgM) en el suero producidos sin el estímulo antigénico, en ausencia del Ag, frente a diferentes señales que se producen durante la respuesta inflamatoria, siendo un mecanismo de defensa importante en los huéspedes no sensibilizados.

La selección de los LB-1 podría estar determinada por la expresión de especificidades evolutivamente importantes que son requeridas como una defensa inicial contra la invasión de patógenos. Las células B-1 evocan un patrón de respuesta única que minimiza el riesgo de enfermedades autoinmunes (Baumgarth, Tung y Herzenberg, 2005). Estos LB se han subdividido en LB-1a (CD5+), productores de Ac naturales y los LB-1b (CD5-), generadores de la respuesta de Ac de largo término, frente a Ag T independientes (producción de Ac que no requieren la ayuda de los LT), como los lipopolisacáridos de las bacterias; algunos consideran que pueden representar un tipo especializado de LB-2 de memoria que producen IgM de una manera T independiente. Todavía genera gran controversia el origen de estas dos poblaciones, si provienen o no del mismo progenitor. La mayoría de LB-1 parece que se generan de progenitores neonatales, distintos a los progenitores de médula ósea que dan origen a los LB-2 o LB convencionales (Allman y Pillai, 2008).

En el tejido linfoide asociado a la conjuntiva y glándula lagrimal la mayoría de los LB produce IgA, el 97,5% son LB-1, especialmente, LB-1a (CD5+) (Saitoh-Inagawa, Hiroi, Yanagita, Iijima, Uchio, Ohno, Aoki y Kiyono, 2000).

Linfocito T

Se diferencian en el timo a partir de un progenitor linfoide derivado de médula ósea, mediante un complejo proceso altamente regulado que finaliza en la generación de linfocitos tolerantes a lo propio, capaces de reconocer el Ag por medio del receptor de la célula T (TCR) (ver inmunidad celular). Al igual que las Ig, el TCR es extremadamente diverso y específico, pero, para reconocer el Ag, requiere que sea procesado en pequeños péptidos y se una a una molécula del complejo mayor de histocompatibilidad (CMH) sobre la superficie de las células. A diferencia del BCR, en los LB, el TCR nunca se secreta; siempre permanece unido a la membrana. Todos los linfocitos T expresan en su superficie el marcador CD3, constituido por varios polipéptidos, asociados físicamente y funcionalmente al TCR, encargado de la transmisión de señales en el interior de la célula, una vez ocurre el reconocimiento antigénico (Paul, 1996) (figura 12).

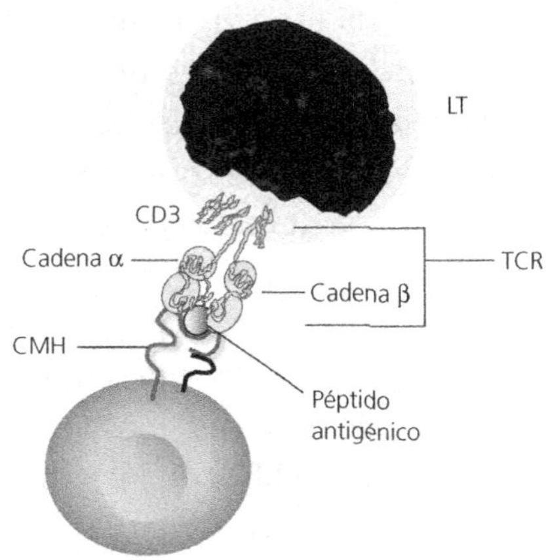

Fig. 12 **El receptor de la célula T (TCR).** El TCR está constituido por dos cadenas α y β unido covalentemente al CD3. El TCR reconoce el péptido antigénico unido a la molécula del Complejo Mayor de Histocompatibilidad (CMH) en la superficie de la célula.

Dos poblaciones de LT son reconocidas: los *LT ayudadores (LTh)*, que adicionalmente expresan el marcador CD4, reconocen el péptido antigénico presentado en el MHC clase II y tienen como función secretar citoquinas que promueven la proliferación, maduración, activación y diversos cambios biológicos en muchos tipos celulares. Los *LT citotóxicos (LTc)* expresan CD8, reconocen el Ag junto con el MHC clase I; son importantes en la defensa contra infecciones intracelulares y cáncer y es la célula que media la inmunidad celular.

Linfocitos T ayudadores LTh (CD3+ CD4+)

Tienen la propiedad de orquestar la respuesta inmune innata y adaptativa, por las citoquinas que elaboran. Dependiendo del tipo de Ag, las señales coestimuladoras de las CPA y las citoquinas del microambiente; los LTh efectores se desarrollan en varias vías, clasificándose en diferentes subclases, LTh_1, LTh_2, LTh_{17} y LT reguladores (LTreg), de acuerdo con el patrón de citoquinas que producen, factores transcripcionales y algunos marcadores de superficie (Reinhardt, Kang, Liang, y Locksley, 2006).

Mosmann et ál. (1986) determinaron las primeras subpoblaciones de linfocitos T ayudadores, los LTh_1 y LTh_2. Los LTh_1 estimulan la inmunidad celular; predominantemente elaboran citoquinas pro inflamatorias como el INF-γ y el FNT-α, requeridas para la eliminación de virus y microorganismos intracelulares. Los LTh_2 sintetizan una serie de interleuquinas (IL) incluyendo IL-4, IL-5, IL-6 e IL-13 que son implicadas en la promoción de la inmunidad humoral, la protección contra patógenos extracelulares y la inducción de la respuesta alérgica. Recientemente se han identificado los LTh_{17}, caracterizados por producir altos niveles de IL-17 e IL-22. Están involucrados en la protección contra bacterias y hongos extracelulares, en los procesos autoinmunes y enfermedades inflamatorias crónicas (Park et ál., 2005; Harrington et ál., 2005). Los LTreg pueden ser generados en el timo (LTreg naturales) o generados durante la respuesta inmune (LTreg inducibles); su función es prevenir la autoinmune, así como la sobre reactivación del sistema inmune, se caracterizan por secretar dos citoquinas inmunosupresoras, la IL-10 y el TGF-β. La mayoría de las células Treg CD4+ expresa el marcador CD25+ (receptor para la IL-2) y el factor transcripcional denominado, *forkhead box P3* (FOXP3) (Cools, Ponsaerts, Van Tendeloo y Berneman, 2007; Toda y Piccirillo, 2006). Estas células constituyen el mayor mecanismo para la inducción y mantenimiento del inmunoprivilegio ocular (Stein y Taylor, 2007).

Linfocitos T citotóxicos LTc (CD3+ CD8+)

Su principal función consiste en inducir la muerte de las células anormales o infectadas para prevenir el desarrollo de tumores y eliminar los patógenos intracelulares. Junto con las NK son las principales poblaciones de células citotóxicas del sistema inmune, el mecanismo de muerte es similar, por exocitosis de perforinas y granenzimas que rompen la membrana celular y fragmentan el DNA, inducción de apoptosis vía, ligando Fas y liberación del FNT-α (Chávez et ál., 2009). Los LT CD8+ también fueron clasificados como LT supresores, sin embargo, la falta de un marcador que las diferenciara de las LTc convencionales ocasionó bastante controversia, acerca de su existencia. En la actualidad, se han reconocido como LTreg CD8+, los cuales no se generan naturalmente en el timo, sino solo después de la estimulación antigénica, principalmente cuando el Ag es introducido en sitios inmunoprivilegiados, como en la cámara anterior del ojo (Lu y Cantor, 2008).

Los linfocitos T también se clasifican de acuerdo con el tipo de TCR que exhiban en su membrana, se conocen dos clases, los LT TCRαβ, los cuales constituyen la mayoría del los linfocitos T circulantes y los LT TCRγδ que se localizan preferencialmente en las mucosas y piel.

Resumen

- La hematopoyesis es el proceso mediante el cual se producen, desarrollan y maduran todas las células sanguíneas, en la médula ósea a partir de una pequeña población de células madres pluripotenciales.
- Las células sanguíneas se clasifican de acuerdo con sus características morfológicas, funcionales, de especificidad en relación con el Ag o por la expresión proteínas de superficie, denominadas con las iníciales CD (*Cluster differentiation*) seguidas de un número único.
- Las células del sistema inmune se pueden clasificar de acuerdo con su especificidad por el Ag así: inespecíficas: granulocitos (neutrófilos, basófilos y esoinófilos), mastocitos, monocito-macrófago, células *natural killer* y células dendríticas; específicas: linfocitos B y Linfocitos T (LT ayudadores y LT citotóxicos).

Preguntas de revisión

1. ¿Cómo se originan las células del sistema inmune?
2. Clasifique las células del sistema inmune según el tipo de inmunidad innata y adaptativa.
3. ¿En qué radica la diferencia entre células específicas y no específicas? ¿Cómo reconocen el Ag las células no específicas?
4. ¿Cuál es el mecanismo efector de cada una de las células inmunológicas y su blanco de acción?
5. ¿Qué son los marcadores de superficie? ¿En los LT cuáles son los que identifican cada población (LT citotóxico y LT helper)?
6. ¿Qué es una clona, qué células forman clonas?
7. ¿Cuáles son las propiedades y funciones de las células presentadoras del Ag?

Referencias

Akashi, K., Traver, D., Miyamoto, T. y Weissman, I.L. (2000). A clonogenic common myeloid progenitor that gives rise to all myeloid lineages. *Nature, 404* (6774), 193-197.

Akuthota, P., Wang, H., Spencerm, L. y Weller, P. (2008). Immunoregulatory roles of eosinophils: a new look at a familiar cell. *Clinical Experimental of Allergy, 38* (8), 1254-1263.

Allen, C., Okada, T. y Cyster, J. (2007). Germinal Center Organization and Cellular Dynamics. *Immunity, 27* (2), 190-202.

Allman, D. y Pillai, S. (2008). Peripheral B cell subsets. *Current Opinnion in Immunology, 20* (2), 149-157.

Arinobu, J., Iwasaki, H. y Akashi, K. (2009). Origin of basophils and mast cells. *Allergology International, 58*, 21-28.

Baumgarth, N., Tung, J. y Herzenberg, L. (2005). Inherent specificities in natural antibodies: a key to immune defense against pathogen invasion. *Springer Semin Immunopathol, 26* (4), 347-262.

Caligiuri, M. (2008). Human natural killer cells. *Blood, 112*, 461-469.

Chávez, L., Arenas, M., Zenteno, E., Chávez, R. y Lascurain, R. (2009). Cell death mechanisms induced by cytotoxic lymphocytes. *Cellular & Molecular Immunology, 6* (1), 15-25.

Cools, N., Ponsaerts, P., Van Tendeloo, V. y Berneman, Z. (2007). Regulatory T cells and human disease. *Clinical and Developmental Immunology*, 2007, 89195

Cowburn, A., Condliffe, A., Farahi, N. y Charlotte. (2008). Advances in neutrophil biology. *Chest, 134*, 606-612.

Dale, D., Boxer, L. y Liles, W. (2008). The phagocytes: neutrophils and monocytes. *Blood, 112*, 935-945.

Dvorak, A. y Weller, P. (2000). Ultrastructural analysis of human eosinphils. *Chemical of Immunology, 76*, 1-28.

Falcone, F., Haas, H. y Gibbs, B. (2009). The human basophil: a new appreciation of its role in immune. *Blood, 22* (96), 4028-4038.

Hamrah, P., Huq, S., Liu, Y., Zhang y Dana, M. (2003). Corneal immunity is mediated by heterogeneous population of antigen-presenting cells. *Journal of Leukocyte Biology, 74*, 172-178.

Harrington, L. E., Hatton, R. D., Mangan, P. R. et ál. (2005). Interleukin17-producing CD4+ effector T cells develop via a lineagedistinct from the T helper type 1 and 2 lineages. *Nat. Immunol, 6*, 1123-1132.

Irani, A. M., Butrus, S. I., Tabbara, K. F. y Schwartz, L. B. (1990). Human conjunctival mast cells: distribution of MCT and MCTC in vernal conjunctivitis and giant papillary conjunctivitis. *Journal Allergy and Clinic Immunology, 86* (1), 34-40.

Ito, A., Hagiyama, M. y Oonuma, J. (2008). Nerve-mast cell and smooth muscle-mast cell interaction mediated by cell adhesion molecule-1, CADM1. *Journal of Smooth Muscle Research, 44* (2), 83-93.

Kee, B. L. y Murre, C. (1998). Induction of early B cell factor (EBF) and multiple B lineage genes by the basic helix-loop-helix transcription factor E12. *Journal of Experimental Medicine, 188*, 699-713.

Knop, N. y Knop, E. (2000). Conjunctiva-associated lymphoid tissue in the human eye. *Investigation in Ophthalmogy and Vision Science, 41* (6), 1270-1279.

Kondo, M., Weissman, I. y Akashi, K. (1997). Identification of clonogenic common lymphoid progenitors in mouse bone marrow. *Cell, 91*, 661-672.

Lai, A. y Kondo, M. (2008). T and B lymphocyte differentiation from hematopoietic stem cell. *Semin Immunology, 20* (4), 207-212.

LeBien, T. y Tedder, T. (2008). B lymphocytes: how they develop and function. *Blood, 112* (5), 1570-1580.

Lu, L. y Cantor H. (2008). Generation and regulation of CD8+ regulatory T cells. *Cellular & Molecular Immunology, 5* (6), 401-406.

MacLennan, I. C. (1994). Germinal centers. *Annual Review Immunological, 12*, 117-139.

Marone, G., Lichtenstein, L. y Galli, S. (2000). *Mast cells and basophils*. San Diego, California: Academic Press.

McMenamin, P.G., Morrison, S.M. y McMenamin, C. (1996). Immunomorphologic studies of mast cell heterogeneity, location, and distribution in the rat conjunctiva. *Journal of Allergy and Clinical Immunology, 97* (6), 1375-1386.

Merad, M. y Manz, M. (2009). Dendritic cell homeostasis. *Blood, 113*, 3418-3427.

Metz, M. y Maurer, M. (2007). Mast cells-key effector cells in immuneresponses. *Trends Immunol, 28*, 234-241.

Moretta, A., Marcenaro Parolin, S., Ferlazzo, G. y Moretta, L. (2008). NK cells at the interface between innate and adaptive Immunity. *Cell Death and Differentiation, 15*, 226-233.

Mosmann, T., Cherwinski, H., Bond, M., Giedlin, M. y Coffman, R. (1986). Two types of murine helper Tcell clone. I. Definition according to profiles of lymphokine activities and secreted proteins. *Journal of Immunology, 136*, 2348-2357.

Mukai, K., Obata, K., Tsujimura, Y. y Karasuyama, H. (2009). New Insights into the Roles for Basophils in Acute and Chronic Allergy. *Allergology International, 58*, 11-19.

Park, H., Li, Z., Yang, X. O. et ál. (2005). A distinct lineage of CD4 Tcells regulates tissue inflammation by producing interleukin17. *Nat Immunol, 6*, 1133-1141.

Paul, W. (2003). *Fundamental immunology* (5ª ed.). Philadelphia: Lippincott-Raven.

Randolph, G., Jakubzick, C. y Qu, Ch. (2008). Antigen Presentation by monocytes and monocyte-derived cells. *Current Opinion of Immunology, 20* (1), 52-60.

Reinhardt, R. L., Kang, S. J., Liang, H. E. y Locksley, R. (2006). T helper cell effector fates--who, how and where? *Current Opinion in Immunology, 18* (3), 271-277.

Saitoh-Inagawa, W., Hiroi, T., Yanagita, M., Iijima, H., Uchio, E., Ohno, S., Aoki, K. y Kiyono, H. (2000). Unique characteristics of lacrimal glands as a part of mucosal immune network: high frequency of IgA-committed B-1 cells and NK1.1+ alphabeta T cells. *Invest in Ophthalmology Vision Science, 41* (1), 138-144.

Sato, K. y Fujita, S. (2007). Dendritic Cells-Nature and Classification. *Allergology International, 56*, 183-191.

Segal, A. W. (2005). How Neutrophils Kill Microbes. *Annual Review of Immunology, 23*, 197-223.

Shin, M., Lee, Y. y Min, D. Y. (2009). Eosinophil-mediated tissue inflammatory responses in helminth infection. *Korean Journal of Parasitology, 47* (Suppl), S125-S131.

Stein, S. y Taylor, A. (2007). An eye's view of T regulatory cells *Journal Leukocyte Biology, 81*, 593-598.

Takeuchi, S. y Furue, M. (2007). Dendritic Cells Ontogeny. *Allergology International, 56*, 215-223.

Toda, A. y Piccirillo, C. (2006). Development and function of naturally occurring CD4+CD25 +regulatory T cells. *Journal Leukocyte Biology, 80*, 458-470.

Vivier, E. y Colonna, M. (2006). Immunobology of natural killer cell. Issn 007-217x. Springer.

Warbrick, E., Taylor, A., Botchkarev, V. y Coleman, J. (1995). Rat connective tissue-type mast cells express MHC class II: up-regulation by IFN-gamma. *Cellular Immunology, 163*, 222-228.

Weissler, A., Mekori, Y. y Mor, A. (2008). The Role of Mast Cells in Non-Allergic Inflammation. *IMAJ, 10*, 843-845.

Weissman, I. y Shizuru, J. (2008). The origins of the identification and isolation of hematopoietic stem cells, and their capability to induce donor-specific transplantation tolerance and treat autoimmune diseases. *Blood, 112* (9), 3543-3553.

Welle, M. (1997). Development, significance, and heterogeneity of mast cells with particular regard to the mast cell-specific proteases chymase and tryptase. *Journal of Leukocyte Biology, 61*, 233-245.

Yamasaki, S. y Saito, T. (2008). Progress in allergy signal research on mast cells: signal regulation of multiple mast cell responses through FcεRI. *Journal of Pharmacology Science, 106*, 336-340.

Zhu, J. y Emerson, S. (2002). Hematopoietic cytokines, transcription factors and lineage commitment. *Oncogene, 21*, 3295-3313.

Órganos y tejidos del sistema inmune

Los órganos y tejidos del sistema inmune son los sitios donde maduran, se diferencian e interactúan con el antígeno los linfocitos; dependiendo de estas actividades, se clasifican en primarios y secundarios. La proliferación de los linfocitos puede ser vista desde dos contextos diferentes. La primera linfopoyesis es confinada solo en los órganos linfoides primarios, es la producción *de novo*, de linfocitos maduros que nunca han estado en contacto con el antígeno, La segunda forma de replicación, toma lugar en los órganos linfoides secundarios y es totalmente dependiente del encuentro con el antígeno, por tanto, solo el linfocito específico que reconoce su antígeno es el que va a proliferar, dando origen a muchas células idénticas a la primera (figura 13).

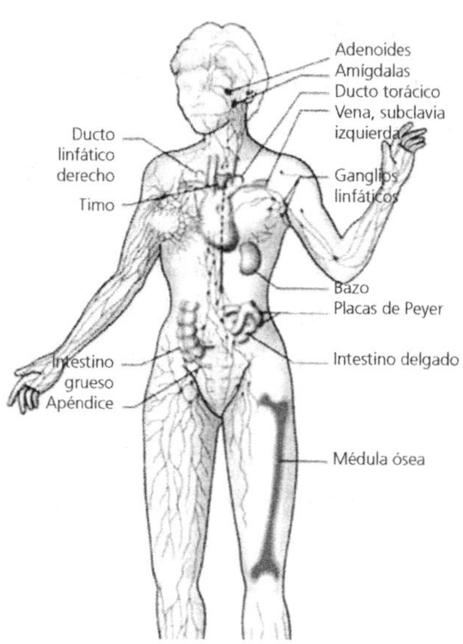

Fig. 13 **Sistema linfático.** Los órganos linfoides primarios son el timo y la médula ósea (rojo), y los secundarios el bazo, los ganglios linfáticos y el tejido linfoide asociado a la mucosa gastrointestinal (placas de Peyer) (azul). Se observa la red de vasos linfáticos que terminan en el ducto torácico para retornar a la circulación en la vena subclavia derecha. Fuente: www.altered-states.net/.../immbody.jpg.

Durante estas divisiones, las células se diferencian y adquieren mayor especificidad por el antígeno. Se podría decir que los órganos linfoides secundarios son centros de aprendizaje y entrenamiento, en los cuales los linfocitos desarrollan todo su potencial para eliminar el agente agresor en el tejido afectado y generar la memoria inmunológica. Los linfocitos de memoria permanecen circulando para establecer una rápida respuesta cuando se presente un segundo reto por el mismo antígeno (Paul, 1996).

Debido a que la sangre circula a presión, el agua y las moléculas de bajo peso molecular se filtran continuamente a través de la pared de los capilares al espacio intersticial en todos los órganos y tejidos con irrigación sanguínea; a este fluido se le denomina líquido intersticial. La mayor parte retorna a la sangre de manera directa por las paredes de las vénulas, pero una cantidad sustancial, aproximadamente 120 ml/h, sigue en el tejido y ahora es llamado linfa. Este líquido baña el tejido y se recolecta en una red de finos capilares linfáticos distribuidos en todo el cuerpo, excepto en el encéfalo, los globos oculares, las cavidades medulares y la placenta.

La linfa fluye con lentitud por los vasos linfáticos cada vez de mayor calibre que drenan en una serie de pequeños órganos llamados ganglios linfáticos distribuidos por grupos en regiones particulares y sale nuevamente, por un único vaso linfático, hasta llegar al ducto torácico que termina en la subclavia derecha para retornar a la circulación (figura 13). Cuando un Ag extraño entra a los tejidos es transportado por la linfa hacia los órganos y tejidos linfoides secundarios, donde se propicia el reconocimiento del antígeno por los linfocitos (Parslow, Stites, Terr e Imboden, 2002).

La conjuntiva, el limbo y los párpados son las únicas estructuras en el ojo que poseen drenaje linfático. Los vasos linfáticos de la conjuntiva forman dos sistemas: una red superficial de la conjuntiva propiamente dicha y otra profunda en la capa fibrosa. En el limbo, los vasos linfáticos forman el plexo pericorneal y en el tarso, el plexo tarsal y postarsal. Estos plexos drenan hacia los nódulos linfáticos preauriculares, parotídeos y submandibulares (Pepouse, Gary y Kirk, 1996).

Órganos linfoides primarios

Son los órganos donde ocurre la diferenciación y la maduración de los linfocitos a células inmunocompetentes, en ausencia del estímulo antigénico. En el timo, se desarrollan los linfocitos T. Los linfocitos B, en los mamíferos, lo hacen en la médula ósea. Durante la linfopoyesis los linfocitos adquieren su receptor específico para el antígeno y los marcadores de superficie (CD). Además, en los órganos linfoides primarios, ocurre la tolerancia central, mediante un proceso de selección clonal en el que mueren los linfocitos autorreactivos (Parslow et ál., 2002).

Timo

Es un órgano bilobulado, rodeado por una cápsula con dos componentes histológicos; el espacio perivascular y el espacio tímico epitelial, sitio activo del desarrollo de los LT o de la timopoyesis, el cual se divide en compartimiento cortical (externo) y medular (interno). La diferenciación del linaje de las células T depende del movimiento activo de los progenitores hematopoyéticos de la médula ósea, por vía sanguínea hacia el timo. La secuencia de maduración inicia en la corteza y finaliza en la médula tímica, con una rápida proliferación acoplada a una enorme rata de muerte. Se estima que del 95% al 99% de los linfocitos que entran al timo sufren apoptosis, posiblemente porque reconocen los antígenos propios. Cuando los progenitores tímicos entran en la corteza, no poseen ningún marcador de superficie que los identifique como LT, son triple negativos (CD3- CD4-CD8-), posteriormente adquieren el CD3 y luego CD4 y CD8 (doble positivos). En esta etapa, los timocitos reordenan los genes que codifican para el TCR y ocurre la selección tímica negativa y positiva. Finalmente, regulan negativamente uno de sus marcadores CD4 o CD8 para ser LT vírgenes funcionales, ayudadores o citotóxicos, y salen del timo, vía capilares venosos (Delves, Martin, Burton y Roitt, 2008).

El timo alcanza su máximo peso en la pubertad, pero el componente activo funcional (espacio epitelial tímico) empieza a involucionar casi después del nacimiento y disminuye aproximadamente el 3% cada año, entre los 35 y 45 años, y continúa disminuyendo aproximadamente el 1% por año, a lo largo de la vida. El tejido linfoide es reemplazado por tejido adiposo, sin embargo, la linfopoyesis continúa en etapas avanzadas de la vida, aunque en menor cantidad; se considera que a los 70 años el tejido linfoide representa menos del 10% del total del timo. Se sugiere que el timo dejaría de producir nuevos LT a los 105 años aproximadamente (Lynch et ál., 2009).

Médula ósea

Es el sitio de maduración y diferenciación de los LB, en las aves ocurre en un órgano linfoide localizado cerca de la cloaca, denominado la bursa o bolsa de Fabricio, de allí el nombre de linfocitos B. La maduración de los linfocitos B es suplida por las células estromales de la médula ósea, donde adquiere su receptor para el antígeno y los marcadores específicos de estas células (ver capítulo 5). La médula ósea también es un órgano linfoide secundario, debido a que los linfocitos T y B maduros pueden continuar su proliferación dependiente del Ag, en este microambiente; es un sitio de gran producción de Ac, ya que contiene cerca de la mitad de todas las células plasmáticas del cuerpo (Osmond, 1986; Slifka, Antia, Whitmire y Ahmed, 1998). Por otra parte, también se ha demostrado que la médula ósea es el tejido linfoide donde los LT CD8+ de memoria preferencialmente proliferan y se auto renuevan (Becker, Coley, Wherry y Ahmed, 2005).

Órganos y tejidos linfoides secundarios

Los linfocitos vírgenes, que nunca ha visto al antígeno, se dirigen a los órganos linfoides secundarios: ganglios, bazo y tejido linfoide asociado a la mucosa (MALT), donde se maximiza el encuentro con sustancias extrañas y se provee de un medio propicio para la activación linfocitaria. En estos sitios es donde se *inicia* la respuesta inmune específica o adaptativa. La estructura básica de los tejidos linfoides secundarios son los folículos linfoides, constituidos por agregados concéntricos de linfocitos B y a su alrededor linfocitos T (principalmente LTh) y CPA, generalmente CD y macrófagos. La entrada de un Ag extraño trae consigo el reconocimiento y la maduración de los linfocitos, en los folículos linfoides, originando los centros germinales. Los centros germinales se forman después de la exposición al antígeno, lo que refleja la inducción de la respuesta inmunológica, por consiguiente, se consideran dos tipos de folículos: primarios, contiene predominantemente LB en reposo no ha habido encuentro con el antígeno y secundarios: caracterizados por una zona pálida en el centro (figura 14) conocida como centro germinal, dado que ya ha ocurrido el encuentro con el Ag.

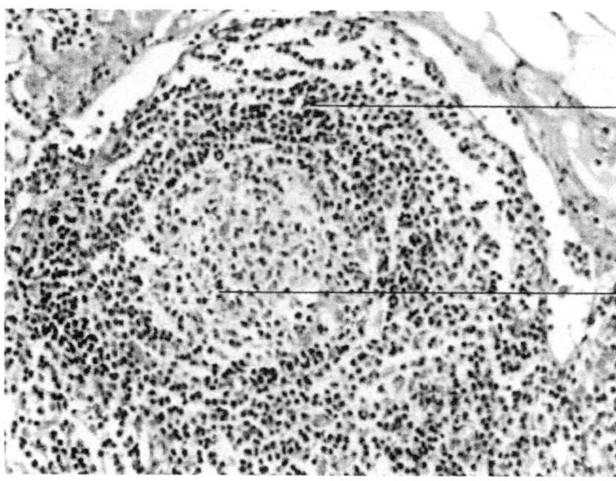

Fig. 14 **Centro germinal-folículo linfoide.** Los folículos linfoides son estructuras concéntricas formadas por LB, LT y CD y macrófagos foliculares. Los núcleos de los linfocitos se observan como puntos de color morado, en el centro se observa una zona clara constituida por LB en varios estadios de diferenciación (coloración con hematoxilina-eosina 10X). Fuente: www.uv.es/.../06-vasos-ganglio.htm.

En los centros germinales, se da la respuesta de Ac dependiente de LT, es el principal sitio donde se generan las células plasmáticas secretoras de Ac de alta afinidad por el Ag y los LB y LT de memoria. Basado en su apariencia histológica, se distinguen dos compartimientos denominados, zona clara y oscura (figura 14). En el modelo clásico de la organización y la función de los centros germinales, los LB se denominaron: centrocitos y centroblastos. Los centroblastos se localizan en la zona oscura, son LB en continua división que sufren hipermutación somática de los genes que codifican el BCR. Estas células salen del ciclo celular y llegan a ser centrocitos que viajan a la zona de luz, donde compiten por la unión con el Ag exhibido sobre la superficie de las CD foliculares; la mayoría muere y son fagocitados por los macrófagos; solo los específicos para el Ag sobreviven, toman el Ag y lo presentan a los LTh; esta interacción celular promueve la diferenciación y sobrevivencia de las dos células. Los LB llegan a ser células plasmáticas secretoras de Ac o LB de memoria (MacLennan, 1994).

Zona clara: ocurre la selección de LT y LB específicos para el Ag. Interacción *cognate*, división, hipermutación somática y apoptosis de los LB que no encontraron el Ag.

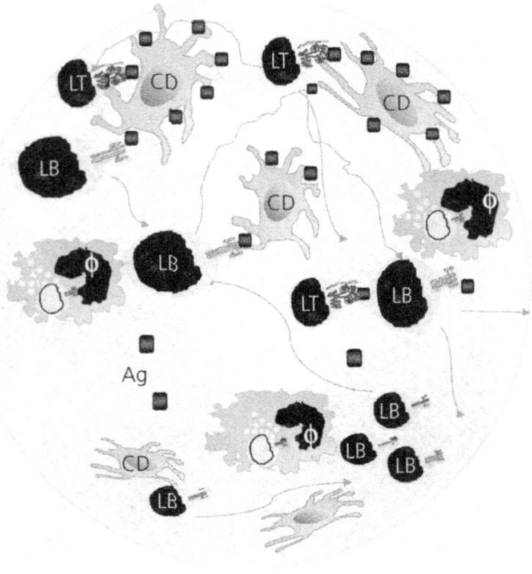

Zona oscura: división, hipermutación somática, slección negativa de los LB que fallaron en el encuentro del Ag.

Fig. 15 **Representación esquemática del centro germinal.** La zona clara es rica en CD foliculares, linfocitos B y T, donde se facilita el encuentro con el Ag y su interacción. La zona oscura es donde ocurre la división, hipermutación somática y la eliminación de los LB apoptóticos por fagocitosis. Las flechas indican la movilidad de los linfocitos entre los dos compartimientos.

La tecnología actual y la posibilidad de estudiar las imágenes en tiempo real han demostrados algunas inconsistencias en este modelo. La muerte y proliferación celular ocurren en las dos zonas, la movilización de las células parece depender de la expresión de receptores para quemoquinas que se regulan positiva o negativamente. La mitosis y la mutación somática se dan principalmente en la zona oscura, de allí migran a la zona clara. El centro, la zona clara está ocupado, en su mayoría, por una red de CD foliculares que exhiben el Ag en su superficie en forma de complejos inmunes (figura 15). Las zonas claras están localizadas estratégicamente en los órganos linfoides, cerca a los sitios de entrada del Ag, linfáticos aferentes o vasos sanguíneos, y en el MALT están orientadas hacia la superficie de la mucosa. Los LTh también son más abundantes en los márgenes de las zonas claras; en esta zona, los LB con BCR de mayor afinidad pueden capturar más Ag que las de baja afinidad; este procesa y presenta el Ag en el contexto de MHC II a los LTh, con los cuales realizan una interacción estable que permite la supervivencia de las células o la selección positiva. El tiempo de esta selección en la zona clara es altamente regulado; así, el LB puede sufrir apoptosis, salir del centro germinal o retornar a la zona oscura en pocas horas. Las células seleccionadas se diferencian en células plasmáticas o células B de memoria (Allen, Okada y Cyster, 2007).

Ganglios linfáticos

Son órganos pequeños en forma de fríjol, cuyo tamaño oscila entre 1-25 mm de diámetro. Constituyen una red de órganos linfoides distribuidos en todo el cuerpo, interconectados por los vasos linfáticos que drenan la linfa de los tejidos que irrigan, transportando los Ag solubles o unidos a las CPA hacia los respectivos ganglios regionales (figura 13). Se encuentran distribuidos en grupos, especialmente en cuello y axilas que irrigan la cabeza y extremidades superiores, en las regiones inguinales y paravertebrales, que drenan las extremidades inferiores y pelvis, y en el mesenterio donde drenan los intestinos.

Los ganglios están rodeados por una cápsula fibrosa. Histológicamente, se distinguen tres compartimientos, corteza paracorteza y médula (figura 16). La linfa llega al ganglio por los vasos aferentes y atraviesa la cápsula, sigue por la corteza y la médula para salir por un único vaso linfático eferente. Los LB y LT llegan a áreas definidas (ver trafico leucocitario) en estos compartimientos, interactúan con el Ag o las CPA y sufren la expansión clonal. Funcionalmente, los nódulos linfáticos contiene tres áreas principales, área cortical, donde se localizan los folículos linfoides predominantemente con LB, área paracortical: rica en LT y el área medular compuesta principalmente de células plasmáticas y macrófagos (Willard-Mack, 2006).

Cuando la linfa transporta microorganismos o sustancias extrañas, al ganglio regional, los linfocitos específicos para ese Ag se activarán y comenzarán a proliferar liberando citoquinas y mediadores inflamatorios que pueden ocasionar el aumento de tamaño, conocido como linfoadenopatía.

El aumento del ganglio indica una infección en la región que drena. En las infecciones de la conjuntiva o párpado, principalmente de tipo viral, se presentan linfoadenopatias periaruculares o submaxilares, lo cual, en parte, se explica, porque la respuesta inmunológica que se genera en los ganglios, generalmente es de tipo celular, que es la inmunidad protectora contra virus y microorganismos intracelulares (Pepouse et ál., 1996).

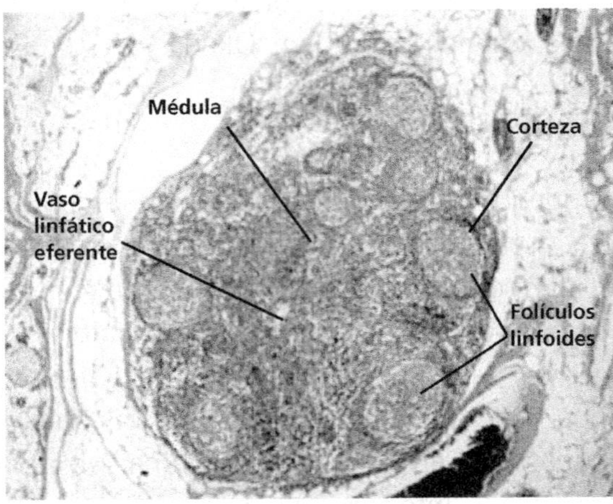

Fig. 16 | **Ganglio linfático.** Observe los folículos linfoides (estructuras redondeadas) (Coloración con hematoxilina-eosina 10X). Fuente: www.uv.es/.../06-vasos-ganglio.htm.

Bazo

Es el órgano linfoide más grande, situado al lado izquierdo del abdomen. A diferencia de los ganglios, que se especializan en la captura de los antígenos provenientes de los tejidos, el bazo filtra la sangre y atrapa los antígenos que viajan por ella, de manera que el tejido linfoide del bazo responde en infecciones sistémicas. El bazo está recubierto por una cápsula y en su interior se distinguen dos compartimientos, la pulpa roja y la pulpa blanca, la pulpa roja se encarga de la destrucción de los glóbulos rojos defectuosos y viejos, para lo cual contiene gran cantidad de macrófagos que fagocitan estos eritrocitos.

La pulpa blanca rodea las arterias, formando la lámina linfoide periarteriolar; está constituida principalmente por linfocitos T, a su alrededor se localizan los folículos linfoides, iguales a los que se encuentran en los ganglios.

Diariamente, se filtra casi la mitad de la sangre por el bazo, lo cual permite que los linfocitos y macrófagos detecten cualquier agente extraño en esta. El bazo no tiene linfáticos aferentes, por tanto, solo filtra los antígenos presentes en la sangre.

Debido a la falta de drenaje linfático en el ojo solo presente en conjuntiva, limbo y párpados, la gran mayoría de antígenos y CPA intraoculares acceden al sistema inmunológico, pasando directamente a la sangre, por tanto, llegan al bazo. Como consecuencia, el bazo, más que lo ganglios linfoides, es el sitio donde se reciben la mayoría de los antígenos que escapan del ojo. La respuesta inmune que se genera en el bazo es rica en anticuerpos, siendo la inmunidad humoral la principal defensa en las infecciones intraoculares (Pepouse et ál,, 1996).

Tejido linfoide asociado a la mucosa

Debido a que los antígenos entran al cuerpo usualmente por piel y mucosas, las mucosas están provistas de un tejido linfoide organizado, conocido como tejido linfoide asociado a las mucosas (MALT). El termino MALT fue designado a los agregados linfoides y folículos organizados, asociados a las mucosas. El MALT es subdividido, de acuerdo con las regiones anatómicas donde se localizan: tejido linfoide asociado, a los bronquios (BALT), a la conjuntiva (CALT) y al intestino (GALT), este último contiene nódulos compuestos de grandes folículos linfoides, conocidos como placas de Peyer. A diferencia de las placas de Peyer y las amígdalas, el resto de estos tejidos, aparentemente no se desarrolla en el estado prenatal y su aparición depende de la inducción por estímulos exógenos (Brandtzaeg, Kiyono, Pabst y Russell, 2008).

El MALT tiene dos tipos de organización: folículos localizados en la zona subepitelial y el tejido linfoide difuso localizado en el compartimiento intraepitelial y en la lámina propia; como en los órganos y en el tejido linfoide secundarios, hay presencia de vénulas de endotelio alto (HEV), son vasos sanguíneos especializados para facilitar la salida y la entrada de los linfocitos; se denominan así por la forma de cubo de las células endoteliales (figura 17).

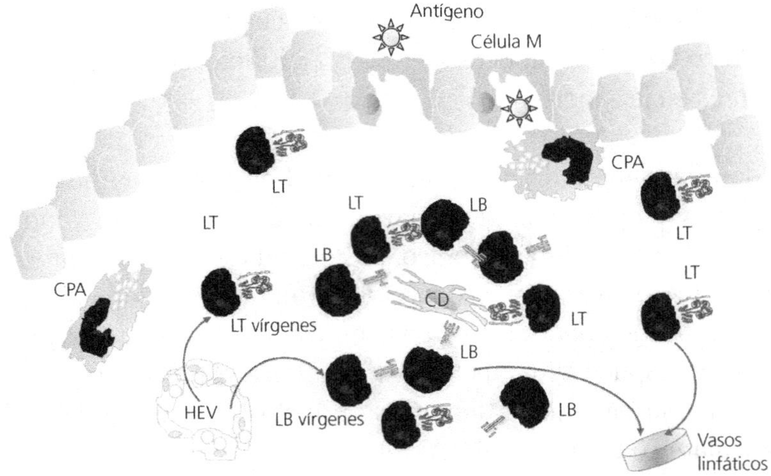

Fig. 17 **Tejido Linfoide Asociado a la Mucosa Conjuntival (MALT).** En el epitelio hay presencia de células M que constituyen la puerta de entrada del Ag. Los linfocitos dispersos cerca al epitelio y en la lámina propia se denominan tejido linfoide difuso. Debajo del epitelio se observan los folículos linfoides (azul). En la lámina propia hay presencia de vénulas de endotelio alto (HEV), que facilitan el tráfico linfocitario. Fuente: modificado de Brandtzaeg, Kiyono, Pabst y Russell (2008).

Son varias las características que diferencian el MALT del sistema linfático sistémico:

- Las células epiteliales de la mucosas cumplen funciones inmunorreguladoras, gracias a las citoquinas y moléculas accesorias que se producen durante la respuesta inflamatoria; por ejemplo, se sabe que las células epiteliales pueden expresar CMH clase II, las cuales son restringidas a las células inmunológicas. Se cree que, de esta manera, pueden servir como CPA o llegar a anergizar los linfocitos que responden a ellas, ya que no poseen el resto de moléculas accesorias de una CPA profesional, lo que contribuye al proceso de tolerancia que se observa en las mucosas. Las células epiteliales producen una proteína llamada componente secretor (CS), esencial en el transporte de la IgM e IgA; esta última es la principal Ig encontrada en las mucosas y en las secreciones (ver capítulo 5). Algunas de las células epiteliales tienen una morfología diferente y se denominan células M, son aplanadas carentes de microvellocidades, característico del resto de las células epiteliales. Las células M poseen invaginaciones internas que forman un bolsillo donde reposan los linfocitos; además, poseen la capacidad de picnocitar gran variedad de moléculas incluso microorganismos que son transportados a través de la célula sin ser degradados para ser liberados a los linfocitos que se encuentran en el bolsillo epitelial (figura 18).

- Los folículos linfoides subepiteliales difieren de los de los órganos linfoides en que la mayoría de los LB en los centros germinales son secretores de IgM e IgA; asimismo, el antígeno lo reciben a través del epitelio, como se mencionó anteriormente, y no por vía linfática o sanguínea. Los LT CD4 positivos (LTh) y CPA se distribuyen irregularmente o alrededor de los centros germinales y LT CD8 positivos (LTc) están exclusivamente en las áreas interfoliculares.
- El tejido linfoide del compartimiento intraepitelial consiste principalmente de LT, en un 80% CD8 positivos, localizados entre las células epiteliales por encima de la membrana basal; existe un linfocito por cada cuatro a seis células epiteliales, muchos de los cuales son LT$\gamma\delta$. El hecho de que la mayoría de estos LT sea CD8 positivo sugiere que tienen una actividad citotóxica o inmunoreguladora, ya que también secretan gran cantidad de citoquinas.
- El tejido linfoide difuso de la lámina propia contiene LT, principalmente, CD4 positivos, LB, células plasmáticas secretoras, en su mayoría secretoras de IgM e IgA, células dendríticas y mastocitos.
- Las CPA por excelencia en las mucosas son las células dendríticas, aunque también hay presencia de macrófagos.

La principal función del MALT es proporcionar un mecanismo de defensa local en las mucosas frente a los antígenos que ingresan continuamente por esta vía, prevenir su entrada a la circulación y la tolerancia oral. Las mucosas están continuamente expuestas a gran carga antigénica, desde los alimentos hasta los microorganismos que la colonizan. Muchos de estos antígenos podría provocar reacciones innecesarias e incluso perjudiciales, las cuales frecuentemente, se inhiben en el MALT mediante la producción de citoquinas que suprimen la respuesta inmunológica, la inducción de anergia o la delección clonal, al mismo tiempo genera la tolerancia a estos antígenos.

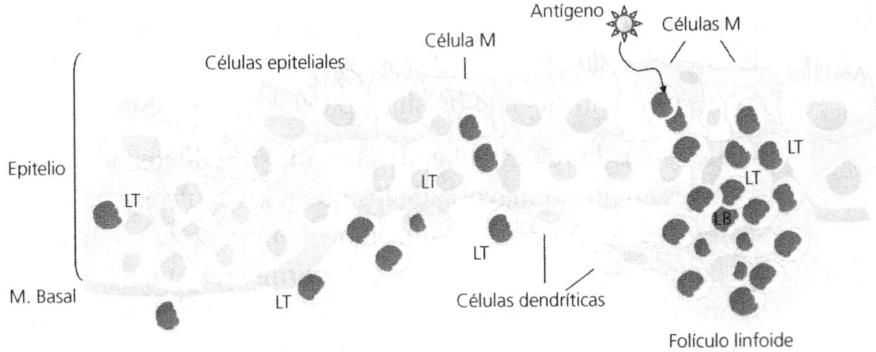

Fig. 18 | **Estructura de las células M en el epitelio.** Observe el bolsillo que forman donde se alojan los linfocitos, lo que facilita el paso de los antígenos al tejido linfoide; a diferencia de las otras células epiteliales no presenta microvellocidades.

Tejido Linfoide Asociado al Ojo (EALT)

Desde hace algún tiempo, se conocía que había linfocitos en la conjuntiva humana, pero su organización y comunicación con el sistema inmune solo fue descrito por Knop y Knop en el 2000. Estos investigadores demostraron, en sacos conjuntivales totales de ojos cadavéricos, la presencia de una capa linfoide difusa a lo largo de la conjuntiva entre el epitelio y la membrana basal, con presencia de LT, células plasmáticas secretoras de IgA e IgM, así como linfocitos intraepiteliales, muy similar a la disposición del tejido linfoide asociado a las mucosas, ya descrito (figura 19). En las células del epitelio conjuntival, los investigadores reportaron alta expresión del componente secretor, el cual es necesario para el transporte y salida de la IgA y en otro estudio; los mismos autores encontraron la estructura de células M en el epitelio confirmando la presencia de tejido linfoide asociado a la conjuntiva (CALT) (Knop y Knop, 2005a).

Los folículos linfoides se localizaron en el nivel subepitelial, como densos acúmulos de linfocitos en forma lenticular con diámetro promedio de 0,25 mm, los cuales, en condiciones patológicas, producen moderadas elevaciones en la superficie conjuntival, signo característico de las conjuntivitis virales y toxicas. Los folículos tiene la misma organización que en los ganglios, LB y células plasmáticas en el centro y LT en la periferia. Dentro de la lámina propia se observaron linfocitos difusos y mastocitos.

Asociada a la capa linfoide, se reportó la presencia de vénulas de endotelio alto (HEV) (figura 20). En la conjuntiva superior se encontró mayor cantidad de folículos y tejido linfoide difuso, que en la inferior, especialmente en las regiones tarso-orbital; en la conjuntiva bulbar, prácticamente fueron ausentes. Esta localización soporta la protección de la córnea, durante el parpadeo y en el ojo cerrado.

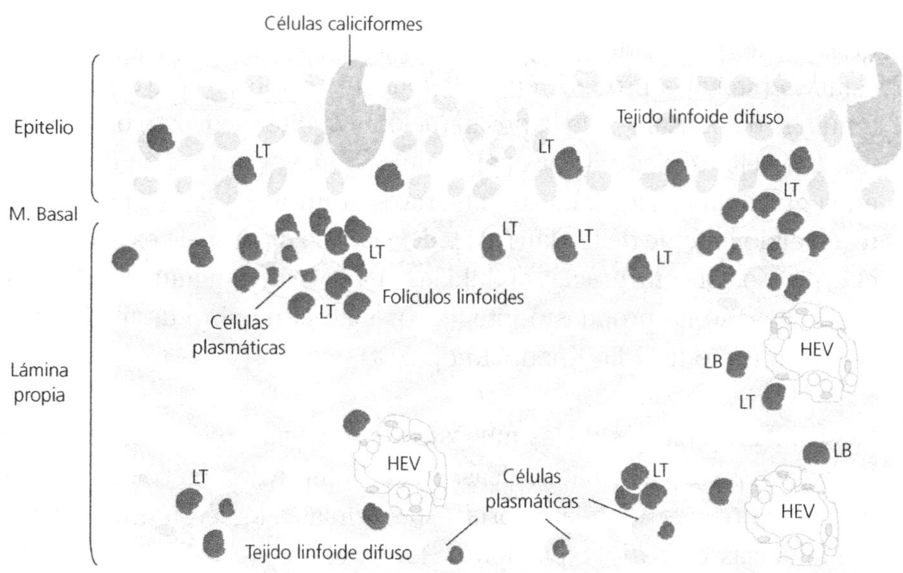

Fig. 19 **Esquema del tejido linfoide asociado a la mucosa conjuntival.** En el epitelio se observan linfocitos intraepiteliales dispersos al igual que en la capa profunda de la lámina propia, denominado tejido linfoide difuso. Justo debajo del epitelio, se observan acúmulos lenticulares de LT, LB y células plasmáticas formando los folículos linfoides. En la lámina propia hay presencia de vénulas de endotelio alto (HEV) que facilitan el tráfico linfocitario.

Se propone dos funciones del CALT en la protección corneal: en el eferente, proporciona citoquinas, IgA, péptidos antimicrobianos y células inmunocompetentes, para responder contra cualquier Ag extraño en la córnea. Su función aferente, en la detección de Ag corneales no es clara: por ejemplo, en el trasplante de córnea, el rechazo depende casi exclusivamente de las células de Langerhans de la córnea, que viajan con el Ag hacia los ganglios regionales, para iniciar el rechazo inmunológico y no al CALT, a pesar que está en contacto directo con la córnea. Es posible que la principal función aferente del CALT esté relacionada con la generación de tolerancia contra los Ag no patógenos, más que las reacciones inflamatorias, lo que mantendría un delicado balance entre la respuesta inmune e inflamatoria que podría dañar el tejido corneal (Knop y Knop, 2005b).

En la glándula lagrimal y sistema de drenaje, se localiza tejido linfoide difuso y folículos linfoide, bajo el epitelio y entre los acinos y ductos. Las células epiteliales producen el componente secretor y secretan varias citoquinas responsables de la proliferación y la diferenciación de los linfocitos. Las células plasmáticas representan la mayor población de linfocitos en la glándula lagrimal, en su mayoría, secretoras de IgA. Anatómicamente, el tejido linfoide de la glándula y del sistema de drenaje es continuo con el CALT; se conecta, gracias al flujo lagrimal, vasos sanguíneos y linfáticos, por lo cual se ha propuesto integrarlos bajo el nombre de tejido linfoide asociado al ojo (EALT) (Knop y Knop, 2003).

Las células epiteliales de las mucosas son cruciales para el MALT en condiciones fisiológicas y patológicas. En la conjuntiva se ha comprobado que durante la respuesta inflamatoria, estas células adquieren propiedades inmunológicas como la expresión de CMH clase II, CD40 y moléculas de adherencia y producción de una gran variedad de citoquinas proinflamatorias; in vitro se ha comprobado que la expresión y producción de estas proteínas es modulada por la adición de citoquinas, como el INF-γ e IL-4 al cultivo (Bourcier et ál., 2000; Zhan, Towler y Calder, 2003).

La evidencia soporta que el EALT hace parte del sistema linfoide de las mucosas, el cual involucra una compleja regulación por parte de las citoquinas y hormonas para regular la respuesta inmunológica en la superficie ocular.

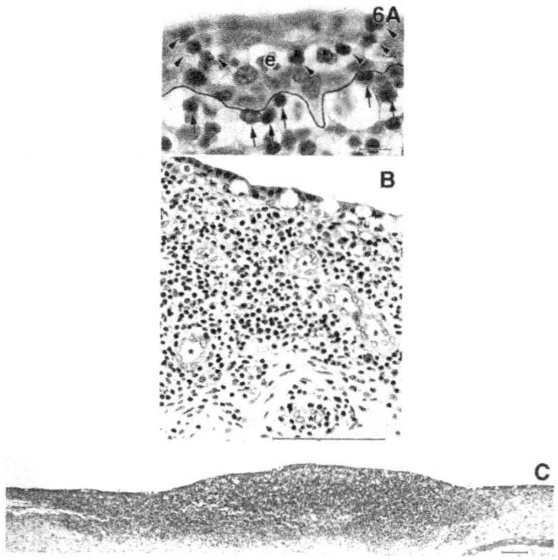

Fig. 20 **Corte histológico de conjuntiva tarsal humana.** A. Linfocitos intraepiteliales (flechas) y debajo de la membrana basal (línea sólida) B. Vénulas de endotelio alto (HEV) (*) en la lámina propia. C. Folículo linfoide observado con menor aumento (nótese la forma lenticular y la elevación del epitelio). Fuente: Knop y Knop (2000).

Tráfico leucocitario

Los linfocitos y, en general, todos los leucocitos son poblaciones celulares que circulan activamente por todo el cuerpo de manera regulada por glicoproteínas de la superficie celular denominadas moléculas de adherencia. Estas moléculas se expresan en los leucocitos, en el endotelio de los vasos y en los tejidos dependiendo del grado de maduración o activación de los leucocitos y de si existe o no una respuesta inflamatoria en el tejido, se induce la expresión selectiva de ciertas moléculas de adherencia, que permitirán la salida o entrada de los leucocitos a los sitios donde se requiera su presencia. Por ejemplo, la mayoría de los linfocitos vírgenes, que salen de los órganos linfoides primarios, migran selectivamente a los órganos linfoides secundarios, donde tendrán la oportunidad de encontrarse con el antígeno. Una vez se activan y maduran las células efectoras y de memoria, salen y se dirigen al sitio de la agresión, mientras que los de memoria permanecen continuamente circulando, entre los diferentes órganos linfoides secundarios, de manera que pueden vigilar la totalidad del cuerpo en busca de una nueva presencia del Ag (Paul, 2003).

La circulación de los linfocitos se realiza por vía sanguínea o linfática. En los ganglios, los linfocitos entran por los vasos sanguíneos y salen por los linfáticos, en el bazo solo por los vasos sanguíneos y a los tejidos entran comúnmente por vía sanguínea. En el tejido, los linfocitos se dirigen al sitio donde ocurre la agresión, gracias a la presencia de quemoquinas, citoquinas y diversas sustancias que dirigen su movimiento. Los linfocitos se adhieren a la pared de los vasos y pasan a través de ellas, proceso denominado diapédesis o extravasación.

Algunas de las moléculas de adherencia se expresan constitutivamente o solo en respuesta a los mediadores producidas durante la respuesta inflamatoria. Las moléculas de adherencia se agrupan en tres familias: selectinas, integrinas e ICAM. Las selectinas se encuentran en la mayoría de los leucocitos y células endoteliales de los vasos; actúan en la primera fase de la adhesión o de rodamiento, existen tres tipos: L-selectinas, E-Selectinas y P-selectinas. Durante el proceso inflamatorio, se activan las células endoteliales del vaso y se incrementa la expresión de las selectinas, adhiriendo los leucocitos de manera transitoria e inestable, los mediadores inflamatorios especialmente las quemoquinas activan los leucocitos incrementando la fijación por las integrinas al endotelio (segunda fase o de activación) (Kumar et ál., 2005).

Las integrinas permiten la adhesión fuerte y anclaje al endotelio. Varias integrinas son expresadas por las poblaciones de leucocitos, las más conocidas son las VLA, LPAM y LFA. Las integrinas se unen al otro grupo de las moléculas de adhesión intercelular denominadas ICAM y VCAM, expresadas por el endotelio vascular, en la fase 3 de adhesión firme, para permitir la migración transendotelial o diapédesis (figura 21). Unas de las moléculas de adhesión intercelular, recientemente descubiertas en las HEV de las mucosas son las MAdCAM-1, su función, al parecer, es dirigir la entrada de los linfocitos a las mucosas (Hoshino, Kobayashi, Mitoma, Sato, Fukuda y Nakayama, 2011).

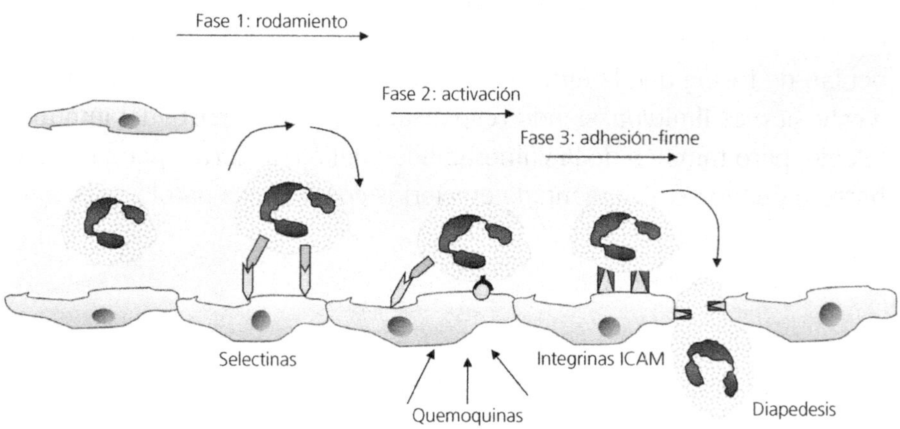

Fig. 21 **Moléculas de adherencia.** Intervienen en la migración de los leucocitos durante la respuesta inflamatoria. En la primera fase hay una adherencia inestable de los leucocitos y ruedan siguiendo el flujo sanguíneo, posteriormente se activan y expresan integrinas e ICAM adhiriéndose fuertemente al endotelio para migrar al tejido.

Para que el sistema inmune proteja al individuo de cualquier invasor, es necesaria la comunicación entre el tejido y las células inmunológicas. Cuando un antígeno entra al tejido, la información de su presencia debe ser transportada a los órganos linfoides secundarios, donde se estimulan y activan los linfocitos; esta información se lleva generalmente por vía linfática excepto en el bazo. Una vez se generan linfocitos efectores y de memoria salen por vía linfática o sanguínea a todo el cuerpo.

En caso que el mismo antígeno entre nuevamente, es necesaria la movilización de los linfocitos de memoria al sitio donde se encuentra el antígeno; lo anterior depende de las características de la microvasculatura que irriga el sitio en cuestión. En la mayoría de los tejidos, los vasos sanguíneos son fenestrados, lo que permite el paso silencioso de moléculas y algunas células. Cuando los linfocitos de memoria encuentran el antígeno, liberan citoquinas que disparan la respuesta inflamatoria, regulan positivamente la expresión de moléculas de adherencia e incrementan la permeabilidad vascular, permitiendo la salida de líquido rico en proteínas y la entrada de los leucocitos al espacio intersticial (Parslow, Stites, Terr y Imboden, 2002).

Ciertos tejidos, como el segmento posterior del ojo, tienen una microvasculatura restrictiva, no fenestrada, llamada en este caso barrera hematoocular, de forma que la entrada de los leucocitos y proteínas de la sangre a este sitio es limitada, siendo responsable en buena parte del inmunoprivilegio, pero también de la vulnerabilidad del ojo a ciertos patógenos. Esta barrera puede ser fragmentada en ciertas condiciones patológicas.

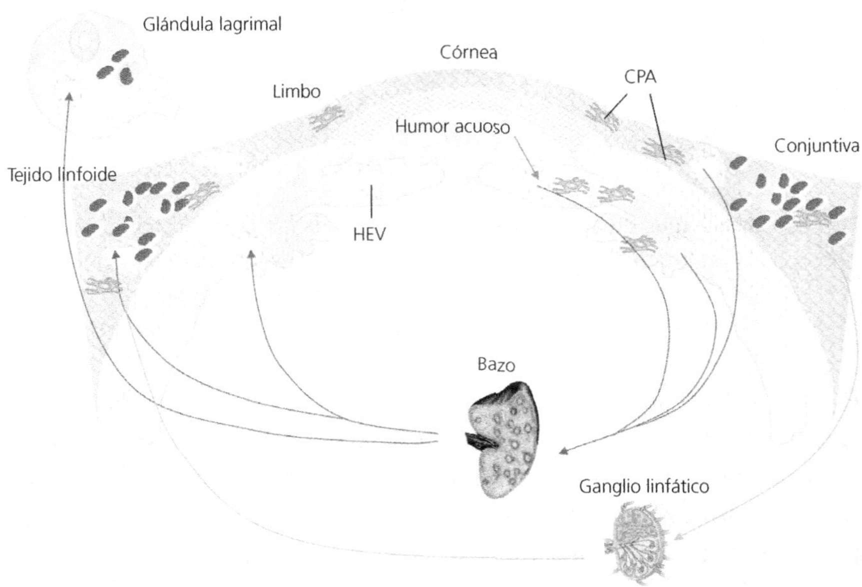

Fig. 22 **Tráfico leucocitario en el ojo.** A la derecha, salida de los antígenos y CPA por vía sanguínea (rojo) al bazo y por vía linfática de la conjuntiva y limbo a los ganglios linfáticos regionales (amarillo). Una vez se da la activación de los linfocitos en los órganos linfoides secundarios, los linfocitos efectores y de memoria se dirigen al tejido afectado y colonizan el tejido linfoide asociado a la conjuntiva y glándula lagrimal.

En cuanto al trasporte de los antígenos presentes en el ojo a los órganos linfoides secundarios, también es muy restringido y regulado. Como se mencionó anteriormente, solo hay irrigación linfática en la conjuntiva, párpados y limbo. En el segmento anterior, las CPA que ayudan al transporte de los antígenos se encuentran en la córnea, en la conjuntiva, limbo, el iris, la red trabecular y el cuerpo ciliar. En el segmento posterior, hay presencia de CPA, cerca de la Oro Serrata y en el tejido conectivo que roda la coroides; sin embargo, las CPA intraoculares son deficientes en la presentación antigénica, lo cual, generalmente, conduce a la no activación linfocitaria o anergia. Los fluidos intraoculares entran casi en su totalidad a la sangre y menos del 10% puede entrar a los vasos linfáticos. Si se tienen en cuenta estas condiciones anatómicas, la mayoría de los antígenos presentes en el ojo escapan por vía sanguínea y son recibidos en el bazo (figura 22) (Pepose, Gary y Kirk, 1996).

Resumen

- Los órganos o tejidos linfoides son aquellos donde se producen, se concentran y se activan los linfocitos.
- El timo y la médula ósea son los órganos linfoides primarios, sitios donde ocurre la linfopoyesis primaria.
- El timo es el órgano donde se generan y maduran los linfocitos T (LT) y en la médula ósea se producen y maduran los linfocitos B (LB).
- Los órganos y los tejidos linfoides secundarios, bazo, ganglios, MALT (GALT, BALT, EALT) son los sitios de sensibilización inmune o lugares de interacción entre los linfocitos y los antígenos, ocurriendo la conversión de células vírgenes a células efectoras o de memoria.
- Las moléculas de adhesión participan en el tráfico, activación y función efectora de los leucocitos.

Preguntas de revisión

1. ¿Por qué la médula ósea se considera un órgano primario y secundario?
2. Usando radiación se realizó depleción de todas las células de la médula ósea de una cepa de ratones BALC. ¿Qué características presentarán estos ratones? En la práctica, ¿para qué se usa este tratamiento y por qué?
3. ¿Cuál es la función del timo? Realice un esquema de su estructura en el que incluya el proceso de maduración de los LT. ¿Por qué la mayoría de los timocitos muere en este proceso?

4. El timo es un órgano relativamente grande y altamente activo al nacer. Este continúa creciendo hasta la pubertad y de allí empieza a involucionar, el componente linfoide se reduce y es reemplazado por tejido conectivo graso. Poco menos de 6 gr de tejido tímico persiste en el adulto. ¿Cómo suplimos la necesidad de LT después de la pubertad? ¿No se necesitan más LT? Explique su respuesta.

5. Experimentalmente usted realiza timectomía a ratones BALC recién nacidos (NULL) y timectomía en ratones adultos. Cómo espera encontrar:

	NULL	**Adultos**
Número de LB		
Número de LT		
Respuesta de LT		
Respuesta de LB		
Concentración de Ac		

6. ¿Qué pasaría si inoculáramos un antígeno en el timo (órgano linfoide primario)? Compare esta respuesta con la que se daría si la inoculación del antígeno se hiciera en un órgano secundario. Si hay diferencia explique.

7. Realice un esquema comparativo de un ganglio linfático en reposo que no ha tenido contacto con el Ag y un ganglio linfático inmunizado, que ha tenido contacto con el Ag.

8. Describa las partes del ganglio y qué tipo de células se encuentran en cada parte.

9. ¿Por qué la sensibilización de los linfocitos ocurre en los órganos linfoides secundarios y no en el tejido injuriado? Explique su respuesta.

10. ¿Cuáles son las principales diferencias entre el MALT y el sistema linfático sistémico?

11. En la figura 23 escriba los nombres de los ganglios regionales de cabeza y cuello.

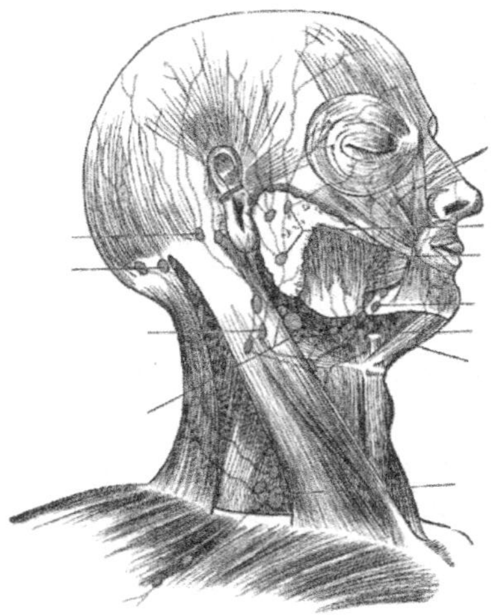

Fig. 23 | **Irrigación linfática de cabeza y cuello.**

12 ¿Por qué la piel se le puede considerar como un tejido linfoide?

13 ¿Por qué es necesario que el tráfico leucocitario sea dirigido? ¿Qué moléculas intervienen?

Referencias

Allen, C., Okada y Cyster, J. (2007). Germinal Center Organization and Cellular Dynamics. *Immunity, 27* (2), 190-202.

Becker, T., Coley, S., Wherry, E. y Ahmed, R. (2005). Bone Marrow is a preferred site for homeostatic proliferation of memory CD8 T CElls. *The Journal of Immunology, 174*, 1269-1273.

Bourcier, T., De Saint-Jean, M., Brignole, F., Goguel, A. y Baudouin, C. (2000). Expression of CD40 and CD40 ligand in the human conjunctival epithelium. *Investigative Ophthalmology and Visual Science, 41*, 120-126.

Brandtzaeg, P., Kiyono, H., Pabst, R. y Russell, M. (2008). Terminology: nomenclature of mucosa-associated lymphoid tissue. *Mucosal Immunology, 1*, 31-37.

Delves, P., Martin, S., Burton D y Roitt, I. (2008). *Roitt's Essential Immunology* (11ª ed.). Buenos Aires: Editorial Médica Panamericana.

Hoshino, H., Kobayashi, M., Mitoma, J., Sato, Y., Fukuda, M. y Nakayama, J. (2011). An integrin alpha4beta7•IgG heterodimeric chimera binds to MAdCAM-1 on high endothelial venules in gut-associated lymphoid tissue. *Journal of Histochemecal and Cytochemecal, 59* (6), 572-583.

Knop, N. y Knop, E. (2000). Conjunctiva-associated lymphoid tissue in the human eye. *Investigation in Ophthalmogy and Vision Science, 41* (6), 1270-1279.

Knop, E. y Knop, N. (2003). Eye-associated lymphoid tissue (EALT) is continuously spread throughout the ocular surface from the lacrimal gland to the lacrimal drainage system. *Ophthalmologe, 100* (11), 929-942.

Knop, N. y Knop, E. (2005a). Ultrastructural anatomy of CALT follicles in the rabbit reveals characteristics of M-cells, germinal centres and high endothelial venules. *Journal of Anatomy, 207* (4), 409-426.

Knop, E. y Knop, N. (2005b). The role of eye-associated lymphoid tissue in corneal immune protection. *Journal of Anatomy, 206* (3), 271-285.

Kumar, V., Abbas, A. y Fausto, N. (2005). Robbins & Cotran *Patología estructural y funcional* (7ª ed.). España: Elsevier.

Lynch, H., Goldberg, G., Chidgey, A., Van den Brink, M., Boyd, R. y Sempowski, G. (2009). Thymic involution and immune reconstitution. *Trends Immunoogy, 30* (7), 366-373.

MacLennan, I. (1994). Germinal centers. *Annual Review of Immunology, 12*, 117-139.

Osmond, D. (1986). Population dynamics of bone marrow B lymphocytes. *Immunology Review, 93*, 103-124.

Parslow, T., Stites, D., Terr, A. y Imboden, J. (2002). *Inmunología básica y clínica* (10ª ed.). México: Manual Moderno.

Paul, W. (2003). *Fundamental Immunology* (5ª ed.). Philadelphia: Lippincott-Raven.

Pepose, J. S., Gary, N. H. y Kirk, R. W. (1996). *Ocular Infection & Immunity* (1ª ed.). St Louis, Missouri: Mosby.

Slifka, M. K., Antia, R., Whitmire, J. y Ahmed, R. (1998). Humoral immunity due to long-lived plasma cells. *Immunity, 8* (3), 363-372.

Willard-Mack, C. L. (2006). Normal structure, function, and histology of lymph nodes. *Toxicology and Pathology, 34* (5), 409-424.

Zhan, H., Towler, H. y Calder. (2003). The immunomodulatory role of human conjunctival epithelial cells. *Investigative Ophthalmology and Visual Science, 44*, 3906-3910.

Inmunógenos y antígenos

El término inmunógeno se refiere a toda sustancia que es capaz de inducir una respuesta inmunológica, de tipo humoral o celular, aunque comúnmente se les denomina antígenos (Ag); los Ag son las sustancias que pueden ser reconocidas por los Ac o el receptor de la célula T, de manera que todos los inmunógenos son Ag, pero no todos los Ag son inmunógenos. Por ejemplo, algunas moléculas muy pequeñas, denominadas haptenos, pueden ser reconocidas por los Ac, son Ag, pero ellas por sí solas no pueden desencadenar una respuesta inmune (no son inmunógenos) y siempre deben estar acompañadas de un transportador para inducir la respuesta inmune.

Para que una sustancia sea inmunógeno se deben considerar las siguientes propiedades: tamaño molecular, ser reconocida como extraña, la composición química y la heterogeneidad. En cuanto al *tamaño molecular*, los mejores inmunógenos tienen un peso molecular mayor a 100.000 daltones; en general, las sustancias de pesos menores de 5000 daltones no son inmunógenos, sin embargo, si moléculas con pesos moleculares inferiores a 1000 daltones, como el níquel, se unen a las proteínas del huésped, pueden llegar a ser inmunógenos; esto es lo que ocurre en personas alérgicas a los metales o fármacos como los antibióticos.

Ser reconocido como extraño quiere decir que el sistema inmune debe discriminar entre lo propio y lo extraño; cada organismo tiene un sin número de macromoléculas a las cuales no se induce ningún tipo de respuesta inmunológica o a las cuales es tolerante: por ejemplo, la albumina sérica bovina no origina ninguna respuesta cuando se inocula en las vacas, pero es un excelente inmunógeno cuando se inocula en otras especies como el conejo. Esta proteína es altamente conservada en la especie, pero varía de una especie a otra, por eso es reconocida como extraña en los conejos.

La *composición química y heterogeneidad* se refiere a los constituyentes, organización y variabilidad de una sustancia. Los mejores inmunógenos son las proteínas, seguidos de los polisacáridos. Los ácidos nucleicos y los lípidos comúnmente no son inmunógenos, aunque pueden serlo cuando se combinan con proteínas, como ocurre con algunas enfermedades autoinmunes, como el lupus eritematoso sistémico, en el cual el blanco de la respuesta inmune es el DNA. Para elucidar la respuesta inmune celular, solo las proteínas sirven como inmunógenos, ya que son las únicas que al ser degradadas en pequeños péptidos se pueden asociar al CMH para ser reconocidas por los LT.

Los homopolímeros constituidos de un solo aminoácido son pobres inmunógenos sin importar su tamaño. Los copolimeros constituidos de dos o más aminoácidos son más complejos químicamente y, por tanto, son mejores inmunógenos, además los copolimeros que contienen aminoácidos aromáticos como la tirosina o fenilalanina, son fuertes inmunógenos. Cuando estos aminoácidos están presentes en una proteína el tamaño de la molécula puede ser mínimo y aun ser inmunógenos (Parslow, Stites, Terr e Imboden, 2002).

Los niveles de organización de las proteínas contribuyen a la complejidad estructural de las moléculas, esto afecta la inmunogenicidad. En la medida en que la estructura primaria o secuencial se pliegue y reordene se constituirán diferentes sitios de interacción con los Ac, algunos segmentos quedarán en la parte interna de la proteína no accesibles para los Ac y otros se ubicarán en la parte externa, lo que origina nuevas estructuras compuestas de residuos no secuenciales que han quedado juntos, debido al plegamiento de las cadenas, originando una estructura topográfica diferente de la estructura primaria (figura 24). Esta estructura conformacional y el tamaño de una sustancia es necesaria para ser inmunógeno; sin embargo, los linfocitos solo reconocen pequeñas porciones de estas moléculas, denominados epítopes (Alberts et ál., 2007).

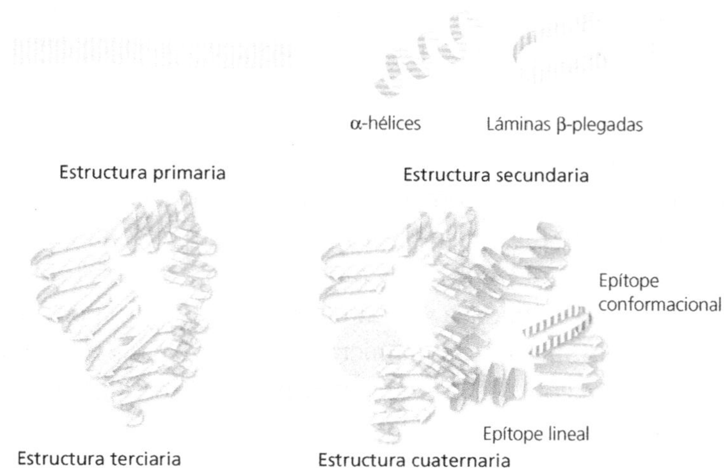

Fig. 24 **Niveles de organización de las proteínas.** Primaria: ordenamiento lineal de los aminoácidos; secundaria: pliegue de la cadena de polipéptidos en estructuras denominadas α-hélices y láminas β-plegadas; terciaria: reorganización de la estructura secundaria formando dominios; cuaternaria: asociación de varias cadenas polipeptídicas. Se identifican los epítopes conformacionales y los epítopes lineales.

Epítope o determinante antigénico es el sitio específico de un inmunógeno al cual se une un Ac o un receptor de la célula T. Los estudios han comprobado que los epítopes reconocidos por las Ig son diferentes de los reconocidos por el LT; recordemos que este último requiere el procesamiento del Ag por la célula presentadora, lo cual incluye: romper el Ag y unirlo al CMH. Por esta razón, los LT reconocen solo epítopes secuenciales que corresponden a la forma primaria de las proteínas, a diferencia del LB, que reconoce el inmunógeno tal como llega, sin requerir el procesamiento del Ag. En otras palabras, los Ac se dirigen contra los residuos o secuencias peptídicas que se localizan en la superficie de la proteína sin modificar.

Cuando la molécula se desnaturaliza por calor u otro medio, se degrada su estructura tridimensional, algunos de los epítopes conformacionales se pierden y solo quedan los epítopes lineales o secuenciales característicos de la forma primaria, de forma que los Ac que se generan serán de especificidad diferente a los que reconocen la forma estructural o conformacional del Ag. Sin embargo, es importante tener en cuenta que algunos epítopes lineales se conservan en la forma tridimensional, así que estos pueden ser reconocidos por el mismo Ac (Paul, 2003).

El tamaño de los epítopes que es reconocido por un Ac es de quince a veinte aminoácidos y es determinado por el tamaño, forma y aminoácidos presentes en el área de contacto del Ac, de manera que deben ser complementarios. Un Ag puede tener varios epítopes que son reconocidos por diferentes clonas de LB y LT, por tanto, la respuesta inmunológica frente a una sustancia heterogénea y de alto peso molecular es policlonal. Si se considera la respuesta frente a un microorganismo, siempre será policlonal, ya que estos están constituidos y producen gran diversidad de sustancias que son inmunógenos.

La habilidad de una sustancia para elucidar una respuesta inmune no solo depende de las propiedades intrínsecas de la molécula, sino también de la vía y dosis de administración del Ag y la constitución genética del huésped. Se ha demostrado que la respuesta a inmunógenos varía de acuerdo con la especie y que la magnitud de la respuesta puede variar entre los individuos de la misma especie, lo cual es controlado genéticamente.

Cuando se hacen cruces entre una cepa de ratones que produce altos niveles de Ac frente a un Ag específico y una cepa de ratones que produce bajos niveles de Ac contra el mismo Ag, la nueva generación (F1) exhibe una respuesta intermedia. Muchos de estos genes que controlan el grado de la respuesta inmune han sido mapeados en las regiones del CMH. La respuesta a un inmunógeno también está regulada por los genes que codifican las Ig y el receptor de la célula T (TCR); de estos genes depende el reportorio (número de diferentes Ac y número de diferentes TCR) que un huésped exprese frente a un universo de Ag, la variabilidad de este repertorio dicta si un individuo dado puede o no reconocer cualquier tipo de Ag (Parslow et ál., 2002).

Cada inmunógeno exhibe una curva de dosis-respuesta particular, de manera que dosis muy bajas o muy altas pueden llevar a un estado de no respuesta o tolerancia. Una sola dosis experimental o la primera vacunación no inducen una fuerte respuesta inmunológica por lo que se requiere repetidas administraciones para inducir una buena respuesta inmunológica.

La ruta de administración del Ag también determina el tipo de respuesta inmune; frecuentemente, se utiliza, vía intravenosa, intradérmica, subcutánea, intramuscular, intraperitoneal o parenteral (vía oral). Por ejemplo, los Ag inoculados por vía sanguínea generalmente son transportados al bazo, mientras que los que son introducidas por vía subcutánea van principalmente a los ganglios de manera que son reconocidos por diferentes poblaciones celulares y, por consiguiente, se generan diferencias en la calidad de la respuesta inmune.

Por muchos años se creyó que el inmunoprivilegio ocular era debido al secuestro del antígeno. Cuando se colocaba experimentalmente un tejido extraño en la cámara anterior estos tejidos sobrevivían por periodos indefinidos, pero, una vez se retiraban y se implantaban subcutáneamente, eran rápidamente rechazados; igual ocurre cuando se inocula un Ag proteico en la cámara anterior, este no induce una fuerte respuesta inmune. La falta de drenaje linfático en este sitio originó la teoría del secuestro antigénico, que evitaba su reconocimiento por las células del sistema inmunológico; en la actualidad, se sabe que esta condición es solo una parte del inmunoprivilegio. Estos tejidos poseen una arquitectura y comunicación con el sistema inmunológico altamente regulada, cualitativa y cuantitativamente incluso pueden llegar a tener acceso a las vías linfáticas.

En general, los Ag inoculados en cámara anterior y en el segmento posterior escapan por vía sanguínea y se dirigen al bazo siendo la respuesta humoral (LB) la que se activa, más que la celular. Los antígenos que se inoculan en la superficie ocular, conjuntiva párpados y limbo drenan los ganglios linfáticos, elucidando una respuesta inmunológica completa con predilección por la inmunidad celular (LT); además, hay que recordar que la conjuntiva tiene su propio tejido linfoide y, por tanto, puede actuar directamente frente a los Ag que llegan por esta vía (Pepose, Gary y Kirk, 1996).

Otro tipo de sustancias que inducen una fuerte respuesta inmunológica, son los mitógenos. Estos son capaces de inducir la proliferación y activación de un alto porcentaje de los linfocitos, a diferencia de los Ag que solo activan los linfocitos que exhiben el receptor específico para este. Un mitógeno puede activar muchas clonas de linfocitos B o T sin que estos sean específicos para el mitógeno, por lo cual se les considera activadores policlonales. La mayoría de los mitógenos son lectinas, azúcares unidos a proteínas, que se adhieren inespecíficamente a las glicoproteínas de superficie, incluido el receptor del LT o LB, induciendo la entrada al ciclo celular.

Por ejemplo, los lipopolisacaridos (LPS) de la pared de las bacterias Gram negativas actúan como mitógenos para los LB. El LPS es el mayor componente de la pared de las bacterias Gram negativas, dada su composición lipídica es un antígeno T independiente, es decir, puede estimular al LB, pero no al LT, sin embargo, tiene la propiedad de activar los monocitos, macrófagos, neutrófilos, células endoteliales, lo que trae como consecuencia la liberación de muchos mediadores infamatorios, que pueden ocasionar la muerte (Juszczar y Wachowicz, 2005).

Los superantígenos son moléculas con actividad mitogénica, pero solo actúan sobre los LTh. Estos se unen a la región externa del receptor de la célula T y a la porción externa del CMH clase II, sin importar la especificidad del LT, aunque la activación es policlonal no es tan grande como en los mitógenos. Uno de los superantígenos más conocidos son las toxinas del *Staphylococcus*, la enterotoxina y la toxina del síndrome del *shock* tóxico; estas pueden activar muchas clonas de LTh, que liberan grandes cantidades de citoquinas, cuando estas alcanzan niveles sistémicos ocasionan *shock* y muerte del paciente (Proft y Fraser, 2003).

Resumen

- No todos los Ag son inmunógenos y cada Ag puede tener muchos determinantes antigénicos o epítopes.
- Los inmunógenos son sustancias que inducen una respuesta inmune. Sus propiedades incluyen: ser extrañas para el huésped, suficiente tamaño molecular, complejidad y heterogeneidad de la molécula.
- Epítope es el sitio específico en un Ag, que es reconocido por un Ac o por un receptor del LT. Existen epítopes lineales, que obedecen a la estructura primaria de las proteínas y epítopes conformacionales

que son los originados a partir del reordenamiento tridimensional de la cadena polipeptídica.

- El LB reconoce el Ag en su forma nativa o conformacional. El LT reconoce secuencias lineales del Ag unidas al CMH.
- La unión Ag-Ac se da gracias a la complementariedad de cada uno. El Ac no solo reconoce las secuencias químicas del epítope, sino también la forma total de la molécula y la localización del epítope tridimensional.

Preguntas de revisión

1. Analice el experimento realizado por Gell y Bencerraf en 1959. Explique los resultados y postule cuál sería la hipótesis que probaron los investigadores (figura 25).

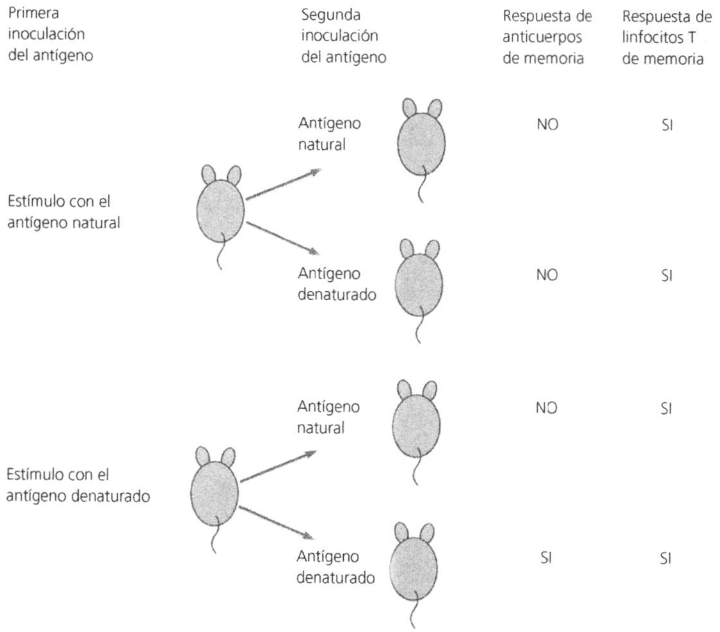

Fig. 25 | **Experimento realizado por Gell y Bencerraf en 1959.**

2. Tomando como ejemplo un microorganismo patógeno, ¿a qué se le denomina inmunógeno, Ag, determinante antigénico y epítope?

Establezca diferencias entre cada uno. ¿Cómo es la respuesta frente a ese microorganismo monoclonal o policlonal?

3. ¿Qué condiciones se deben dar para que un Ag sea inmunógeno?
4. ¿Cuáles son las moléculas más antigénicas y por qué?
5. ¿Que son los haptenos? ¿Pueden llegar a ser inmunógenos?
6. ¿Cómo se hacen las vacunas? Explique la diferencia que hay entre las vacunas virales y bacterianas. ¿Cuál es el esquema de vacunación del país? Justifíquelo y analice los tiempos para cada vacuna.

Referencias

Alberts, B., Johnson, A., Lewis, J., Raff, M., Roberts, K. y Walter, J. (2007). *Molecular Biology of the cell* (5ª ed.). USA: Garland.

Juszczar, S. y Wachowicz, B. (2005). The proinflammatory activity of lipopolysaccharide. *Postepy Biochem, 51* (3), 280-287.

Parslow, T., Stites, D., Terr, A. y Imboden, J. (2002). *Inmunología básica y clínica* (10ª ed.). México: Manual Moderno.

Paul, W. (2003). *Fundamental immunology* (5ª ed.). Philadelphia: Lippincott-Raven.

Pepose, J. S., Gary, N. H. y Kirk, R. W. (1996). *Ocular Infection & Immunity* (1ª ed.). St. Louis, Missouri: Mosby.

Proft, T. y Fraser, J. D. (2003). Bacterial superantigens. *Clinical Experimental Immunology, 133* (3), 299-306.

Inmunidad innata

La inmunidad se refiere al estado de protección de un individuo frente a cualquier agresión que afecte un tejido u órgano. De acuerdo con los componentes y las células que actúan en la respuesta inmune se han considerado dos tipos de inmunidad, innata o inespecífica y adquirida o específica. La inmunidad innata provee la primera línea de defensa contra el agresor, mientras la inmunidad específica se prepara y se desarrolla. La inmunidad especifica o adquirida se refiere a la activación de mecanismos de defensa más especializados que involucran los linfocitos y sus productos.

En un individuo saludable, la mayoría de los microorganismos son controlados por los mecanismos de defensa de la inmunidad innata, pero cuando el microorganismo escapa y sobrevive a estos mecanismos, la inmunidad específica desarrolla una respuesta efectiva hasta eliminar el agente extraño. La acción de la inmunidad adquirida no es independiente de la inmunidad innata, sino por el contrario, los mecanismos de defensa de la inmunidad innata son potenciados y suplementados por la inmunidad adquirida.

La *inmunidad innata* comprende las barreras anatómicas que están en contacto directo con el medio ambiente: la piel y las mucosas, sustancias proteicas que tiene actividades líticas, enzimática, etc., células inespecíficas (neutrófilos, basófilos, eosinófilos, mastocitos, monocitos-macrófagos, células NK y células dendríticas) y la respuesta inflamatoria que genera el tejido vascularizado frente a la agresión (Parslow, Stites, Terr e Imboden, 2002).

Cuando un microorganismo intenta entrar al cuerpo, *la primera barrera es la piel y las mucosas*, las células epiteliales que constituyen las capas más externas forman una pared que actúa físicamente previniendo la entrada de la mayoría de estos. Además del impedimento físico, el epitelio produce sustancias, que ayudan a evitar la invasión del agente extraño, por ejemplo, la piel produce una secreción sebácea que mantiene el pH ácido, el cual inhibe el crecimiento de la mayoría de los microorganismos, solo algunas bacterias pueden vivir bajo estas condiciones.

A diferencia de la piel, las mucosas son húmedas, están recubiertas por secreciones, saliva o lágrimas que continuamente bañan el epitelio, impidiendo la adherencia de los microorganismos. Estas secreciones contiene sustancias bactericidas o bacteriostáticas. Los cilios presentes en la mucosa del tracto respiratorio bajo se mueven sincrónicamente y atrapan en el moco, lo que impide su adherencia al epitelio.

El epitelio de la conjuntiva es escamoso, estratificado no queratinizado y varía de espesor desde el margen palpebral hasta el limbo, contiene células caliciformes, secretoras de mucina, que se encuentran unidas y entre las células epiteliales. El epitelio de la conjuntiva bulbar es más grueso que el de la conjuntiva palpebral, consiste de seis a nueve capas, las membranas de estas células epiteliales muestran marcados dobleces o pliegues, que impiden que las células adyacentes se conectan totalmente, lo cual produce amplios espacios intercelulares en los cuales los Ac y otros constituyentes proteicos (provenientes de los vasos sanguíneos de la sustancia propia) se depositan, pero también los agentes infecciosos o sustancias aplicadas tópicamente pueden ganar acceso al interior del tejido a los capilares conjuntivales y a la circulación sistémica. En la superficie del epitelio la mucina secretada por las células caliciformes mantiene la estabilidad de la película lagrimal sobre la superficie conjuntival (Pepose, Gary y Kirk, 1996; Krachmer, Mannis y Holland, 2005).

Aunque el epitelio de la córnea difiere de la conjuntiva en su organización y componentes celulares, ambos constituyen barreras de defensa de la superficie ocular. El epitelio de la córnea está compuesto de células epiteliales escamosas, estratificadas, no queratinizadas. Consiste de tres tipos de células: dos a tres capas de células superficiales, dos a tres capas de células aladas o intermedias y una monocapa de células básales adyacentes a la capa de Bowman. Solo la capa de células básales prolifera, las células hijas se diferencian en aladas y subsecuentemente en células superficiales. El proceso de diferenciación demora entre siete y catorce días, después de este tiempo las células superficiales se descaman en la película lagrimal. La rápida renovación de las células epiteliales también ayuda a proteger la córnea de la adherencia microbiana.

Las interacciones célula-célula y célula-matriz son importantes para mantener la estratificación del tejido. La presencia de fuertes uniones entre las células epiteliales adyacentes previene el paso de sustancias a las capas internas. Cualquier defecto en el epitelio permitirá la entrada del fluido lagrimal en el estroma, ocasionado el edema y, por tanto, alteración en la transmisión de la luz. Las uniones más fuertes están presentes en las capas superficiales para impedir el paso de la lágrima, mientras que las uniones más laxas se encuentran en las capas internas facilitando el flujo de sustancias entre estas células. En el epitelio corneal se encuentran células de Langerhans y macrófagos, implicadas en la presentación antigénica. El epitelio corneal no posee ningún otro tipo de células inmunológicas ni células caliciformes (Krachmer, Mannis y Holland, 2005).

La película lagrimal posee mecanismos de defensa específicos y no específicos. La acción de lavado de las lágrimas, junto con el parpadeo, evita que los microorganismos, detritos celulares y alérgenos ocasionen daños en la superficie ocular. La capa de mucina ayuda a atrapar los microorganismos y sustancias extrañas para ser arrastradas hacia el saco lagrimal. La fracción proteica de las lágrimas incluye un grupo importante de factores antimicrobianos; estas sustancias son sintetizadas tanto en la glándula lagrimal principal como en las accesorias. La lactoferrina, una de las principales proteínas de la lágrima, tiene efecto bacteriostático y bactericida, al captar el hierro, necesario para el metabolismo microbiano y puede tener efecto directo sobre algunas cepas de bacterias. Por otra parte, la lactoferrina tiene acción inmunorreguladora, ya que previene la activación del complemento y, por tanto, disminuye el proceso inflamatorio. La lisozima, es bacteriostática, especialmente sobre bacterias Gram positivas, y aumenta la muerte bacteriana dependiente de Ac y complemento. La β-lysina causa ruptura de la membrana de las bacterias. En la lágrima también se encuentran algunas fracciones del complemento, el cual hace parte de uno de los principales mecanismos efectores de la inmunidad innata (ver adelante) (Pepose et ál., 1996; Krachmer et ál., 2005).

La flora normal son microorganismos no patógenos que colonizan la piel y las mucosas, manteniendo una relación simbiótica con el huésped sin causarle daño, mientras se conserve la integridad del tejido y este sea inmunocompetente. La flora normal tiene una "función protectora", ya que compite con los patógenos, por los sitios de unión a la superficie del epitelio y por los nutrientes, producen sustancias que inhiben el crecimiento de otros microorganismos, etc. En la conjuntiva la flora normal está constituida principalmente por bacterias como el *Staphylococcus epidermidis*, *Staphylococcus aureus*, difteroides y algunos *Streptococcus*. La córnea está relativamente desprovista de flora normal (Pepose et ál., 1996).

En el momento en el que el patógeno logra atravesar estas barreras por primera vez e invade el tejido, las defensas celulares y factores solubles de la inmunidad innata entran a actuar. El agente inicialmente se encuentra con las células inmunes residentes en los tejidos, macrófagos, células dendríticas y mastocitos; se inducen cambios vasculares (vasodilatación y aumento en la permeabilidad capilar) para favorecer la salida del líquido vascular rico en proteínas (factores solubles) y la diapédesis de las otras células inespecíficas, como los granulocitos (neutrófilos, basófilos y eosinófilos), monocitos, células NK, dependiendo del tipo de estímulo, aunque generalmente predominan los neutrófilos en la fase aguda. Estas células tienen actividad fagocítica o citotóxica contra el Ag o liberan citoquinas y mediadores químicos para potenciar la respuesta inflamatoria (McCullough y Summerfield, 2005).

Esta primera línea de defensa contra los agentes extraños constituye la inmunidad natural o innata, la cual se refiere a la resistencia con la que cualquier organismo está dotado, sin requerir una previa exposición al agente, está lista la primera vez que llega el patógeno, no tiene reconocimiento específico del Ag y no se modifica por repetidas exposiciones al Ag, ni genera memoria inmunológica.

La conjuntiva está bien protegida contra los microorganismos. El parpadeo, la presencia de factores antimicrobianos en lágrima, la respuesta inflamatoria, el influjo de leucocitos y proteínas séricas, como se mencionó arriba, son los mecanismos de defensa de la inmunidad innata de la conjuntiva. Además, este tejido está provisto de anticuerpos y linfocitos que provienen del tejido linfoide asociado a la mucosa y del torrente circulatorio, los cuales hacen parte de la inmunidad específica o adaptativa (Knop y Knop, 2003).

La inmunidad adquirida o adaptativa se refiere a la resistencia que incrementa dramáticamente, una vez el organismo ha tenido una o varias exposiciones con el mismo Ag, pero que es débil o ausente en la primera exposición con el Ag, de allí su nombre. Después del primer encuentro con el Ag, se adapta y se adquiere un estado de alta reactividad inmunológica, contra cada Ag, en particular. Las células responsables de este tipo de inmunidad son los linfocitos T (LT) y linfocitos B (LB). Los LT median la inmunidad celular y los LB la inmunidad humoral (Parslow et ál., 2002).

Se caracteriza por ser: específica para el Ag, tener diversidad, generar memoria inmunológica y discriminar entre lo propio y no propio. La *especificidad antigénica* le permite al sistema diferenciar cambios mínimos entre los Ag. Los Ac pueden diferenciar una molécula de otra cuando estas varían en un solo aminoácido, respondiendo a cada una de manera individual, también puede distinguir mínimas diferencias conformacionales entre los antígenos. La especificidad es dada por el receptor de la célula T (TCR) en los LT y los Ac, en los LB. Estos receptores, para el Ag, se generan por reordenamientos del DNA, al azar, durante la ontogenia, de manera que se genera una extraordinaria *diversidad* que permite reconocer billones de diferentes Ag.

Una vez se reordena el receptor para el Ag el linfocito no tiene la posibilidad de cambiar la especificidad, respondiendo siempre frente al mismo Ag; la progenie de esta célula también conserva el mismo receptor y mejora la afinidad por el Ag tras repetidas exposiciones al mismo Ag. La respuesta inmune normalmente se da contra los Ag extraños, *discriminado entre lo propio y lo extraño*, aceptando o tolerando todas las moléculas y las sustancias que hacen parte del huésped, pero respondiendo fuertemente frente a las sustancias, microorganismos e incluso células de otros individuos o células modificadas (células cancerígenas) del mismo sujeto.

Pero quizás la característica más notable de la inmunidad adquirida es la generación de la *memoria inmunológica* que protege al individuo de otras exposiciones al mismo Ag, confiriéndole inmunidad a lo largo de su vida, contra todos los Ag a los cuales ha respondido adecuadamente. La inmunidad adaptativa se clasifica en:

- Inmunidad pasiva: hace referencia a la transferencia de la inmunidad específica (solo de Ac) de un individuo previamente inmunizado a otro que no la tiene. La inmunidad adquirida de esta forma solo dura algunos meses, correspondientes al tiempo de viabilidad de los Ac transferidos. Por esta razón, no se genera memoria en el individuo receptor. Algunos ejemplos de este tipo de inmunidad es el uso de sueros hiperinmunes, como sueros antiofídicos, antitetánicos, etc., el paso de Ac de la madre al feto durante la gestación y la lactancia.
- Inmunidad activa: ocurre cuando en el huésped se induce la activación de todo el sistema inmune por inoculación del Ag, de manera natural o artificial. Cuando el individuo contrae la enfermedad por exposición al agente biológico, se activa la inmunidad de forma natural. La activación artificial se da cuando el sujeto es inoculado con el microorganismo muerto o atenuado para que se induzca inmunidad sin que ocurra la enfermedad, proceso denominado, vacunación. En los dos casos, activación natural o artificial el huésped, reconoce, responde y genera memoria contra Ag.

La inmunidad innata y la adquirida son esenciales para mantener la salud del huésped; estos dos tipos de inmunidad actúan en concierto y dependen ampliamente la una de la otra para una máxima efectividad. Aunque en la actualidad se le ha dado mayor énfasis a la inmunidad adquirida, debido a su complejidad y regulación, es claro que las dos son imprescindibles.

La importancia de cada una es más evidente en circunstancias en las que hace falta cualquiera de los dos tipos de inmunidad.

La resistencia innata del cuerpo a los agentes extraños es caracterizada por ser rápida, no específica y por ser la primera en actuar, por lo cual es de corta duración. Incluye las barreras y los diversos factores humorales que secretan los epitelios; factores séricos (complemento, citoquinas, factores de la coagulación e inmunoglobulinas naturales), y componentes celulares que incluyen la mayoría de las células inmunológicas: granulocitos (neutrófilos, basófilos y eosinófilos), monocitos-macrófagos, mastocitos, células NK, células dendríticas (CD) y la subclase de LT$\gamma\delta$ que interactúan con el Ag de manera innata (McCullough y Summerfield, 2005).

Las células de la inmunidad innata no reconocen específicamente los epítopes de los antígenos, el reconocimiento se da gracias a la interacción de un grupo de receptores, llamados receptores de patrones de reconocimiento (PRR), que se unen a secuencias conservadas evolutivamente en los microorganismos, denominados patrones moleculares asociados a patógenos (PAMP), estas secuencias son esenciales para su supervivencia, lo cual limita la posibilidad de que se alteren por mutación para escapar del reconocimiento por el sistema inmunológico del huésped. Aunque el término dice asociado a patógenos, es importante notar que también están en los microorganismos no patógenos, los PAMP no se encuentran en el huésped, de manera que son identificadas como moléculas extrañas. Los PRR son codificados en línea germinal por las células de la inmunidad innata, la unión de estos receptores con sus ligandos (PAMP), conlleva la activación de la célula, con subsecuente expresión de moléculas coestimuladoras, citoquinas, maduración, migración, fagocitosis, etc., estableciendo la inmunidad innata y permitiendo la inducción de la inmunidad adaptativa. Los PRR incluyen varias familias (Lata y Raghava, 2009):

- Receptores que no inducen fagocitosis: receptores Toll-like (TLR), se unen a varias estructuras conservadas en los microorganismos, como lipoproteínas, el lipopolisacarido (LPS) de la pared de las bacterias Gram negativas, flagelina, etc. La unión de estos receptores con su ligando dispara la síntesis de citoquinas proinflamatorias (Arancibia et ál., 2007).

- Receptores del dominio de oligomerización de nucleótidos (NOD), se unen a moléculas producidas durante la síntesis y remodelación del peptidoglicano, el mayor componente de la pared de las bacterias, y promueve la producción de citoquinas proinflamatorias, como la IL-1 y quemoquinas (Franchi, Eigenbrod, Muñoz-Planillo y Núñez, 2009).
- Receptores que inducen fagocitosis: receptores *scavenger* involucrados en el metabolismo de los lípidos, receptores de manosa azúcar presente en la mayoría de las bacterias, receptores de peptidoglicanos y receptores de lectinas.

Otros receptores, utilizados por las células inespecíficas son aquellos que reconocen las opsoninas (fracción C3b del complemento, IgM e IgG), proteínas del sistema inmune que recubren el Ag, para facilitar el reconocimiento por estas células. A continuación, se dará una explicación detallada de los mecanismos más importantes en la inmunidad innata.

El sistema del complemento

El complemento comprende un grupo de proteínas séricas, algunas con actividad enzimática que interactúan en cascada (una seguida de otra) para generar productos de reacción que eliminan el Ag, favorecen la respuesta inflamatoria y la interacción celular en la activación del sistema inmune. El complemento es un ejemplo claro de cómo se da la comunicación celular en el sistema inmunológico. Las proteínas del complemento se producen principalmente en el hígado, en algunas células inmunológicas, como los monocitos, macrófagos y en las células epiteliales del tracto gastrointestinal, donde se producen significativas cantidades de estas proteínas.

Las proteínas del complemento se encuentran en la sangre en forma inactiva como proenzimas, cada una es activada cuando se fragmenta y se remueve un fragmento dejando libre el sitio activo de la enzima. La activación es secuencial, por lo que se denomina en cascada, cuando una proteína se activa se convierte en la enzima que actúa sobre la otra y así sucesivamente. La mayoría de las proteínas del complemento son designadas con números que van del 1 al 9 y los fragmentos que la componen con las letras *a* y *b*; en general, el fragmento *b* es el que continua en la cascada, casi siempre, formando complejos enzimáticos y el fragmento *a* es el que sale y se difunde en el medio, teniendo otras actividades, especialmente potenciar la respuesta inflamatoria.

El complemento puede ser activado por dos rutas o vías: la vía alterna inicia espontáneamente en ausencia de Ac y la vía clásica es activada por los Ac de tipo IgM e IgG, cuando se han unido al Ag, a lo que se denomina complejo Ag/Ac. Las dos vías se unen en una común para formar el Complejo de Ataque a la Membrana (MAC) que ocasiona la lisis del agente extraño (figura 26).

La activación de la *vía clásica* involucra cuatro proteínas: C1, C4, C2 y C3. Se inicia cuando el Ac se une a un Ag especialmente a superficies celulares, como los microorganismos. La unión del Ac con el Ag ocasiona un cambio conformacional en la región Fc del Ac, que expone un sitio de unión para la primera fracción del complemento. C1 consiste de tres moléculas, C1q, C1r y C1s. Para la unión de C1, se requieren por lo menos dos moléculas de Ac, por esta razón, cuando la IgM se encuentra en forma pentamérica (cinco moléculas de IgM unidas), es más efectiva para iniciar la activación del complemento. De esta manera, C1 llega a convertirse en una enzima que rompe a C4 y C2. Inicialmente, se fragmenta C4, C4b queda unida a la superficie del Ag y C4a se difunde. Seguidamente, C2 se une a C4b y se fragmenta en C2b que sale y C2a, que permanece unida, formando el complejo C4b2a, llamado también la convertasa de C3, porque las dos fracciones, forman una enzima que degrada a C3. La convertasa de C3 rompe muchos C3 (más de 200 moléculas), dando como resultado una gran cantidad de fragmentos de C3. C3a se difunde en el medio y C3b se une a la convertasa de C3 (C4b2a) para formar la convertasa de C5 (C4b2a3b), o se distribuye individualmente, por toda la superficie del Ag recubriéndolo. C4b2a3b rompe a C5, C5b se une a la superficie del Ag y C5a se difunde en el tejido (figura 26).

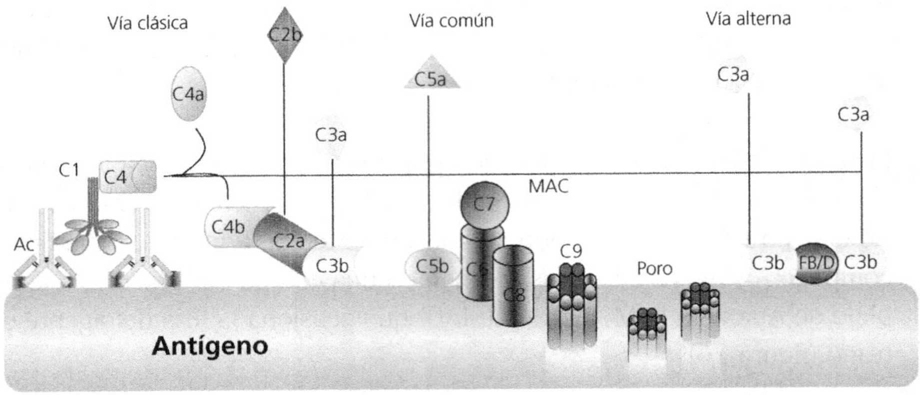

Fig. 26 **Activación del complemento.** La vía clásica se inicia con la formación de complejos inmunes (unión Ag-Ac) y la vía alterna que se activa con la fragmentación espontánea de C3. Las dos vías confluyen en una vía común, a partir de C5 y finaliza con la formación del complejo que ataca la membrana (MAC) y la formación del poro sobre la célula blanco.

La *vía alterna* involucra C3, el factor B, factor D y la properdina. Esta vía se activa en ausencia de Ac, es espontáneamente iniciada por varios constituyentes de la superficie de los microorganismos o por las mismas células del huésped. C3 contiene una unión thioester muy inestable y se hidroliza directamente para formar C3a y C3b. Este último se une a las membranas celulares. Las células del huésped tienen ácido siálico que rápidamente inactiva a C3b, previniendo la activación del complemento sobre ellas. Los microorganismos tienen bajos niveles de ácido siálico, de manera que el fragmento permanece activo por mayor tiempo en estos. C3b unido a la célula reacciona con el factor B y D formando la convertasa de C3 (C3bBD), que rompe más moléculas de C3. C3b, al igual que en la otra vía, permanece unido a la convertasa de C3 para convertirse en C3bBD3b y formar la convertasa de C5 que degrada a C5 generando C5b y C5a para iniciar la vía común.

La *vía común* o terminal se inicia con el fragmento C5b, producido por cualquiera de las dos vías: clásica o alterna. C5b es extremadamente lábil y se puede inactivar en menos de 2 minutos. Una vez se forma C5b, ocurre la unión secuencia de las otras fracciones, de C6 hasta C9, constituyendo la macromolécula llamada MAC. El MAC está compuesto por C5b, C6, C7, C8 y muchas moléculas de C9. C5b-C8 tiene alguna actividad destructiva, pero es la polimerización de diez a dieciséis moléculas de C9 que se insertan en la membrana y forman un poro, ocasionando la lisis celular, por la entrada de agua y salida de electrolitos (figura 26a). El MAC solo se forma sobre la membrana de una célula, ya que es necesario que se inserte sobre la bicapa lipídica, si la reacción ocurre sobre un blanco que carece de membrana, por ejemplo, un Ag proteico libre como una toxina, el complejo no puede anclarse y es liberado; de esta manera, el MAC también se puede unir a las células del tejido afectado, generando daño, como ocurre en ciertas reacciones de hipersensibilidad (ver hipersensibilidades).

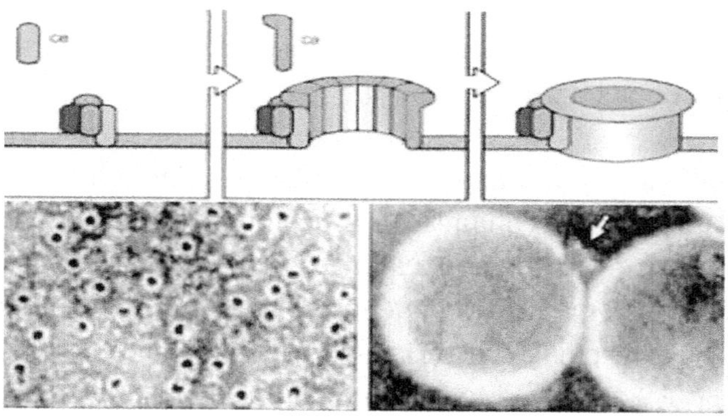

Fig. 26a **Complejo de ataque a la membrana.** En la parte superior se observa la representación esquemática de la polimerización de la molécula C9 (verde) para formar el poro en la membrana celular. En la parte inferior microscopía electrónica de una célula con muchos poros formados por C9. Fuente: http://www.fotolog.com/pleiotropismos/34947271.

La activación del complemento tiene cuatro tipos de efectos:

- La activación final conduce al ensamblaje de un poro en la superficie de la célula, lo que ocasiona la lisis del agente.
- El fragmento C3b recubre el Ag y aumentan su reconocimiento por parte de algunas células del sistema inmune que tiene receptores para esta fracción del complemento, fenómeno denominado opsonización.

- C5a sirve como quimioatrayente o agente quimiotáctico induce la migración de los leucocitos hacia el sitio donde se está originando la reacción), a través de receptores para C5a, presentes en estas células.
- Algunas fracciones denominadas anafílotoxinas (C3a, C4a y C5a) se unen a receptores sobre los basófilos y mastocitos e inducen la liberación de mediadores que aumentan el proceso inflamatorio.

Debido a que el complemento no es específico y se puede activar sobre las células del huésped así como sobre los agentes extraños, existen muchos factores que controlan su activación, denominados inhibidores, en cada uno de los pasos de la cascada, los microorganismos también poseen muchas estructuras que inhiben o previene su activación, escapando de este mecanismo de defensa.

El complemento es un importante mediador inflamatorio en el ojo, la inoculación de C5a en la conjuntiva, córnea o en el vítreo induce el infiltrado de polimorfonucleares y monocitos en estos sitios. La mayoría de las fracciones del complemento se encuentran en lágrimas, el humor acuoso o en el vítreo. En infecciones bacterianas o virales que cursan con inflamación intraocular, C3 y C4 son encontrados en las lágrimas. En el ojo también hay presencia de los factores que inhiben la activación del complemento, especialmente en la córnea y los acinos de la glándula lagrimal, lo cual sugiere una fuerte regulación del complemento para evitar el daño del tejido.

Fagocitosis

Las células fagocíticas del sistema inmune son los neutrófilos y monocitos/macrófagos. Los eosinófilos tienen cierta actividad fagocítica, aunque menor que los anteriores. El proceso de fagocitosis incluye, marginación, diapédesis, quimiotaxis, reconocimiento de la partícula, englobamiento y destrucción del material fagocitada. En la fase aguda de la inflamación, en los primeros treinta minutos después del trauma, se puede detectar una cantidad significativa de neutrófilos en el tejido con un mayor acúmulo a las doce horas, si el trauma es muy severo o la infección persiste se incrementa su producción en la médula ósea y se observa en sangre periférica un incremento significativo de neutrófilos. Los monocitos circulantes también pueden salir durante la inflamación aguda, pero esto ocurre de manera más lenta, se requiere de siete a diez días para que haya un incremento de monocitos en el tejido. Los macrófagos, presentes en el tejido, también se activan; y actúan en esta fase, a diferencia de los neutrófilos, tiene una vida media mucho más larga (Kumar, Abbas y Fausto, 2005).

Una vez las células son liberadas desde médula ósea, los neutrófilos y monocitos alcanzan el torrente sanguíneo y circulan por algunas horas; si hay un tejido inflamado las células se adhieren al endotelio de las vénulas poscapilares por un proceso denominado marginación. *La marginación* se da gracias a la expresión en el endotelio, de las moléculas de adherencia, lo cual permite que los leucocitos se unan a ellas y no continúen su circulación. En la primera fase actúan las selectinas, con una rápida adhesión, pero solo dura unos segundos de manera que el neutrófilo puede seguir circulando, pegándose y despegándose, por lo que a esta fase se le denomina de rodamiento o enrollamiento.

La segunda fase involucra la activación de los leucocitos por mediadores inflamatorios, que proviene del tejido afectado, denominados factores quimiotácticos; estos modifican la expresión de otras moléculas de adherencia: las integrinas, ICAM y otras, que permiten la fuerte adherencia en la fase tres. Estas moléculas tienen una interacción lenta, pero muy firme lo cual evita que el neutrófilo siga circulando y pase entre las células endoteliales al tejido, proceso denominado diapédesis (figura 21).

En el tejido, el neutrófilo debe migrar hacia el sitio exacto del problema; este movimiento es dirigido por los factores quimiotácticos, que generan un gradiente, siendo mayor la concentración alrededor del estímulo y menor a medida que se aleja de este. La migración dirigida de los leucocitos en contra del gradiente se denomina *quimiotaxis*. Existen factores quimiotácticos endógenos, producidos por el huésped (fibras de colágeno, la fracción C5a del complemento, citoquinas como la IL-8, factor activador de plaquetas [PAF], leucotrieno B-4 [LTB-4], etc.) y exógenos, producidos por el agente extraño (N-formil oligopéptidos, sustancias del mismo microorganismo, etc.). La quimiotaxis se realiza gracias a la formación de seudópodos. La unión de los receptores con los factores quimiotacticos activa las señales intracelulares y aumenta la concentración de calcio intracelular que polimeriza las fibras de actina justo debajo del receptor en el citoplasma, con lo cual se origina la emisión del seudópodo. Los fagocitos se desplazan hacia el sitio de mayor concentración de quemoquinas, con estos movimientos ameboides (figura 27).

El *reconocimiento de la partícula extraña* por las células fagocíticas no es específico. Los microorganismos poseen sustancias en común como los oligosacaridos, manosa, lipopolisacaridos, etc., que son reconocidas por receptores en la superficie de los fagocitos, llamados Receptores de Patrones de Reconocimiento (PRR), que se unen a secuencias conservadas evolutivamente en los agentes extraños, denominados Patrones Moleculares Asociados a Patógenos (PAMP). Sin embargo, la mayoría de los microorganismos no son reconocidos hasta que están recubiertos con proteínas liberadas por el huésped denominadas opsoninas fragmentos C3b, C4b del complemento y la IgG e IgM. Los monocitos difieren de los neutrófilos en la expresión de receptores Fc para la IgG, ellos tienen constitutivamente receptores FcγRI (CD64), los neutrófilos solo lo expresan en respuesta al estímulo inflamatorio, pero si tiene receptores para la IgM constitutivamente (Dale, Boxer y Liles, 2008). Otra diferencia importante entre estas dos células fagocíticas está en la capacidad para producir nuevas proteínas. Los monocitos-macrófagos activados expresan CMH clase II por lo cual actúan como células presentadoras del Ag para los LTh. y producen una serie de citoquinas proinflamatorias, incluidas la IL-1, IL-6, TNF e INFα/β, factores que regulan la inmunidad adaptativa. En resumen, estas células actúan como efectoras en la inmunidad innata y como mediadoras en la inmunidad adaptativa, con tres grandes funciones: fagocitosis, inmunomodulación y presentación de Ag.

Durante el *englobamiento*, el fagocito rodea el agente extraño, por medio de los receptores de membrana que reconocen las sustancias extrañas o los receptores para las opsoninas que recubren el Ag, actuando como los dientes de un cierre, hasta que el agente extraño queda incluido dentro del citoplasma en una vacuola o fagosoma. Segundos después los gránulos citoplasmáticos (lisosomas) se fusionan con el fagosoma formando el fago-lisosoma (figura 27).

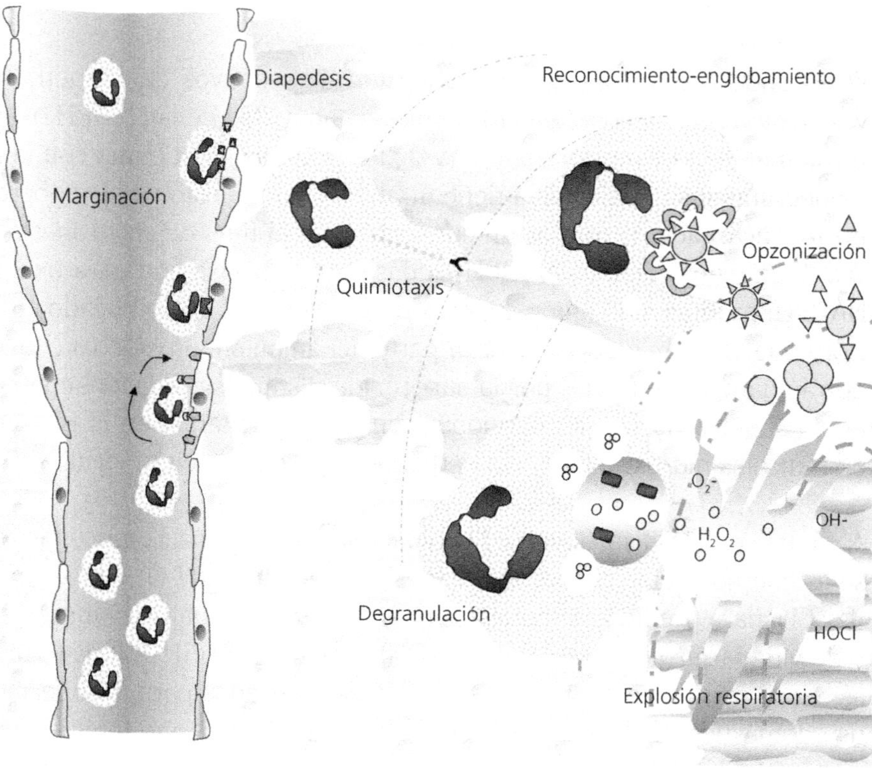

Fig. 27 **Fagocitosis.** Incluye cuatro pasos: a) adherencia de los fagocitos al endotelio, marginación y diapédesis; b) quimiotaxis; c) reconocimiento y englobamiento de la partícula (opsonizada o no), y d) destrucción del agente extraño por degranulación de los lisosomas y explosión respiratoria.

La muerte y destrucción del agente extraño se da por dos mecanismos: la liberación del contenido enzimático de los lisosomas que rápidamente destruye el material fagocitado, denominada muerte independiente del oxígeno y la muerte dependiente del oxígeno o estallido respiratorio. La muerte independiente del oxígeno incluye la liberación en el fagosoma de proteínas catiónicas, como las defensinas, péptidos ricos en cysteina y arginina, los cuales forman canales permeables a los iones en las bicapas lipídicas de los microorganismos, catepsina G y azurozidina. Lisozima actúa rompiendo el peptidoglicano de bacterias. La lactoferrina secuestra hierro indispensable para el metabolismo de las bacterias y otras enzimas como transcobalamina, gelatinasa, mieloperoxidas, entre otras.

El estallido respiratorio es la producción de reactivos del oxígeno. Una vez se cierra la vacuola fagocítica, inicia la actividad de la NADPH oxidasa (proteína de la membrana celular y de los gránulos), al tiempo con la fase de degranulación. La enzima tiene un núcleo compuesto por la citocromo B558, encargada de formar un conducto para el flujo de electrones a través de la membrana. La NADPH oxidasa utiliza al oxígeno para oxidar al NADPH, produciendo anión superóxido (O_2-), el cual es bombeado al interior de la vacuola fagocítica. Gran parte del anión superóxido es convertido rápidamente en H_2O_2 por la superóxido dismutasa. Adicionalmente, el anión superóxido puede reaccionar con H_2O_2 resultando en la formación de radicales hidroxilo (OH^-) vía la reacción de HaberWeiss (Segal, 2005).

A medida que los lisosomas se fusionan con el fagosoma, la mieloperoxidasa es liberada al fagosoma. La mieloperoxidasa utiliza H_2O_2 y iones haluro (I^- y Cl^-), para producir compuestos halogenados (hipohaluros) muy tóxicos y de vida larga: ácido hipoiodoso (IOH) e hipocloroso (HOCl). Este último es el componente activo de los blanqueadores usados para desinfección y uso doméstico. Los mecanismos dependientes del oxígeno también incluyen la vía del óxido nítrico, mediante la enzima NOS (óxido nítrico-sintetasa) que combina el oxígeno molecular con el nitrógeno guanidino de la L-arginina, para generar óxido nítrico (NO), el cual es tóxico para bacterias y células tumorales.

Los radicales libres generados en la explosión respiratoria se inactivan rápidamente, pero cierto porcentaje permanece activo en el momento de la exocitosis, ocasionando daño tisular. En algunos casos, la degranulación y explosión respiratoria ocurre en el espacio extracelular, lo que produce un serio daño al tejido. Los PMN y los macrófagos tienen maneras de protegerse ellos mismos de los intermediarios de oxígeno tóxicos. Estas reacciones implican la dismutación del anión superóxido a peróxido de hidrógeno por la superóxido dismutasa y la conversión del peróxido de hidrógeno a agua por la catalasa (Kumar et ál., 2005).

La célula finalmente muere debido a la liberación de estas sustancias que terminan afectándola. Los neutrófilos sobreviven solo pocas horas en los tejidos, cuando la respuesta es más severa, los neutrófilos muertos se acumulan junto con las células del huésped y el agente extraño casi siempre bacterias, manifestándose clínicamente como pus. Ya que los macrófagos pueden durar meses, no interviene la formación de este material. Por su parte, los macrófagos tienen otro tipo de actividades que contribuyen ampliamente en la respuesta inmunológica, producen una gran variedad de sustancias, biológicamente activas en los tejidos, como factores del complemento, de coagulación, enzimas y citoquinas que contribuyen a la amplificación de la respuesta inmune y activación de linfocitos, además hay que recordar que son células presentadoras del Ag (CPA), para los LTh.

Citotoxicidad mediada por las células NK

Las NK se reconocen como células de origen linfoide, pero carecen de receptores específicos para el Ag, no poseen Ig de superficie ni el complejo TCR-CD3 por lo cual no son LT ni LB, a pesar de su origen linfoide. En los humanos, las células NK expresan CD16 (el receptor de baja afinidad para la IgG, FcγRIII). El CD16 es la proteína que media en gran parte la citotoxicidad celular dependiente de Ac, también es expresado por neutrófilos y macrófagos, pero no en los linfocitos. Otro marcador de superficie casi exclusivo en la NK humanas es CD56, no se expresa en ninguna otra célula hematopoyética. Además, comparte otros marcadores con los LT, como CD2, la cadena ζ de CD3 asociado generalmente con CD16 (pero no el CD3 completo), FcεRI (receptor de alta afinidad para la IgE), entre otros.

Las células NK y los LTc tienen similares mecanismos de acción para matar las células. Ocasionan la muerte de la célula blanco o célula infectada especialmente por virus de una manera bastante rápida y efectiva, de allí su nombre, asesina natural, y son una importante línea de defensa contra las células tumorales. Al igual que los LTc, poseen gránulos citotóxicos, como perforinas, una molécula similar al complemento y graenzimas (proteasas de serina). Después de la activación, ambas células liberan las perforinas por exocitosis, lo que ocasiona la perforación de la célula blanco, por donde entran las granzimas para mediar la apoptosis (figura 28). Asimismo, la muerte celular programada puede ser inducida por la molécula Fas, la cual está presente en la superficie de las NK y los LTc. Las NK también producen varias citoquinas: IFN-γ (Interferon gama), FNT-α (Factor de Necrosis Tumoral alfa), FSC-GM e IL-3.

Durante el proceso inflamatorio, en el tejido las NK interactúan con otras células del sistema inmune innato, especialmente con las CD. Durante este contacto las CD maduras liberan citoquinas como la IL-12, crucial para la activación completa de las NK, aumenta su capacidad citotóxica y la liberación de citoquinas, especialmente el IFN-γ, que promueve la polarización de la respuesta adaptativa hacia la inmunidad celular, por lo que se considera que también ejerce un papel modulador en la respuesta adaptativa (Moretta, Marcenaro, Parolini, Ferlazzo y Moretta, 2007).

A diferencia de los LTc, que solo reconocen el Ag unido al CMH I, el reconocimiento del blanco por las células NK no requiere la expresión del complejo, contrariamente la expresión del CMH clase I en la célula blanco, inhibe la acción de las NK, es decir, las protege de esta muerte natural. Este requerimiento opuesto para la lisis celular por las NK y los LTc tiene implicaciones fisiológicas, algunos virus y células tumorales previenen la expresión de las MHC, como mecanismo de evasión de los LTc, pero esto las hará más susceptibles a la muerte por las NK.

En general, el reconocimiento de la célula blanco por las NK se hace en gran parte mediado por receptores de baja afinidad para la IgG (CD16), conocido como citotoxicidad celular dependiente de Ac (ADCC), por la muerte natural y la liberación de citoquinas que regulan la inmunidad específica (figura 28).

Otro tipo de células con actividad citotóxica son las NKT (*natural killer T cells*); estas representan una nueva clase de linfocitos distintos a los LT, LB o NK convencionales. Las NKT comparten marcadores de los LT y de las células NK; ellas expresan un TCR con una cadena α invariante (no cambia) y una cadena β policlonal. Aproximadamente el 60% son CD4 positivas y el resto es CD4 negativo CD8 positivo. Las NKT se encuentran en el timo, el bazo, la médula ósea y el hígado.

El reconocimiento del Ag no es específico y cuando se activan llegan a ser citotóxicas y liberan gran cantidad de citoquinas, especialmente IL-4, INF-γ, TGF-β e IL-10. A nivel ocular se han visto implicadas en la generación de LT reguladores necesarios para mantener el inmunoprivilegio en la cámara anterior (Caspi, 2008; Terabe y Berzofsky, 2008).

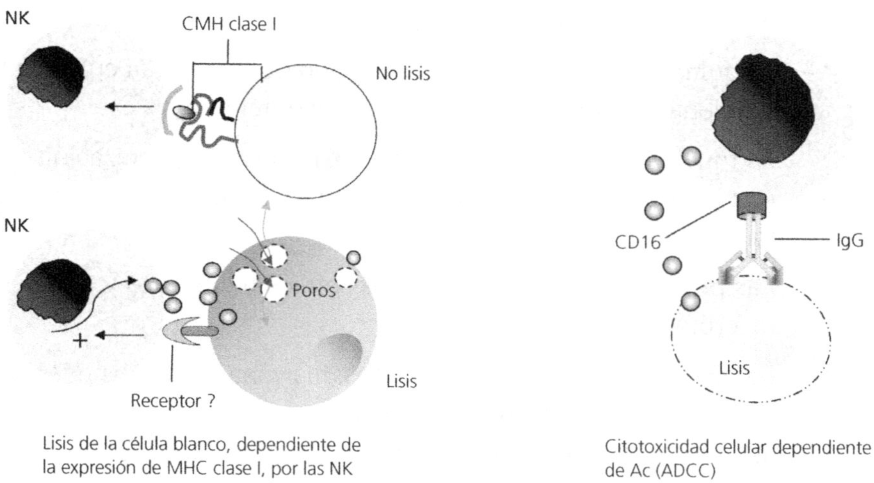

Fig. 28 **Mecanismos de reconocimiento de las células NK.** La expresión de CMH clase I genera una señal inhibidora de la activación de la célula NK; en ausencia de CMH clase I las NK se activa y ocasiona la muerte natural de la célula blanco. Cuando el blanco está recubierto (opzonizada) por la IgG, es reconocida y destruida por las NK a través del CD16 (ADCC).

Resumen

- La inmunidad adquirida es mediada por los linfocitos T y B, es específica, extremadamente diversa, discrimina entre lo propio y extraño y genera memoria inmunológica.
- La inmunidad innata involucra las barreras: piel y mucosas y sus productos, la respuesta inflamatoria del tejido y la mayoría de las células y sustancias del sistema inmunológico. No es específica.
- Los mecanismos efectores, más elaborados de la inmunidad innata, son el complemento, la fagocitosis y la citotoxicidad mediada por las células NK.

- El sistema de complemento está constituido por una serie de proteínas con actividad enzimática que ocasionan la lisis celular.
- La activación del complemento se realiza por la vía alterna, espontáneamente y la vía clásica es activada por el complejo Ag/Ac.
- La opzonización es el recubrimiento del Ag con sustancias fácilmente reconocidas por los fagocitos.
- La quimiotaxis es el moviendo dirigido de una célula en contra del gradiente de concentración hacia el estímulo.
- La función del complemento es la lisis del Ag, opzonización, generación de factores quimiotácticos y la estimulación de mastocitos y basófilos (anafilotoxinas).
- Las principales células fagocíticas son los neutrófilos y monocitos/macrófagos.
- La fagocitosis incluye cuatro pasos, marginación y diapédesis, quimiotaxis, reconocimiento/englobamiento del Ag y destrucción del agente fagocitado por degranulación y explosión respiratoria.
- Las células NK son de origen linfoide, pero no son LT ni LB. No son específicas. Constituyen un importante mecanismo de defensa contra células tumorales y células infectadas intracelularmente. Su mecanismo de acción es la lisis de la célula blanco mediante perforinas y activación de la apoptosis.

Preguntas de revisión

1. Enumere los principales mecanismos de defensa innata en la superficie ocular, ¿cuáles son los microorganismos que pueden atravesar el epitelio intacto de la córnea?
2. ¿Por qué la conjuntiva con respecto a otras mucosas presenta menor carga microbiana? ¿Si la córnea está en contacto con el medio ambiente, por qué se dice que es desprovista de flora normal?
3. En un cuadro compare la inmunidad innata y la adaptativa.
4. Por medio de un ejemplo establezca cuáles son las diferencias entre la inmunidad pasiva y activa, justifíquelas.

5. Averigüe si hay algún tipo de diferencia entre la respuesta inmune inducida por la vacuna y la inducida por el microorganismo durante el curso de la enfermedad.
6. ¿Por qué se dice que el complemento y la fagocitosis son el mecanismo efector de la inmunidad humoral?
7. ¿Por qué las IgG e IgM que no se han unido al Ag no activan el complemento?
8. ¿Cuál de las vías de la activación del complemento, la alterna y la clásica le parece que es más efectiva y por qué?
9. Explique el término anafilotoxinas.
10. ¿De qué manera los Ac influyen en la fagocitosis y el complemento, considera que su acción es relevante? ¿Cómo lo probaría?
11. ¿Por qué los neutrófilos son las primeras células en salir durante la fase aguda del proceso inflamatorio?

Referencias

Arancibia, S., Beltrán, C., Aguirre, I., Silva, P., Peralta, A., Malinarich, F. y Hermoso, A. (2007). Toll-like receptors are key participants in innate immune responses. *Biological Research, 40* (2), 97-112.

Caspi, R. (2008). Autoimmunity in the immune privileged eye: pathogenic and regulatory T cells. *Immunology Research, 42* (1-3), 41-50.

Dale, D., Boxer, L. y Liles, C. (2008). The phagocytes: neutrophils and monocytes. The phagocytes: neutrophils and monocytes. *Blood, 112*, 935-945.

Franchi, L., Eigenbrod, T., Muñoz-Planillo, R. y Núñez, G.(2009). The inflammasome: a caspase-1-activation platform that regulates immune responses and disease pathogenesis. *Nat Immunol, 10* (3), 241-247.

Knop, N. y Knop, E. (2000). Conjunctiva-associated lymphoid tissue in the human eye. *Investigation in Ophthalmogy and Vision Science, 41* (6), 1270-1279.

Knop, E. y Knop, N. (2003). Eye-associated lymphoid tissue (EALT) is continuously spread throughout the ocular surface from the lacrimal gland to the lacrimal drainage system. *Ophthalmology, 00* (11), 929-942.

Knop, E. y Knop, N. (2005). The role of eye-associated lymphoid tissue in corneal immune protection. *Journal of Anatomy, 206* (3), 271-285.

Krachmer, Mannis, Holland (2005). Cornea (vol. 1). En *Fundamentals diagnosis and management* (2ª ed.). Elsevier Mosby.

Kumar, V., Abbas, A. y Fausto, N. (2005). Robbins & Cotran *Patología estructural y funcional* (7ª ed.). España: Elsevier.

Lata, S. y Raghava, G. P. S. (2009). Prediction and classification of chemokines and their receptors. *Protein Engineering Design & Selection, 22,* 441-444.

McCullough, K. C. y Summerfield, A. (2005). Basic concepts of immune response and defense development. *ILAR, 46,* 230-240.

Moretta, A., Marcenaro, E., Parolini, S., Ferlazzo, G. y Moretta, L. (2007). NK cells at the interface between innate and adaptive immunity. *Cell Death and Differentiation, 15,* 226-233.

Parslow, T., Stites, D., Terr, A. y Imboden, J. (2002). *Inmunología básica y clínica* (10ª ed.). México: Manual Moderno.

Paul, W. (2003). *Fundamental Immunology* (5ª ed.). Philadelphia: Lippincott-Raven.

Pepose J. S., Gary, N. H. y Kirk, R. W. (1996). *Ocular Infection & Immunity* (1ª ed.). St. Louis, Missouri: Mosby.

Segal, A. (2005). How neutrophils kill microbes. *Annuals Review in Immunology, 23,* 197-223.

Terabe, M. y Berzofsky, J. (2008). The Role of NKT Cells in Tumor Immunity. *Advance in Cancer Research,101,* 277-348.

La inmunidad humoral y los linfocitos B

Los LB son las únicas células capaces de sintetizar proteínas llamadas Inmunoglobulinas (Ig), por lo cual son las responsables de la inmunidad humoral. En los humanos 10^9 LB se generan diariamente. La producción y maduración de los LB ocurre en la médula ósea en los mamíferos (en las aves, la maduración se da en la bursa de Fabricio); se realiza mediante diferentes estadios definidos por marcadores de superficies (figura 29). El evento más importante, en este proceso es el reordenamiento de su material genético para iniciar la síntesis de Ig.

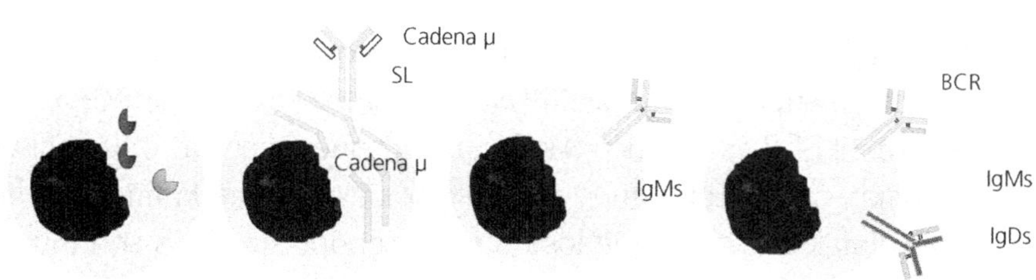

Célula proB
Ensamble de los genes de la cadena pesada
Expresión de TdT y RAG-1 y RAG-2, cadena liviana subrogate (LS) en el citoplasma

Célula preB
Cadena μ citoplasmática
Cadena μ de superficie con cadena SL
Ensamble de los genes de la cadena liviana

LB inmaduro
IgM de superficie (IgMs)
Se detiene todos los reordenamientos
No hay actividad mitótica

LB maduro
IgM d IgD de superficie (IgM IgDs)
Expresión de CD22, CD23, CD32
No hay actividad mitótica

Fig. 29 | **Ontogenia de los LB en la médula ósea.** Se describen cada uno de los eventos y marcadores de superficie en cada estadio: célula proB, célula preB, LB inmaduro y LB maduro.

El primer estadio se refiere al más inmaduro, denominado célula pro-B, en el que se evidencia la presencia de las enzimas necesarias para la recombinación de la región variable de las Ig, la TdT (dexonucleotidil transferasa terminal) y la recombinasa (RAG-1 y RAG-2) (ver adelante). La *célula proB* inicia el ensamble de la región variable de la cadena pesada, localizada en el cromosoma 14. Una vez es exitoso el reordenamiento, la célula hace la síntesis de la proteína, siempre traduce primero la cadena μ, (IgM) y ahora se le denomina *célula preB*. La cadena μ se transporta a la superficie acompañada de una cadena liviana no funcional, denominada cadena subrogada. La célula pre-B pierde su capacidad mitótica hasta que madure completamente y se encuentre con el Ag para el cual es específico, en la periferia. Posteriormente, se inicia el ensamble y la síntesis de las cadenas livianas para la expresión completa de la IgM de superficie (IgMs) y se inactivan todas las enzimas involucradas en la recombinación. En este momento, se le considera un LB inmaduro, que inicia la expresión de otros marcadores característicos del LB maduro como CD22, CD23, IgD etc. (Paul, 2003) (figura 29).

El receptor de la célula B (BCR)

El linfocito B maduro que sale de la médula ósea inicialmente expresa IgM o IgD, en su superficie (IgMs, IgDs), la cual le sirve como receptor para el Ag (BCR). El BCR es idéntico a la Ig que después secretará, sin embargo, se diferencia en que tiene unos aminoácidos extras que la anclan a la membrana celular. Debido a que los dominios citoplasmáticos son muy cortos, la transmisión de señales al interior de la célula es pobre; por esta razón la Ig de superficie siempre está asociada físicamente a dos polipéptidos llamados Igα e Igβ los cuales tiene una secuencia citoplasmática más larga, suficiente para iniciar los eventos intracelulares, necesarios para activar la célula (figura 30).

La activación del LB ocurre con la unión del Ag a la Ig de superficie, lo que ocasiona un cambio en la molécula que se trasmite a las cadenas Igα e Igβ disparándose varias vías de señalización. Una de ellas es la activación de la fosfolipasa C (PLC) que genera los segundos mensajeros: diacilglicerol (DAG) y fosfatidil inositol trifosfato (IP_3). El DAG activa la proteintirosina kinasa C (PKC) y el IP_3 causa la liberación de Ca^{2+} de los depósitos citoplasmáticos, estos otros mensajeros tienen como blanco varios factores transcripcionales, que ingresan al núcleo para hacer que la célula entre al ciclo celular o transcriba los genes que necesite, dependiendo del estímulo (Reth, 1991) (figura 30).

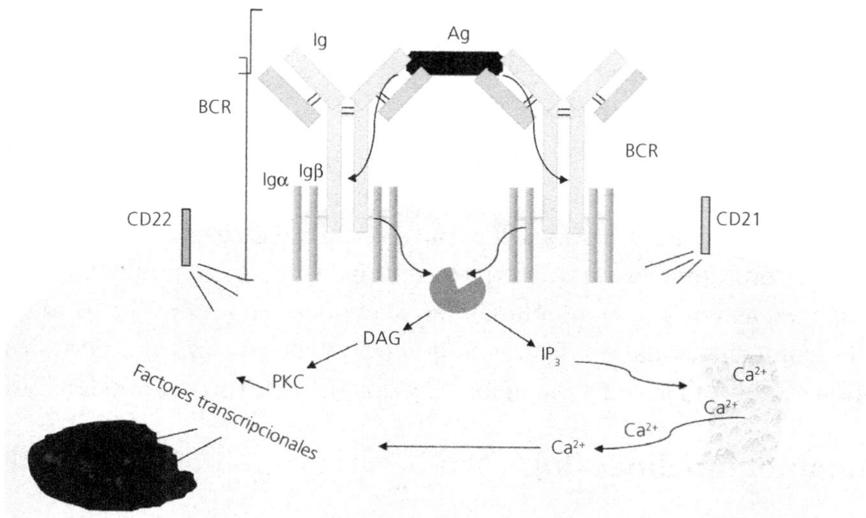

Fig. 30 **El receptor de la célula B (BCR).** El reconocimiento del Ag por el BCR induce una serie de señales intracelulares, que inician con la activación de la fosfolipasa C (PLC) y la generación de segundos mensajeros: diacil glicerol (DAG) y fosfatidil inositol trifosfato (IP3) que activan la proteintirosina kinasa C y la salida de Ca2+, respectivamente. Estos últimos mensajeros permiten que los factores transcripcionales entren al núcleo para activar la célula. CD21 y CD22 representan otras moléculas coestimuladoras.

La activación completa del LB depende de la naturaleza del Ag y otras señales adicionales. El solo reconocimiento del Ag por el BCR no es suficiente para activar el LB. En la mayoría de los casos, el LB requiere la ayuda de los LTh para producir Ac, frente a los Ag proteicos. Sin embargo, algunos Ag, como los LPS de la pared de las bacterias, actúan como activadores policlonales y no requieren la cooperación de los LTh; estos son llamados Ag T independientes.

La cooperación de los LTh incluyen señales dependientes del contacto, mediante la interacción de proteínas de superficie que funcionan como receptor-ligando, una de las más importantes es CD40-ligando/CD40. La otra colaboración proporcionada por los LTh es la secreción de citoquinas, aumentan la activación y la maduración del LB e inducen el cambio de clase de las Ig que se van a producir (Baumgarth, 2000). Otras proteínas de membrana en el LB sirven como amplificadores, de la señal inducida por el BCR; entre estas se cuenta CD21 CD22 (receptores del complemento) CD45, etc. (figura 30).

La activación del LB, una vez encuentra el Ag para el cual es específico, ocasiona su proliferación, para generar una clona de células todas con la misma especificidad, algunas llegaran a ser LB de memoria y las otras células efectoras, que secretan grandes cantidades de Ig, denominadas células plasmáticas Los LB, mediante las Igs, reconocen los Ag en su forma nativa o conformacional, es decir, cómo entran al organismo sin requerir ninguna modificación o presentación (Parslow, Stites, Terr e Imboden, 2002).

Inmunoglobulinas (Ig)

Las inmunoglobulinas también denominadas anticuerpos (Ac) son glicoproteínas, cuya unidad estructural consiste de dos cadenas pesadas idénticas y dos cadenas livianas idénticas, unidas por puentes disulfuro (figura 31). Las cadenas pesadas y livianas están compuestas de dominios, cada uno de aproximadamente 110 aminoácidos. Los dominios amino terminales en las cadenas livianas y pesadas son extremadamente diversos por lo que se denomina la región variable. La unión del domino variable de una cadena pesada con el de una cadena liviana forman el sitio de unión al Ag (idiotipo). Cada Ig tiene dos sitios de unión al Ag (es divalente); los otros dominios se llaman constantes. Solo existen dos clases de cadenas livianas; κ (Kappa) y λ (lambda) no se han descrito diferencias funcionales entre estas. Una molécula de Ig tiene una sola clase de cadena liviana, κ o λ, nunca las dos al tiempo. La cadena liviana solo tiene un dominio constante mientras que las pesadas tienen tres o más dominios constantes (isotipo).

Visto de manera esquemática, las Ig tienen forma de Y o T donde los brazos contienen los dos fragmentos unidores del Ag (idiotipo), la unión de los brazos se denomina región de bisagra que le da flexibilidad a la molécula para moverlos con relativa libertad; y la base de la Ig está constituida solo por los dominios constantes de las cadenas pesadas, se denomina región Fc (fracción cristalizable) o región constante, la cual es reconocida por diversos tipos celulares (receptores Fc) y dicta la función de cada clase de Ig (Paul, 2003).

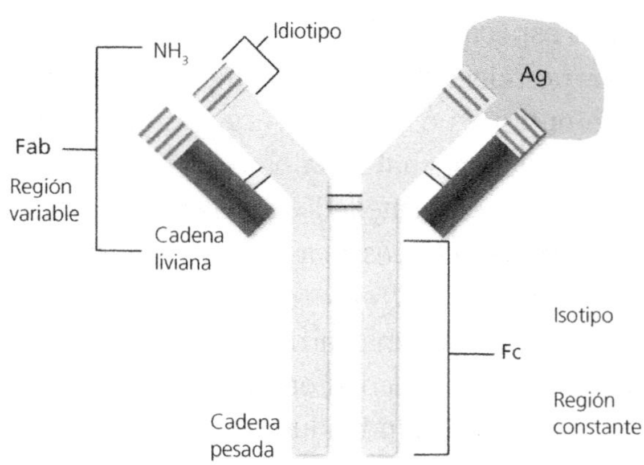

Fig. 31 | **Estructura básica de los anticuerpos.** Una molécula de Ac está conformada por dos cadenas pesadas (amarillo) y dos livianas (naranja), se distinguen dos regiones: la región variable encargada de la unión al Ag y la región constante que cumple las funciones biológicas de cada Ac.

Cada molécula de Ig cumple doble función, unirse específicamente al Ag e iniciar una serie de proceso biológicos. Estas dos actividades se localizan así: la unión al Ag depende de la región variable y las actividades biológicas dependen de la región constante, en particular, la región Fc.

El idiotipo es el sitio específico de unión al Ag que se localiza en la región variable. En este sitio se encuentran tres o cuatro áreas denominadas regiones hipervariables o regiones determinantes de complementariedad (CDR), los estudios con cristalografía de rayos X han determinado que son las áreas de contacto con el Ag. La naturaleza de esta interacción es el resultado de la afinidad entre grupos funcionales por ejemplo: aminoácidos o carbohidratos sobre la superficie del Ag y los aminoácidos de los CDR de las cadenas pesadas y livianas que forman el sitio de unión a este. El tipo de unión es no covalente, incluidas las uniones hidrofóbicas, puentes de hidrógeno e interacciones electrostáticas. Estas fuerzas actúan a distancias muy cortas, en el orden de nanómetros, lo cual resulta en uniones de alta afinidad que forman complejos estables Ag-Ac (Austyn y Wood, 1994).

Aunque los Ac son específicos, algunas veces puede ocurrir reacción cruzada con antígenos no relacionados que comparten algún epítope o cuando dos epítopes diferentes tiene formas o cargas similares (fenómeno denominado mímica molecular) el cual es la base de la teoría más aceptada para explicar el origen de las enfermedades autoinmunes. Por ejemplo, la fiebre reumática postestreptocócica es ocasionada por Ac inducidos contra un epítope de la proteína M del *Streptococcus* que hace reacción cruzada con un epítope similar en la myosina cardiaca de los humanos (Delves y Roitt, 2000), ocasionando la enfermedad en el corazón, posterior a la infección con esta bacteria, en algunos individuos.

La función efectora de las Ig está asociada a la región constante que solo involucra las cadenas pesadas. Existen cinco clases de Ig: IgM, IgD, IgG, IgA e IgE. Las clases de IgG e IgA son divididas en subclases ($\gamma 1$, $\gamma 2$, $\gamma 3$, $\gamma 4$; $\alpha 1$ y $\alpha 2$). Cada isotipo es codificado por un gen que se encuentran en secuencia en el mismo cromosoma (cr. 14). Como ya se mencionó, la primera clase de Ig sintetizada es la IgM y casi paralelo la IgD. Después del reconocimiento del Ag, el LB puede cambiar (*Swich*) la clase de Ig sin cambiar el sitio de unión al Ag, este proceso da al individuo una mayor eficacia para eliminar el patógeno, ya que tiene la posibilidad de generar diferentes actividades biológicas (diferente isotipo) frente a un mismo Ag.

IgM

Es el Ac predominante en la respuesta primaria; la primera vez que entra el Ag, pero disminuye rápidamente, así que un título elevado de IgM indica una reciente exposición al Ag. Es la Ig más eficiente en la fijación de complemento, se encuentra generalmente en forma pentamérica cinco Ig unidas por su porción Fc gracias a un polipéptido denominado cadena J. La IgM sirve como opsonina para facilitar la fagocitosis por los neutrófilos, los cuales tienen receptores para la porción Fc de esta Ig, como la IgA puede ser secretada en los fluidos corporales (figura 32). La concentración sérica normal de la IgM es de 0,47-1,47 g/L y existe predominantemente de forma pentamérica; esta IgM periférica generalmente no entra a los compartimientos oculares, excepto al limbo, por tanto, la IgM detectada en córnea periférica y conjuntiva en su mayoría es de origen local.

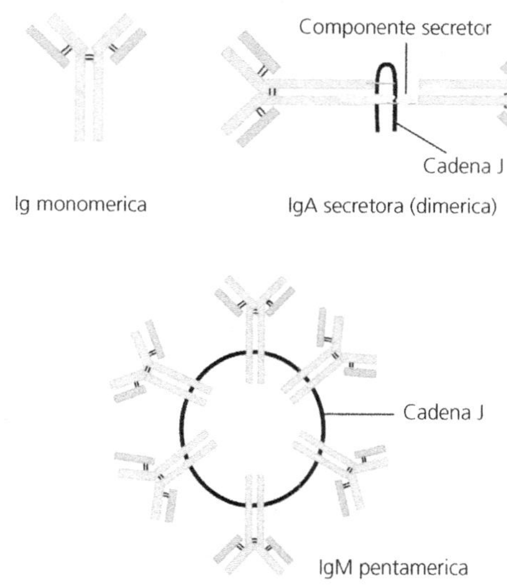

Fig. 32 **Estructura de las inmunoglobulinas poliméricas.** La IgA secretora producida por las células plasmáticas en las mucosas es dimérica (dos moléculas de IgA unidas por la cadena J) y se asocian con el componente secretor, para salir a través del epitelio. La IgM pentamérica, consiste de cinco IgM unidas por la cadena J.

IgG

Constituye aproximadamente el 75% del total de Igs en el suero, con una concentración de aproximadamente 10 g/L. Es el Ac predominante en sangre durante la respuesta inmune secundaria. También se encuentra en gran cantidad en linfa, fluido peritoneal y cerebroespinal. Existen cuatro subclases de IgG ($\gamma 1$, $\gamma 2$, $\gamma 3$, $\gamma 4$): es la única Ig capaz de atravesar la placenta y es la responsable de la protección del recién nacido en los primeros meses de vida, fija complemento y estimula la fagocitosis y la citotoxicidad celular dependiente de Ac.

Los macrófagos, PMN, linfocitos tienen receptores para esta Ig, denominados receptores para la porción Fcγ (gamma) (FcγR), de manera que cuando la IgG reconoce el Ag lo recubre, facilitando su reconocimiento por las células que tiene estos receptores (actúa como una opsonina). En el ojo, la IgG se detecta normalmente en la esclera, la conjuntiva y la córnea, probablemente, vía difusión de los vasos limbales fenestrados. También se detecta en el cuerpo ciliar, en el humor acuoso, los cuatro isotipos en proporciones similares al perfil sérico y en coroides (Pepose, Gary y Kirk, 1996).

IgA

Es la Ig más secretada en casi todos los fluidos corporales, saliva, lágrimas, mucus intestinal, secreciones bronquiales, leche, fluido prostático, etc. Está presente en sangre entre un 10 a un 15% del total de las Ig. En los humanos, hay dos subclases de IgA, IgA_1 e IgA_2. La IgA_1 se encuentran principalmente en sangre de forma monomérica y la IgA_2 es usualmente polimérica. La IgA es secretada gracias a la producción de un glicopéptido, denominado componente secretor, por las células epiteliales de las mucosas. La IgA se une, por la región Fc, al componente secretor producido por el epitelio de los acinos, ductos y túbulos de la glándula lagrimal y el epitelio conjuntival, esta unión permite que las células epiteliales invaginen la IgA y se trasporte en su interior a través de vesículas hasta su salida a la luz del epitelio (figura 33). Por esta razón, la IgA es considerada la primera línea de defensa contra los microorganismos que invaden las mucosas. En las secreciones se encuentra en forma dimérica (dos IgA) y se denomina IgA secretora (IgA) para diferenciarla de la IgA sérica (o de sangre). El componente secretor protege la Ig de la proteólisis por enzimas usualmente encontradas en la superficie de la mucosa (Pepouse et ál., 1996).

La IgA constituye un mecanismo de defensa importante en el ojo, ya que se secretan en grandes cantidades en lágrima, es producida por las células plasmáticas del tejido linfoide asociado a la glándula lagrimal y la mucosa conjuntival. En el ojo también se detecta normalmente en la esclera, la córnea, la conjuntiva y el cuerpo ciliar. La IgA no es una eficiente inductora de la respuesta inflamatoria, protege principalmente por neutralización, al unirse a los patógenos evita su adherencia al epitelio y facilita su expulsión a través del conducto lagrimal. Neutraliza virus e inactiva enzimas o toxinas. La IgA_1 puede fijar complemento y opsonizar antígenos para las células fagocíticas, que tiene receptores para la porción Fcα (FcαR). Los eosinófilos también exhiben receptores para la IgA, induciendo la granulación de estas células, por lo cual está implicada, al igual que la IgE, en la inmunidad contra parásitos.

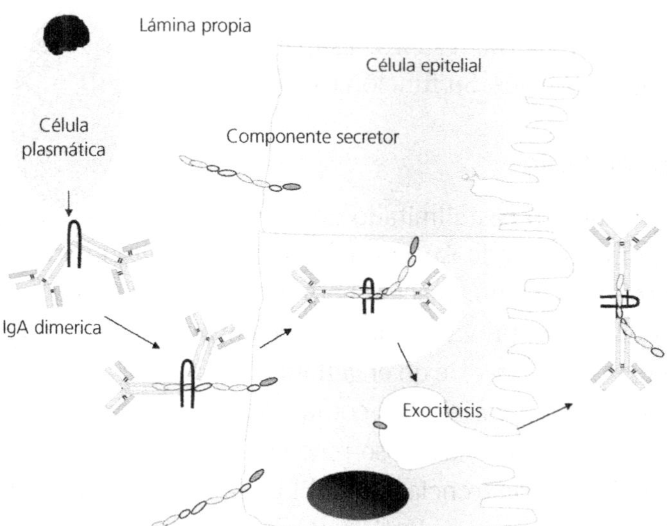

Fig. 33 **Síntesis y secreción de la IgA en la mucosa.** La IgA es producida por las células plasmáticas que hacen parte del MALT, se une por la región Fc al componente secretor producido por las células epiteliales. Esta unión permite que las células epiteliales invaginen la IgA y se trasporte a través de vesículas hasta su salida a la luz del epitelio. La IgA secretora es dimérica y permanece asociada al componente secretor.

IgE

Presente en suero en muy bajas concentraciones, no activa complemento ni opsoniza los Ag. La principal acción de la IgE es sobre los basófilos y mastocitos, siendo la responsable de los procesos alérgicos. Las dos células tienen receptores de alta afinidad para esta Ig (FcεRI). La IgE producida en individuos sensibilizados, pasa rápidamente de la sangre a los tejidos, donde se une a los FcεRI en la superficie de estas células, permaneciendo así por semanas o meses. Cuando la IgE entra en contacto con el Ag causa la liberación de los gránulos de los mastocitos y basófilos, los cuales contienen potentes sustancias proinflamatorias que ocasionan las manifestaciones agudas de las enfermedades alérgicas (ver hipersensibilidades). Elevados niveles de IgE sérica también pueden indicar infección por parásitos multicelulares.

IgD

Comúnmente encontrada sobre la superficie del LB vírgenes, en sangre sus niveles son muy bajos. Su función es desconocida.

Genética de las Ig

Existen un número casi ilimitado de diferentes Ac, aproximadamente 10^9 diferentes moléculas de Ac, con respecto a su región variable. Ya que los Ac son proteínas, la información para cada uno debe estar codificada en el DNA, sin embargo, tal variabilidad hace surgir una pregunta. ¿Es posible que tanta información este en el genoma? Solo hasta 1975 Tonegawa da la respuesta, la región variable es codificada por un gen dividido en muchos segmentos (V/D/J) los cuales se recombinan al azar, solo durante los primeros estadios de diferenciación del LB. La recombinación incluye el corte del DNA por las enzimas RAG1 y RAG2 y la adición de nucleótidos en las regiones de corte para unir los extremos libres por la TdT (figura 34), estas enzimas solo se expresan en la célula pro-B y pre-B. El reordenamiento ocurre primero en la cadena pesada y después en la cadena liviana (Austyn y Wood, 1994).

La recombinación inicia con la unión entre un segmento D (de diversidad) y uno J (de unión), escogido al azar. Después se ensambla un segmento V (variable) a los DJ ya recombinados. El DNA intermedio se corta y salen de la cadena original. Si el primer reordenamiento no funciona, se vuelve a intentar en el otro cromosoma; una vez se origina un gen funcional se realiza la síntesis de la cadena pesada y se inicia el ensamblen los genes de la región variable de las cadenas livianas. El corte del DNA involucra un cambio en la información que no puede ser restaurado lo cual garantiza que un linfocito maduro que tenga una región variable definida, no puede volver a cambiarla, siempre será específico para el mismo Ag, al igual que toda su progenie o clona.

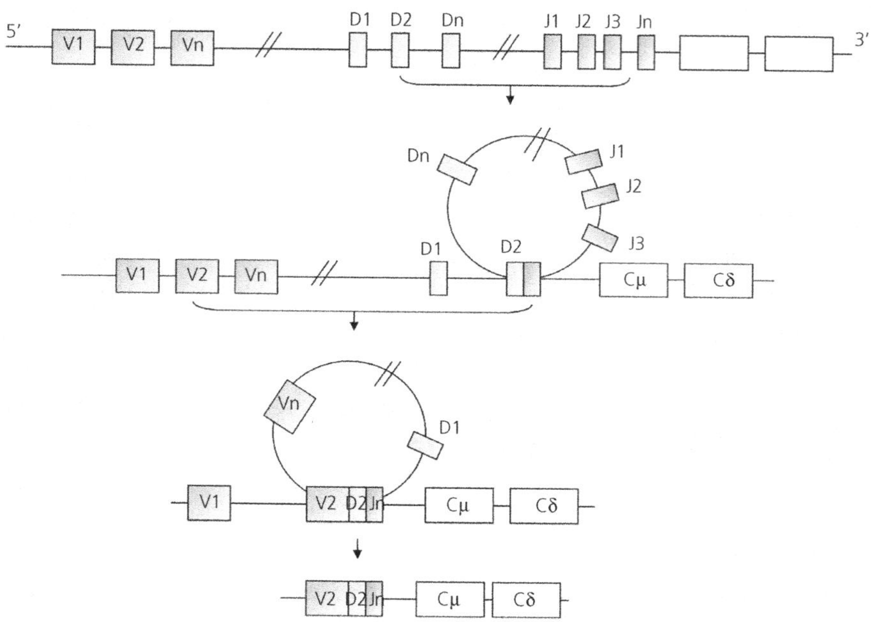

Fig. 34 **Recombinación de la región variable de las cadenas pesadas de las Ig.** El gen que codifica la región variable está constituido por tres tipos de segmentos Variables (V), de Diversidad (D) y de Unión (J), durante la ontogenia, un segmento de cada tipo se unen al azar, el DNA intermedio se corta para generar el gen funcional de la cadena pesada. Las cajas en blanco representan los genes que codifican para las regiones constantes, localizado inmediatamente después de la región variable siempre se encuentra la región μ y después δ que se traducirán en IgM e IgD, respectivamente.

Este mecanismo de recombinación se realiza totalmente al azar, lo cual genera casi infinitas posibilidades de diferentes regiones variables, garantizando un repertorio lo suficientemente grande en el individuo para responder frente a cualquier Ag. Es importante entender que solo se recombina la región variable (el terminal amino) de cada una de las cadenas, razón por la cual se denomina así, variable. El otro pedazo de la cadena liviana y pesada es codificado por exones que no se reordenan. Al lado 3' de la región variable de la cadena pesada, siempre se encuentra el gen μ e inmediatamente después el gen δ (figura 34), de manera que la primera Ig que se produce siempre será la IgM y casi simultáneamente la IgD. Solo hasta después de entrar en contacto con el Ag las regiones constantes de las cadenas pesadas se pueden cambiar, conservando la misma región variable.

Debido a la gran diversidad y especificidad de los Ac, estos constituyen un reactivo invaluable para el diagnóstico e investigación. Muchos de los exámenes de laboratorio que se realizan en la actualidad usan como reactivo Ac producidos comercialmente, por ejemplo, test de embarazo, detección de Ag cancerígenos, prueba de sida, hepatitis, toxoplasma, sífilis (FTA), determinación de poblaciones celulares, etc.

Respuesta inmunológica primaria y secundaria y el cambio de clase de la cadena pesada

La cinética de la respuesta humoral difiere dependiendo si es la primera o segunda vez que llega el Ag. Al primer contacto con el Ag la respuesta específica demora, dependiendo del tipo de Ag, vía de entrada, etc. En general, durante la respuesta primaria se secreta predominantemente IgM (pico máximo a los quince-veinte días), seguida del cambio a IgG al final de la respuesta inmune primaria a medida que los niveles de IgM decaen hasta no ser detectables (figura 35).

La respuesta secundaria depende de la existencia de LB y LTh de memoria. Los LTh liberan citoquinas que promueven el cambio de clase, además mediante el contacto celular, a través de ligando/receptor (interacción *cognate*) aumentan la activación y maduración del LB. La respuesta de las células de memoria frente a la segunda entrada del Ag es caracterizada por alcanzar picos máximos de producción de Ac en un lapso muy corto de tiempo (tres-cinco días), mayor cantidad de Ac que en la respuesta primaria, mayor afinidad por el Ag y secreción de otros isotipos de Ac diferentes a la IgM, generalmente IgG, cuyos niveles pueden ser detectados por mucho tiempo.

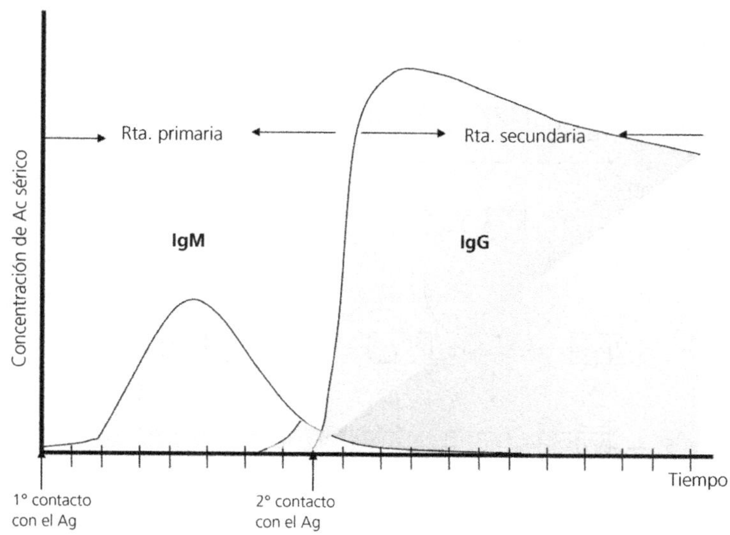

Fig. 35 | **Curva de producción de Ac durante la respuesta inmune primaria y secundaria.**

El cambio de isotipo o de clase (figura 36) en la respuesta secundaria garantiza diferentes funciones efectoras contra el mismo Ag. Existen cinco genes que codifican para las cinco clases de Ig (regiones constantes de las cadenas pesadas). Una vez se da la respuesta primaria, los LB cambian la clase de cadena pesada, por reordenamientos del DNA, en el cual se une otro exón de cadena pesada (diferente a μ), al exón variable reordenado durante la ontogenia, para permitir la transcripción de un nuevo isotipo con la misma región variable. El cambio de la cadena pesada es promovido por un gran número de citoquinas que inducen la unión entre dos segmento S (*Switch*) que preceden los exones que codifican para cada región de las cadenas pesadas. El segmento intermedio de DNA se corta y se elimina de la cadena original, quedando en forma circular.

El tipo de Ig encontrada en sangre permite identificar si se trata de una infección aguda por primera vez (elevados niveles de IgM), si es una enfermedad crónica o segunda exposición con el Ag aumento de los niveles de IgG que continua aumentando en un segundo examen o si se trata de un paciente que tuvo la enfermedad, pero que en el momento no está activa, niveles de IgG detectables, pero que no aumenta en un segundo examen.

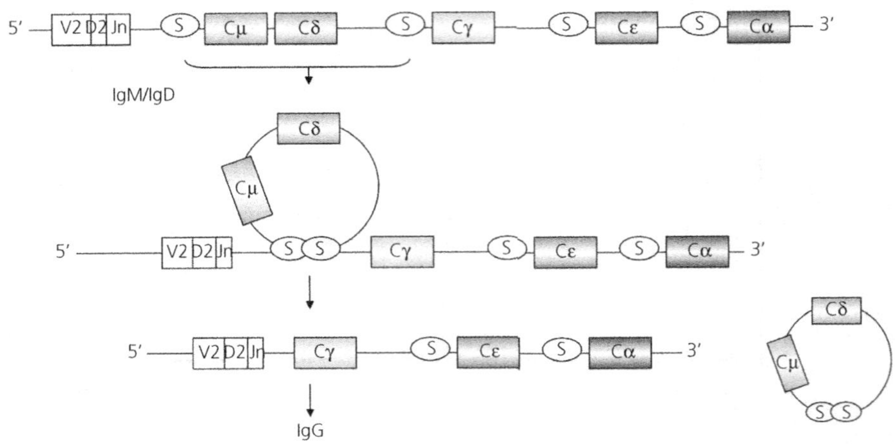

Fig. 36 **Cambio de la clase de Ig.** Existen cinco exones (cajas de colores): μ, δ, γ, ε y α, que codifican para las cinco clases de Ig. Estos segmentos se encuentran siempre en el mismo orden, inmediatamente, después de la región variable (caja blanca). Los segmentos S (*Switch*) que preceden los genes que codifican para cada región constante de las cadenas pesadas se unen, quedando en forma circular el DNA intermedio, el cual se corta y elimina de la cadena original. En este esquema se realizó el cambio de clase de IgM a IgG.

La respuesta efectora de la inmunidad humoral

Durante el desarrollo de la respuesta inmune humoral, se produce Ac en los centros germinales del tejido linfoide y los órganos linfoides secundarios, especialmente el bazo, los nódulos linfáticos y la médula ósea.

La mayoría de los Ag estimula la producción de Ac solo en presencia de los LTh, por lo cual se denominan Ag T dependientes. Cuando el LB reconoce el Ag mediante el BCR (Ig de superficie), el Ag es internalizado, procesado y unido al complejo mayor de histocompatibilidad clase II (CMH II para ser exhibidos en la superficie del LB, razón por la cual el LB también es una célula presentadora del Ag (CPA). Los LTh reconocen este complejo (CMH II/

péptido Ag), se activan y expresan moléculas coestimuladoras, como CD40, CD28 que se unen a sus respectivos receptores en el LB, estas señales junto con citoquinas promueven la activación del LB que ya ha reconocido el Ag, para su proliferación, maduración e hipermutación somática.

La mayoría de los LB madura en células plasmáticas productoras de grandes cantidades de Ac y los otros quedan como LB de memoria. Las células plasmáticas productoras de Ac permanecen en los folículos y contribuyen en la formación de los centros germinales.

La Ig que se produce en la respuesta primaria es la IgM, pero una vez los LTh secretan citoquinas se induce el cambio de clase de Ig principalmente en los LB que quedarán de memoria. La IL4 induce el cambio de clase a IgE e IgG_1; la IL5 y el TGF-β a IgA y el INF-γ a IgG_2. Los LB de memoria salen de los centros germinales y recirculan por los vasos sanguíneos y linfáticos como células maduras de larga vida, algunos LB de memoria migran a ciertos tejidos linfoides, por ejemplo, los LB IgA+ son preferencialmente dirigidos a el MALT y la glándula lagrimal (Austyn y Wood, 1994).

Los Ag T independientes, como los lipolisacáridos, son aquellos que pueden estimular los LB sin la colaboración del LTh. Debido a que no son proteínas no pueden ser reconocidos por los LTh, pero gracias a la conformación repetitiva de sus epítopes, logran activar los LB sin las otras señales coestimuladoras. Estos Ag no inducen la formación de centros germinales y, por tanto, son incapaces de inducir memoria, dado que sin la activación de los LTh no hay secreción de citoquinas, no hay cambio de clase de Ig, ni hipermutación somática, necesaria para la producción de Ac con alta afinidad por el Ag. Por todo lo anterior, los Ag T independientes solo estimulan la producción de IgM de baja afinidad en el primero y subsecuentes encuentros con el mismo Ag (Delves y Roitt, 2000).

Los Ac producidos por las células plasmáticas salen por vía sanguínea y linfática hacia el sitio de agresión y permanecen en circulación. Las células de la inmunidad innata que actúan en la inmunidad humoral son los granulocitos: neutrófilos, eosinófilos y basófilos, mastocitos y monocitos, los cuales conforman la rama efectora de la inmunidad humoral. La respuesta humoral está dirigida principalmente contra sustancias o microorganismos extracelulares. La producción de grandes cantidades de Ac facilita la eliminación del agente extraño en varias vías:

- Unión a microorganismos inhibiendo su capacidad de infectar más células. En las mucosas, previenen la adherencia y colonización.
- Unen y neutralizan toxinas.
- Activación del complemento, para la lisis del microorganismo.
- Actúan como opsoninas para aumentar la fagocitosis del microorganismo y ayudan en el reconocimiento de las células NK. Estas células reconocen el Ag, gracias a los receptores para la porción Fc de las Ig, confiriendo especificidad por el Ag sobre las células no específicas (figura 37).

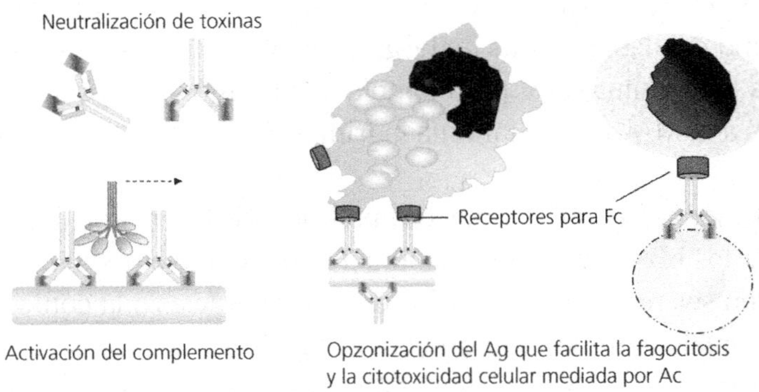

Fig. 37 **Mecanismos efectores de la inmunidad humoral.** Neutralización de toxinas y partículas virales por la unión Ag-Ac, activación del complemento por la vía clásica y opzonización de Ag para facilitar el reconocimiento del Ag por los fagocitos, mediado por receptores para la porción Fc (FcR) de las Ig y citotoxiedad medida por Ae al activar las células NK.

Resumen

- La unidad básica de las Ig consta de cuatro cadenas: dos cadenas pesadas (CH) y dos cadenas livianas (CL).
- El sitio de unión para el Ag está formado por la unión del domino variable de la CH y el domino variable de la CL, lo cual constituye

el idiotipo. Cada Ig posee dos sitios de unión para el Ag por lo cual se dice que las Ig son divalentes.

- Los dominios de las cadenas pesadas de las Ig que permanece relativamente constante y se les denomina colectivamente región constante.
- La clase de CH determina la clase de Ig o el isotipo lo cual determina la actividad biológica de esta: activar complemento, opsonizar, secreción, etc. Esta región (Fc) es reconocida por receptores Fc (FcR) encontrados en muchos tipos celulares.
- Existen cinco diferentes clases de Ig: IgG, IgA, IgM, IgD e IgE.
- Todas las clases de Ig se pueden encontrar unidas a la membrana del LB gracias a una secuencia carboxilo adicional, que la ancla a la membrana confiriéndole la especificidad al LB, ya que le sirve como el receptor para el Ag: BCR.
- El BCR está unido a dos proteínas transmembranales llamadas Igα e Igβ que están implicadas en la transmisión de señales en el interior del LB una vez el BCR se ha unido el Ag.
- El LB reconoce el Ag en su forma nativa o conformacional.
- La unión Ag-Ac se da gracias a la complementariedad de cada uno. El Ac no solo reconoce las secuencias químicas del epítope, sino también la forma total de la molécula y la localización del epítope tridimensionalmente.
- El LB requiere la ayuda del LTh para activarse totalmente, producir grandes cantidades de Ac y generar memoria. Esta ayuda es mediada por citoquinas e interacciones celulares por medio de moléculas de superficie tales como CD40-ligando CD40.
- La respuesta humoral a un Ag T dependiente genera: desarrollo de memoria, mayor respuesta secundaria, cambio de isotipo, maduración de la afinidad.
- El LB es la única célula capaz de producir Ac, siendo la responsable de la inmunidad humoral; además, el LB también puede actuar

como una CPA, ya que expresa moléculas clase II del MHC, procesa y presenta los Ag en este contexto de histocompatibilidad.

Preguntas de revisión

1. Realice un dibujo de la unión del BCR con el Ag e identifique: cadena liviana, cadena pesada, región constante, región variable, región amino terminal, región carboxilo terminal, Igα e Igβ. Describa la función y la estructura de estas últimas moléculas.
2. ¿Es posible que un LT y LB que se active por diferentes Ag se colaboren? ¿A qué se le denomina interacción *cognate*? Explique la diferencia.
3. ¿Cuándo se da el cambio de clase también se hace cambio del idiotipo? ¿Por qué?
4. Después de la respuesta secundaria los títulos de Ac permanecen altos toda la vida. ¿Por qué? ¿Por qué otras veces esto no ocurre?
5. ¿A qué edad el niño alcanza los valores normales del adulto? Realice la curva de la concentración sérica de los diferentes isotipos en los primeros años de vida.
6. ¿Cuál es la importancia de la lactancia y la inmunidad pasiva que le da la madre durante la gestación? Explique qué diferencias hay entre inmunidad pasiva y activa.
7. ¿Cuál es la función de los Ac en la eliminación del Ag?
8. ¿Qué son los determinantes isotípicos, idiotípicos y alotípicos? ¿Cómo podría generar Ac contra cada uno de estos determinantes?
9. ¿Es posible encontrar una Ig con CH μ unida a una CL κ y λ? ¿Qué determina que se κ o λ? ¿Qué pasaría si se cambiara la CL?
10. ¿La respuesta de Ac frente a una bacteria es monoclonal o policlonal? ¿A este respecto cómo son los Ac séricos en un individuo
11. ¿Qué son los Ac monoclonales?, ¿cómo se generan?, y ¿cuál es su importancia?

12. Explique el fundamento de la prueba de ELISA, investigue en qué tipo de exámenes se utiliza esta técnica.

Referencias

Austyn, J. y Wood, K. (1994). *Principles of Cellular and Molecular Immunology* (2ª ed.). Hong Kong: Oxford University Press.

Baumgarth, N. (2000). A two-phase model of B-cell activation. *Immunology Review, 176*, 171-180.

Delves, P. y Roitt, I. (2000). The immune system. Second of two parts. *The New England Journal of Medicine, 343* (2), 108-117.

Reth, M. (1991). Signal transduction in B cells. *Current Opinion in Immunology, 3* (3), 340-344.

Parslow, T, Stites, D., Terr, A. y Imboden, J. (2002). *Inmunología básica y clínica* (10ª ed.). México: Manual Moderno.

Paul, W. (2003). *Fundamental Immunology* (5ª ed.). Philadelphia: Lippincott-Raven.

Pepose, J. S, Gary, N. H. y Kirk R. W. (1996). *Ocular Infection & Immunity* (1ª ed.). St. Louis, Missouri: Mosby.

Complejo mayor de histocompatibilidad (CMH)

Los LT reconocen el Ag solo si este es degradado (fragmentado en pequeños péptidos) y exhibido sobre la superficie de una célula del huésped, unido a unas proteínas del complejo mayor de histocompatibilidad (CMH). Estas moléculas son glicoproteínas de superficie, descubiertas en la década de los cincuenta, responsables del rechazo de trasplantes entre diferentes individuos de la misma especie. La función del CMH es unir y presentar los péptidos del Ag a los LT; estas proteínas son receptoras de péptidos con cierta especificad, aunque cada molécula puede unir millones de diferentes ligandos. Para que la unión ocurra, el Ag se debe fragmentar en péptidos de una longitud definida, no mayor de nueve a doce aminoácidos, puesto que la especificidad radica en la secuencia y en la carga de los aminoácidos, ya que es necesaria la complementaridad por lo menos en dos residuos de las nueve o diez posiciones que tiene el péptido (Rammensee, Falk y Rotzschke, 1993).

El CMH en los humanos se denomina sistema HLA de las iniciales de *Human Leucocytes Antigens*, ya que fueron inicialmente encontradas en los leucocitos y se les denomina Ag, porque inducen la respuesta inmune cuando se inoculan en otro individuo; como se mencionó, los Ag de histocompatibilidad son responsables del rechazo de los trasplantes. Sus genes son codominantes y se localizan en el brazo corto del cromosoma 6 (6p21). Todos los genes del CMH son extremadamente polimórficos, encontrándose muchas variantes alélicas, aproximadamente cincuenta o más para cada gen. El CMH humano se divide en tres regiones, clase I, II y III, los cuales son estructural y funcionalmente diferentes.

Los genes clase I codifican para la cadena α de la molécula clase I, la otra cadena, la β2 microglobulina es codificada en el cromosoma 15 (no es polimórfica). Existen más de veinte genes clase I, pero solo tres (HLA A, B y C) son importantes a nivel inmunológico. Los genes clase II codifican para las cadenas α y β de las proteínas clase II (figura 38) y comprenden cinco genes: HLA DR, DP, DQ, DM y DO; los dos últimos son pseudogenes no funcionales. Los genes de la clase III no codifican moléculas de histocompatibilidad, se trata de los genes para las proteínas del complemento (C2, C4 y el factor B), el gen para el factor de necrosis tumoral, entre otros (Klein y Sato, 2000).

Los genes del HLA son heredados como un haplotipo de manera mendeliana de cada padre. La segregación en una familia pude ser así: dos hermanos tiene el 25% de probabilidad de ser genotípicamente idénticos, un 50% de probabilidad de compartir un haplotipo y un 25% de no compartir ningún haplotipo. Sin embargo las combinaciones de los antígenos de diferentes loci HLA, en un haplotipo, son enormes por lo cual es casi imposible encontrar un individuo en la especie que comparta exactamente todo el CMH; además, su distribución y frecuencia varia ampliamente entre los diferentes grupos étnicos. El polimorfismo no se encuentra en toda la molécula, la variabilidad se centra en la región unidora de péptidos, el cambio de un aminoácido en la cadena altera la especificidad de la molécula por el péptido antigénico. Ha sido postulado que la diversidad del polimorfismo del CMH ha evolucionado bajo una presión selectiva en diferentes áreas geográficas: la prevalencia de agentes infecciosos. Corroborando lo anterior, se han reportado alelos que confieren resistencia a la enfermedad infecciosa en áreas endémicas; además, las personas que son heterocigotas tienen mayor resistencia que las homocigotas, ya que pueden presentar un mayor rango de péptidos a los LT. Los estudios genéticos también han demostrado que ciertos alelos HLA tienen un mayor riesgo de tener enfermedades autoinmunes. Por ejemplo, el 90% de los pacientes con espondilitis anquilosante tiene el antígeno HLA-B27. La naturaleza de la asociación de la enfermedad con marcadores HLA no ha sido totalmente elucidada (Klein y Sato, 2000).

El CMH es el sistema más polimórfico conocido en los seres humanos. Las investigaciones recientes han revelado que esta variabilidad podría ser mayor de la conocida hasta el momento. Para el locus HLA-A se han reportado 24 especificidades antigénicas y 303 alelos, HLA-B: 55 especificidades y 559 alelos, HLA-C: 9 especificidades y 150 alelos y para el HLA-DRb1: 17 especificidades antigénicas y 362 alelos (Choo, 2007).

En general, los Ag de histocompatibilidad son proteínas globulares pertenecientes a la superfamilia de las inmunoglobulinas. Tienen una porción extracelular que es la encargada de unir los péptidos antigénicos propios o extraños, una porción transmembranal y una cola citoplasmática que ancla la molécula a la membrana celular (Paul, 2003).

Las moléculas clase I son expresadas en todas las células nucleadas excepto en los glóbulos rojos. La cadena α tiene tres dominios, α_1, α_2, α_3, una región transmembranal y una cola citoplasmática. La β_2 microglobulina es la cadena que estabiliza la molécula, se une no covalentemente al dominio α_3. Este dominio es altamente conservado en todas las moléculas clase I y contiene las secuencias que son reconocidas por el antígeno CD8 de los LT citotóxicos. Los dominios α_1 y α_2, forman el sitio de unión al péptido antigénico. Ocho láminas β plegadas entre los dos dominios constituyen el piso de la hendidura o "bolsillo antigénico", y dos α hélices forman las paredes de este; cada una correspondientes a un dominio (figura 38).

La extensión de la hendidura para los HLA clase I es de ocho a diez aminoácidos, por lo cual los péptidos que se unen no pueden ser de mayor longitud, ya que estos deben acoplarse en su totalidad para interactuar con los residuos del CMH que forman la hendidura; esta forma y localización de cada molécula varía de acuerdo con el alelo heredado por cada individuo. Por esta razón, es necesario el polimorfismo de los genes del CMH, para garantizar la unión de todos los posibles péptidos antigénicos existentes (Rammensee, Falk y Rotzschke, 1993).

La función de las moléculas clase I es reportar cualquier evento intracelular al sistema inmune, más específicamente a los LT citotóxicos (bacterias, parásitos intracelulares, virus o transformaciones celulares). Ya que todas las células tienen MHC clase I, excepto los glóbulos rojos, cualquier célula infectada o alterada puede ser reconocida por los LT citotóxicos y se convertirá en blanco de la respuesta inmune. Cada proteína (HLA-A, HLA-B y HLA-C) se expresa a razón de 10^5 veces por célula, lo que garantiza una gran carga antigénica, capaz de activar a los LT. En el caso de los tejidos inmunoprivilegidos, como la córnea, la expresión de los HLA clase I es más baja, de forma que si se mantienen las otras condiciones del inmunoprivilegio, no ocurrirá el rechazo, a pesar de la falta de compatibilidad entre el receptor y el donante; sin embargo, si el sistema inmune del huésped logra tener acceso al tejido trasplantado: por ejemplo, en el caso de neovascularización, la córnea trasplantada será rechazada (Pepouse, Gary y Kirk, 1996).

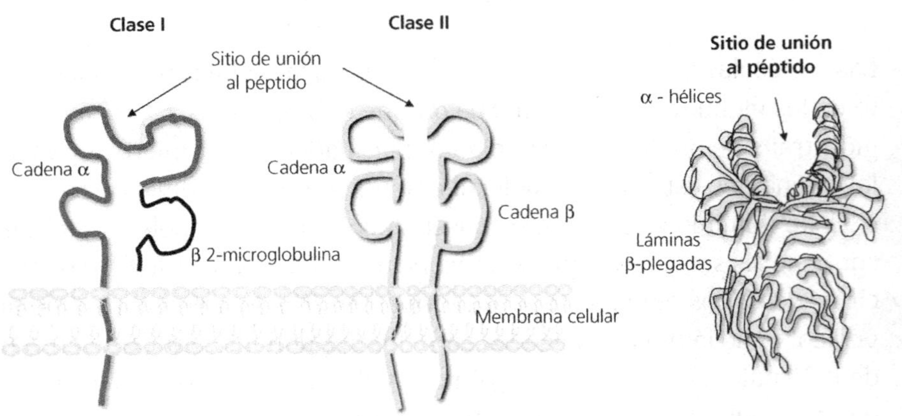

Fig. 38 **Estructura de las moléculas del complejo mayor de histocompatibilidad (CMH).** Las moléculas clase I constan de una cadena-α (rojo) y la β2 microglobulina (negro). La clase II tiene dos cadenas α y β (azul). A la derecha la estructura tridimensional del sitio de unión al péptido antigénico.

Las moléculas de clase II están compuestas por dos cadenas polipeptídicas diferentes denominadas α y ß. Cada una contiene dos dominios externos: α_1, α_2, y β_1 y β_2. El dominio distal de la molécula de clase II del CMH está compuesto por los dominios α_1 y β_1, que forman una hendidura de unión al antígeno (figura 38), ya que la hendidura esta constituida por dos cadenas, la secuencia de péptidos que recibe es relativamente más grande que en CMH clase I, de terce a dieciocho aminoácidos. Los dominios α_2 y β_2 son los más proximales a la membrana celular y el sitio de unión al CD4 en los LT ayudadores. Las moléculas de histocompatibilidad clase II solo se expresan sobre las células presentadoras del Ag (CPA), células dendríticas, macrófagos y LB, y LT activados. En la córnea solo las células de Langerhans tienen CMH clase II, sin embargo, se ha demostrado que con diferentes estímulos, citoquinas y mediadores, las células epiteliales y los queratocitos pueden expresar las moléculas clase II, posibilitándolas para servir como CPA, hecho que no ha sido demostrado in vivo (Iwara, Kiriroshi, Root, Yagihashi y Thoft, 1992). La función del CMH clase II es presentar péptidos antigénicos extracelulares a los LTh, para su activación y posterior liberación de citoquinas que amplifican y dirigen la respuesta inmunológica dependiendo de la CPA, el Ag, el microambiente, etc.

Procesamiento del Ag, vía de presentación endógena o citosólica

La cadena α y la β_2 microglobulina que constituyen las moléculas clase I, son sintetizadas en el retículo endoplásmico (RER), donde se ensamblan en un heterodímero relativamente inestable a temperatura fisiológica. Todas las proteínas, propias o extrañas que se encuentran en el citoplasma de una célula, son degradadas por un complejo proteolítico grande dependiente de ATP, denominado proteosomas (figura 39). Los péptidos generados por esta vía (vía ubiquitina) generalmente son de diez a ocho aminoácidos, extensión necesaria para su asociación con el CMH clase I. Los genes que codifican los proteosomas (Lmp2 y Lmp7) también se localizan en el cromosoma 6 en la región del CMH-II. Posteriormente, los péptidos se translocan en el interior por medio de canales llamados proteínas transportadoras de péptidos (TAP1 y TAP2). Una vez dentro del RER, los péptidos se unen a las moléculas CMH clase I que se están produciendo en el RER; esta unión depende de la afinidad del péptido por el sitio de unión en la molécula de histocompatibilidad, cada alelo clase I une un número limitado de péptidos. El ensamble de las dos cadenas con el péptido antigénico es esencial para estabilizar el complejo y permite su transporte a través del aparato de Golgi hacia la superficie celular, para ser reconocido por los LTc (Parslow, Stites, Terr e Imboden, 2002; Neefjes y Momburger, 1993).

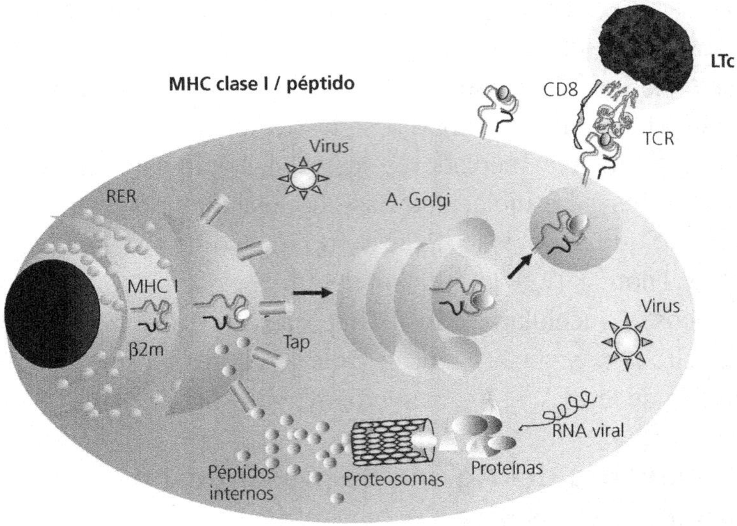

Fig. 39 **Vía de procesamiento del antígeno endógena.** Las proteínas en el citoplasma son degradadas por los proteosomas en péptido, entran al retículo endoplasmático rugoso (RER), mediante los canales Tap (proteínas transportadoras de péptido) y se unen al CMH clase I, el aparato de Golgi transporta el complejo CMH clase I /péptido antigénico a la superficie para ser reconocido por el LT citotóxico.

Procesamiento del Ag, vía de presentación exógena o endocítica

Los antígenos que van a ser presentados por vía exógena o endocítica son proteínas producidas fuera de la célula presentadora del Ag y son internalizados por endocitosis o fagocitosis (figura 40). Las moléculas del CMH clase II se sintetizan en el RER, al igual que las moléculas del CMH clase I. Las cadenas α y β se sintetizan por separado y después se ensamblan por un proceso facilitado por las chaperonas, proteínas como la calnexina que se encuentran en el retículo, finalmente se une a una proteína denominada cadena invariante, que estabiliza la molécula y bloquea la hendidura antigénica, para prevenir la unión con los péptidos endógenos; de esta manera, se empaca en el aparato de Golgi y dirige a la vía endocítica, a fin de que las moléculas del CMH clase II unan los péptidos generados por la degradación de los antígenos recién endocitados o fagocitados. En la vesícula endocítica el Ag es degradado mediante las proteasas lisosomales, cuando las moléculas del CMH clase II se expone a este ambiente, la cadena invariante se degrada en péptidos llamados CLIP, que son removidos por el HLA- DM y facilita la unión del péptido al sitio de unión al Ag, que ahora está libre. El complejo CMH-II/péptido sale a la membrana celular por exocitosis es estable y puede permanecer en la superficie celular durante días para interactuar con el LTh CD4 positivo (Neefjes y Momburg, 1993).

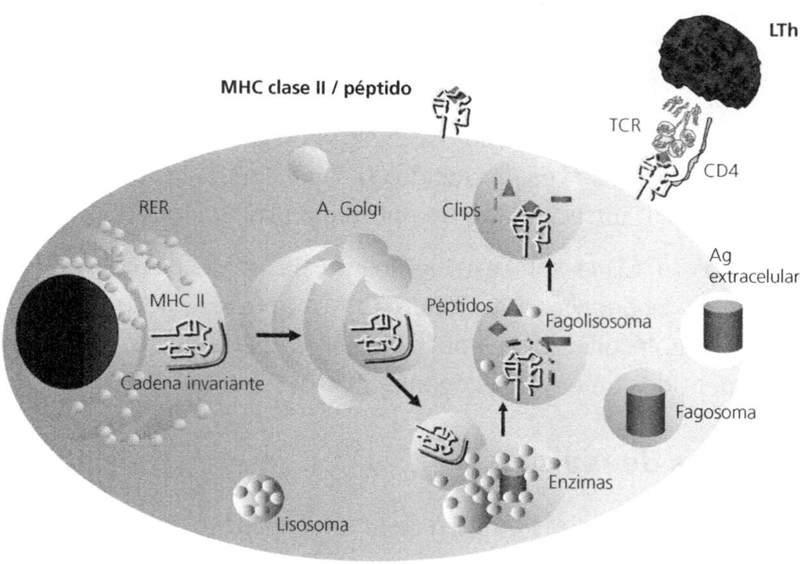

Fig. 40 **Vía de procesamiento del Ag exógeno.** Las moléculas del CMH clase II producido en el RER unidas a la cadena invariante, se transportan hacia la vía endocítica, donde las enzimas lisosomales rompen la cadena invariante, posibilitando la unión a los péptido formados por la degradación del Ag fagocitado o endocitado. El complejo CMH II/péptido extraño sale a la superficie durante la exocitosis y es reconocido por los LT ayudadores (LTh).

Resumen

- El complejo mayor de histocompatibilidad (CMH) es una región de genes (localizados en el cromosoma 6) muy polimórficos. Existen dos tipos de moléculas o Ag CMH: clase I y clase II.

- Cada gen del CMH tiene un gran polimorfismo (muchos alelos) en la población, lo cual hace que cada individuo sea diferente a otro en su HLA, de ahí su importancia en los trasplantes.
- La principal función del CMH es unir fragmentos de proteína, formando complejos que pueden ser reconocidos por los LT.
- Las moléculas o antígenos del complejo mayor de histocompatibilidad (CMH) clase I son proteínas de membrana que se encuentran en todas las células nucleadas; los de clase II solo sobre las células presentadoras del Ag (CPA).
- Las moléculas del CMH clase I presentan el Ag extraño a los LT CD8+ (CD8 se une a los Ag clase I). En general, el Ag presentado por el CMH clase I es producido en el interior de la célula, ya sea por un parásito intracelular o una proteína propia alterada (Ag endógeno).
- Los LT CD4+ son restringidos por las moléculas clase II del CMH, solo reconocen el Ag unido a los Ag clase II, porque CD4 se une a las moléculas clase II del CMH. Los Ag clase II se unen y presentan péptidos de origen exógeno.

Preguntas de revisión

1. De acuerdo con la región de unión en las moléculas del CMH clase I y II, ¿esta unión es específica?, ¿cómo se hace esta unión?, y ¿cuántos aminoácidos máximos puede tener este péptido?
2. Dibuje el complejo HLA en el cromosoma 6. Los genes del CMH son los más polimórficos en el genoma de todas las especies. En el ámbito inmunológico, ¿para qué nos sirve este polimorfismo?, ¿qué posibilidad puede haber de encontrar dos individuos con el mismo HLA?
3. Realice un esquema comparativo de la vía de procesamiento y presentación de Ag endógenos y exógenos.

4. Complete el siguiente cuadro

CPA	Expresión de CMH clase II	Modo de captación del Ag
Macrófago		
LB	Espontánea, aumentada por el INF-γ	
C. Dendrítica		
C. Endotelial		

5. ¿Por qué se dice que los genes clase II del CMH son los genes que controlan la respuesta de Ac?

6. ¿Cómo es la expresión de los HLA en los tejidos oculares?

7. ¿En qué consiste el rechazo de un trasplante, qué papel desempeñan las moléculas de histocompatibilidad? Documéntese acerca del trasplante de córnea, ¿cuándo se utiliza, es exitoso?, ¿por qué?, ¿cuándo hay rechazo?

Referencias

Choo, S. Y. (2007). The HLA System: Genetics, Immunology, Clinical Testing, and Clinical Implications. *Yonsei Medical Journal, 48* (1), 11-23.

Klein, J. y Sato, A. (2000). The HLA system. First of two parts. *The New England Journal of Medicine, 343* (10), 702-709.

Iwara, M., Kiriroshi, A., Root, M., Yagihashi, A. y Thoft, R. (1992). Regulation of HLA Class II Antigen Expression on Cultured Corneal Epithelium by Interferon-gamma. *Investigative Ophthalmology & Visual Science, 33* (9), 2714-2721.

Neefjes, J. y Momburg, F. (1993). Cell biology of antigen presentation. *Current Opinion in Immunology, 5*, 27-34.

Parslow, T., Stites, D., Terr, A. e Imboden, J. (2002). *Inmunología básica y clínica* (10ª ed.). México: Manual Moderno.

Paul, W. (2003). *Fundamental Immunology* (5ª ed.). Philadelphia: Lippincott-Raven.

Pepose, J. S., Gary, N. H. y Kirk R. W. (1996). *Ocular Infection & Immunity* (1ª ed.). St. Louis, Missouri: Mosby.

Rammensee, H., Falk, K. y Rotzschke, O. (1993). Peptides naturally presented by MHC class I molecules. *Annual Review of Immunology, 11*, 213-244.

La inmunidad celular y los linfocitos T (LT)

Las funciones efectoras del sistema inmune son realizadas por una gran variedad de células, a medida que se amplía nuestro conocimiento entendemos la complejidad de este sistema que incrementa paralelo a las nuevas poblaciones y subpoblaciones de células que surgen de la identificación fenotípica, genotípica, molecular y funcional, para regular y ejecutar cada una de las actividades del sistema.

Inicialmente se diferenciaban dos poblaciones de linfocitos: LB (Igs^+) y LT ($TCR/CD3^+$); posteriormente, la población de células T se subdividió, con base en la expresión de marcadores de superficie, en LTh (*helpers*) ($CD4^+$) y LTc (citotóxicos) ($CD8^+$). La diferenciación del linaje de las células T, depende del movimiento activo de los progenitores hematopoyéticos de la médula ósea, por vía sanguínea hacia el timo. La secuencia de maduración inicia en la corteza y finaliza en la médula tímica, con una rápida proliferación acoplada a una enorme rata de muerte, entre el 95% y el 99% de los linfocitos que entran al timo sufren apoptosis. Cuando los progenitores tímicos entran en la corteza, no poseen ningún marcador de superficie que los identifique como LT, son triple negativos ($CD3^-$ $CD4^-$ $CD8^-$); posteriormente adquieren el CD3 y luego CD4 y CD8 (doble positivos), reordenan los genes que codifican para el TCR y finalmente regulan negativamente uno de sus marcadores CD4 o CD8 para ser LT vírgenes funcionales, ayudadores o citotóxicos, y salen del timo, vía capilares venosos.

Los LTh ($CD3^+$ $CD4^+$) tienen la propiedad de orquestar la respuesta inmune innata y adaptativa, por las citoquinas que elaboran. Dependiendo del patrón de citoquinas secretadas, factores transcripcionales y algunos marcadores de superficie se clasifican en diferentes subclases, LTh_1, LTh_2, $LTh1_{17}$ y LT reguladores (LTreg) (Reinhardt et ál., 2006). Los LTc ($CD3^+$ $CD8^+$) son los encargados de la inmunidad celular; su principal función, consiste en inducir la muerte de las células anormales o infectadas para prevenir el desarrollo de tumores y eliminar los patógenos intracelulares (Chávez et ál., 2009). Los LT $CD8^+$ fueron también clasificados como LT supresores; sin embargo, la falta de un marcador que las diferenciara de las LTc convencionales, ocasionó bastante controversia, acerca de su existencia. En la actualidad, los LT supresores se han reconocido como LTreg $CD8^+$, los cuales no se generan naturalmente en el timo, sino solo después de la estimulación antigénica, principalmente cuando el Ag es introducido en sitios inmunoprivilegiados, como en la cámara anterior del ojo (Lu y Cantor, 2008).

Los LT son células con reconocimiento específicos, gracias a la expresión de un receptor para el Ag (TCR). La principal característica del TCR es la restricción del CMH, es decir, reconoce el Ag degradado en pequeños péptidos y unidos al CMH propio, diferente a los LB que reconocen el Ag sin modificaciones como entra al organismo por medio de su Ig de superficie que actúa como su receptor para el Ag (BCR).

El receptor de la célula T (TCR)

El TCR es una glicoproteína de superficie que, a diferencia de las Ig, nunca se secreta. En la mayoría de los LT, está constituido por cadenas α y β, y un pequeño porcentaje de LT por cadenas $\gamma\delta$ que se localizan preferencialmente en piel y mucosas, con un repertorio limitado. Las cadenas $\alpha\beta$ tienen dos dominios extracelulares, uno variable y otro constante, una región trasmembranal y una corta cola citoplamática rica en lisina con las que se realiza la interacción con CD3, esta es la molécula que realiza la trasmisión de señales al núcleo una vez ocurre el encuentro con el Ag. El antígeno CD3 está constituido por tres dímeros: $\gamma\varepsilon$, $\delta\varepsilon$, y $\zeta\zeta$. A diferencia de las cadenas α/β del TCR, las moléculas del CD3 no son variables, no tienen contacto con el Ag y tienen colas citoplasmáticas largas con secuencias ricas en tirosinas, las cuales se fosforilan cuando ocurre la unión del TCR con el CMH/péptido antigénico, iniciando la activación del LT (Smith-Garvin, Koretzky y Jordan, 2009).

El dominio variable de la cadena α y β forma el sitio de unión a este complejo. Como en las Ig, se han demostrado tres regiones hipervariables o determinantes de complementariedad (CDR): dos relacionadas con el reconocimiento de las alfa hélices del CMH y una para el reconocimiento del péptido Ag (figura 41).

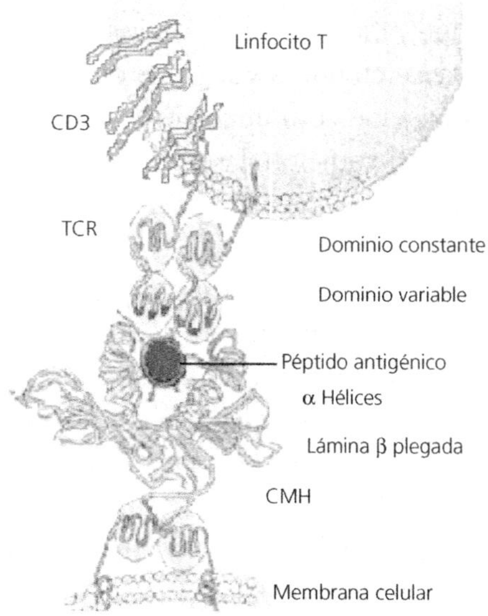

Fig. 41 **El receptor de la célula T (TCR).** Constituido por dos cadenas α y β y la molécula CD3. Se observa cómo se realiza el reconocimiento del complejo CMH/péptido extraño, el TCR reconoce las α-hélices del CMH y el péptido antigénico como una unidad. Fuente: Sinha, López y McDevitt (1990).

Los genes que codifican el TCR, al igual que en las Ig, son ensambladas de múltiples segmentos genéticos variables (V), de diversidad (D) y de unión (J), los cuales se reordenan somáticamente durante el desarrollo temprano del LT. Estos reordenamientos forman la base de la generación de diversidad y del control de la expresión del TCR, necesario para reconocer y responder a un universo de Ag (Zouali y Maclennan, 1992).

Existen tres vías principales por las cuales un número limitado de elementos génicos pueden generar un repertorio virtualmente ilimitado de receptores. La *unión combinatoria* se refiere a los procesos de recombinación que originan una mezcla al azar entre diferentes segmentos genéticos de cada región. En la cadena α (cromosoma 14) hay aproximadamente cien segmentos V y cincuenta J que podrían formar 5000 diferentes cadenas α.

En la cadena β (cromosoma 7), hay aproximadamente veinticuatro segmentos V: dos D y doce J, que generarían quinientas cadenas diferentes. Los polimorfismos identificados en las regiones V de las dos cadenas incrementan el número de elementos variables disponibles en el repertorio de un individuo. La asociación combinatoria es la unión entre las cadenas que resulta en un mecanismo adicional que amplifica el repertorio de cada cadena (Schatz, Oettinger y Schlissel, 1992).

La *diversidad de la unión*: se presenta durante la recombinación y se debe a que las uniones de los segmentos codificadores son muy imprecisas, observándose delección y adición de nucleótidos. Hay dos tipos de inserciones: N es la adición de nucleótidos al azar introducidos por la desoxynucleotidil transferasa terminal (TdT), y las inserciones P, que representan la adición de nucleótidos en molde. En la cadena β la presencia de la región D suma en la generación de diversidad, ya que su estructura permite la lectura en todos los tres marcos de lectura.

El reordenamiento solo ocurre cuando los genes involucrados son flanqueados por las señales de recombinación (SR). Estas consisten de un heptámetro palindrómico y un monómero rico en A/T separados por un espaciador de doce o veintitrés pb. La recombinación requiere que sea entre dos SR con espaciadores de diferentes longitud (regla 12/23) (figura 42). Las SR son altamente conservadas y son el blanco de la actividad de la recombinasa, RAG-1 y RAG-2, la cual solo se expresa durante el desarrollo de los LB y LT, una sola recombinasa cataliza todos los reordenamientos VDJ en el LB y LT, de manera que son estado y sitio específicos. La recombinación ocurre en estados ordenados, el reordenamiento de D a J precede el de V a DJ y la cadena β se reordena primero que la cadena α y es sitio específico, porque aunque los reordenamientos DJ de la cadena β y de las cadenas pesadas de las Ig se dan invariantemente en las dos líneas celulares, los LB nunca completan el reordenamiento del TCR ni los LT completan el reordenamiento de las Ig. Los estudios en líneas de LT inmaduras han reportado que la transcripción de los segmentos V y J que se encuentran en línea germinal, no reordenados, preceden o se da durante la recombinación haciendo asequibles estos genes al reordenamiento, lo que se correlaciona directamente con el modelo propuesto en el control de la recombinación en las Ig.

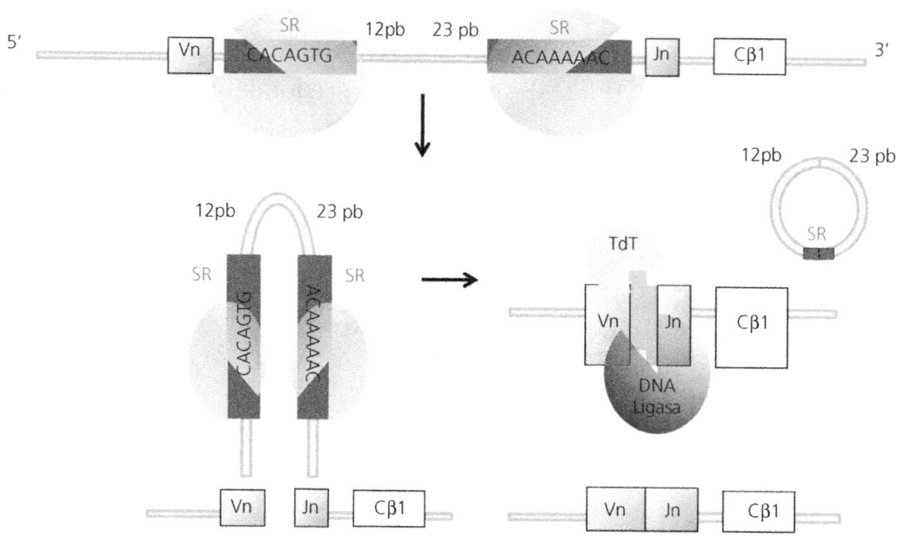

Fig. 42 **Mecanismo de recombinación de la cadena α del TCR.** Como en las Ig los segmentos que codifican la región variable, están flanqueados por las secuencias de recombinación (SR),* las cuales son reconocidas por la recombinasa (RAG); las SR se unen y se corta el DNA entre los segmentos V-J. La dexosinucleotidil-tranferasa-terminal (TdT) adiciona pares de bases entre los dos segmentos y finalmente son unidos por la DNAligasa. *Las SR: consisten de un heptámetro palindrómico y un monómero separados por un espaciador de doce o veintitrés pares de bases (pb).

Así, el transcripto de línea germinal (estéril) de un gen V o J controla el sitio específico, el inicio de la recombinación y el transcripto productivo del gen reordenado o su producto proteico controla negativamente el reordenamiento del otro alelo. Esta exclusión alélica explica por qué se realiza un solo reordenamiento para cada cadena β. Sin embargo, la regla no se cumple para la cadena α, en la cual ocurre el proceso en los dos alelos, incluso el segundo reordenamiento puede deleccionar el primero, aun en LT inmaduros que ya expresan TCRαβ+. Es posible que se requiera una señal adicional a la expresión del TCR, como la traducción de otros marcadores durante la selección positiva en el timo; sin importar el mecanismo, la exclusión alélica también se da para la cadena α, ya que cada LT maduro solo expresa una cadena α (Zouali y MacLennan, 1992).

El desarrollo de la diversidad durante la ontogenia ha mostrado patrones de reordenamiento diferentes, mientras que los genes VDJ proximales o centrales son frecuentemente utilizados en estados tempranos del desarrollo, los segmentos VDJ distales son usados predominantemente en el adulto, lo que indica un repertorio limitado durante la vida fetal que se expande durante el desarrollo de manera controlada.

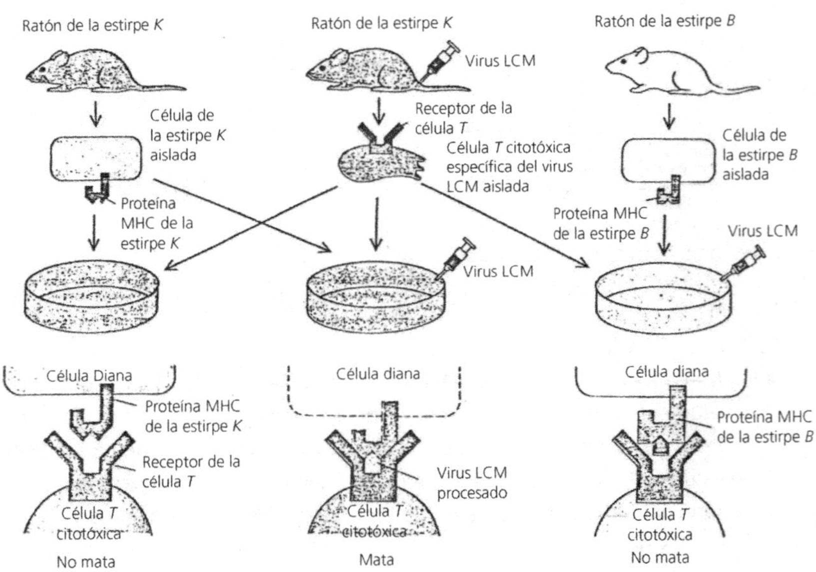

Fig. 43 | **Experimento de Zinkernagel y Doherty (1974).** Demostró que los LT solo reconocen las células infectadas cuando comparten el mismo CMH. Fuente: Zinkernagel y Doherty (1974).

El TCR es incapaz de reconocer el Ag como llega, requiere la degradación del Ag en pequeños péptidos y su unión con el CMH, por tanto, lo que reconoce es la combinación de un fragmento del Ag con el CMH. Llegar a esta conclusión tomó varios años de estudio, pues inicialmente se planteó el reconocimiento dual, dos receptores, uno que identifica el CMH y otro que identifica el Ag, hasta que se describió el fenómeno de la restricción. Zinkernagel y Doherty en 1974 comprobaron que las células T de ratones K inmunizados con el virus de LCM (coriomeningitis linfocítica) solo eliminaban las células infectadas que tenían el CMH de la misma cepa (k); en otras palabras, los LT citotóxicas solo eran específicas para las células propias (CMH K) infectadas con el virus, pero no podían eliminar las células infectadas por el mismo virus de otras estirpes de ratones, ya que no compartían el mismo CMH que los LT (figura 43).

LTh (TCR/CD3^{+} CD4^{+}) y la producción de citoquinas

Durante una respuesta inmunológica, las células del sistema inmune deben coordinar todas las acciones inductoras y efectoras para favorecer la inmunidad protectora que pueda eliminar el patógeno. Por ejemplo inmunidad protectora contra un microorganismo de tipo intracelular debe involucrar mecanismos de defensa citotóxicos, mientras que la neutralización y destrucción de toxinas solubles o microorganismo extracelulares requiere la respuesta de Ac o inmunidad humoral. La selección entre las diferentes ramas efectoras de la inmunidad es importante para asegurar la destrucción del Ag. La evidencia sugiere que los mayores responsables de esta selección son los LTh; la inmunidad celular o humoral parece ser dos respuestas recíprocamente controladas, tanto que la inducción de una inmunidad generalmente lleva a la supresión de la otra.

Después de la activación, los LTh secretan muchas proteínas solubles o citoquinas las cuales son proteínas encargadas de la comunicación celular; su acción es pleiotrópica y a corta distancia, aunque algunas pueden actuar en sitios lejanos de donde se producen. Las citoquinas se han dividido en muchas familias: las interleuquinas (IL), factores estimuladores de crecimiento (FSC), interferones (INF), factores de necrosis tumoral (FNT) y quemoquinas, citoquinas que promueven la quimiotaxis y otras funciones inflamatorias (tabla 2).

Tabla 2 Citoquinas y su acción

Citoquinas		Función
interferón (INF)	INF-α y β	Producido por las células infectadas, interfiere en la replicación viral.
	INF-γ	Producido por los LT y macrófagos, promueve la inmunidad celular. Aumenta la expresión de CMH, activa macrófagos, neutrófilos y células NK.
Factor de necrosis tumoral (TNF)	TNF-α	Citoquina pro inflamatoria. Necrosis tumoral. Responsable de la pérdida de peso (caquexia) asociada a la inflamación crónica. Promueve la hematopoyesis.
	TNF-β	Efecto citotóxico y otros similares al TNF-α.
Factores estimuladores de colonias (CSF)	CSF-GM	Estimula la diferenciación y crecimiento de los neutrófilos y monocitos.
	CSF-E	Estimula la diferenciación y crecimiento de los eosinófilos.
Factor transformante de crecimiento beta (TGF-β)	TGF-β	Aumenta la producción de colágeno, induce el cambio a IgA, es proinflamatoria localmente e inmunosupresora en el nivel sistémico. Principal citoquina en el humor acuoso, implicada en la desviación inmune asociada a la cámara anterior (ACAID).
Interleuquinas (IL)	IL-2	Induce la proliferación de los LT.
	IL-3	Promueve la diferenciación de precursores hematopoyéticos. Estimula el crecimiento de mastocitos y liberación de histamina.
	IL-4	Induce el cambio a IgE e IgG_1, factor de maduración para los LB. Estimula la expresión de CMH II. Estimula el crecimiento y funciones de mastocitos y eosinófilos.
	IL-5	Induce el cambio a IgA, factor quimitáctico de los eosinófilos, estimula su crecimiento y diferenciación.
	IL-6	Factor de maduración de los LB, estimula la secreción de Ac. Citoquina proinflamatoria.
	IL-8	Factor quimiotáctico para los neutrófilos.
	IL-10	Inhibe la producción de las citoquinas por los LTh1. Suprime la inmunidad celular.
	IL-13	Efectos similares a la IL-4.

Mosmann Cherwinski, Bond, Giedlin y Coffman (1986) determinaron las primeras subpoblaciones de linfocitos T ayudadores, los LTh_1 y LTh_2. Los LTh_1 estimulan la inmunidad celular; predominantemente elaboran citoquinas como la IL-2, el INF-γ y el FNT-α, requeridas para la eliminación de virus y microorganismos intracelulares. Los LTh_2 sintetizan una serie de interleuquinas (IL) incluyendo IL-4, IL-5, IL-6 e IL-13 que son implicadas en la promoción de la inmunidad humoral, la protección contra patógenos extracelulares y la inducción de la respuesta alérgica.

Muchos estudios han documentado numerosos ejemplos de la acción reguladora de los LTh, de acuerdo con el patrón de citoquinas que secretan. Los LTh_1 median las reacciones inflamatorias de hipersensibilidad retardada (DTH); la síntesis de INF-γ activa a los granulocitos y monocitos, además la IL-2 y el INF-γ sinergizan en la generación de LTc efectores. Los LTh_1, a su vez, suprimen la respuesta de Ac, mediado por el INF-γ que inhibe la proliferación de los LTh_2 (Stout y Bottomly, 1989). Por el contrario, las clonas de LTh_2 estimulan los LB en la producción de IgM, IgG_1, IgA e IgE, debido a su habilidad para secretar las citoquinas implicadas en la proliferación y diferenciación del LB, IL-4, IL-5 e IL-6. Sin embargo, los LTh_1 también pueden ayudar al LB en la producción de Ac, dependiendo de la concentración de citoquinas secretadas en la interacción T-B; bajos niveles de INF-γ estimulan el cambio de isotipo a IgG_{2a} (Croft y Swain, 1991).

La respuesta alérgica o de hipersensibilidad inmediata está mediada por los LTh_2 gracias a la IL-4 que estimula la producción de Ac, en particular, el cambio de clase a IgE. La IgE se adhiere a los RF$c\varepsilon$ de los mastocitos, basófilos y eosinófilos, células efectoras de la hipersensibilidad inmediata. El crecimiento y diferenciación de estas células también es estimulado por las citoquinas de los LTh2: IL-3, IL-4 y el FSC actúan en los mastocitos y la IL-5 en los eosinófilos.

La diferenciación y proliferación de una subpoblación de LTh depende de múltiples factores entre los cuales el Ag y la CPA desempeñan un papel muy importante, por ejemplo, los LB inducen una óptima proliferación de las clonas de LTh_2, mientras que los macrófagos estimulan preferencialmente las clonas de LTh_1. Debido a que los LTh_1 y los LTh_2 son mutuamente inhibidas, se establece dominancia de una subpoblación sobre la otra durante una respuesta inmune. El cuadro se hace más complejo cuando se tiene en cuenta que cada citoquina tiene efecto sobre múltiples células a nivel local e incluso sistémico; in vivo estas acciones son coordinadas en alguna vía para conseguir la apropiada regulación de la respuesta inmune (figura 44).

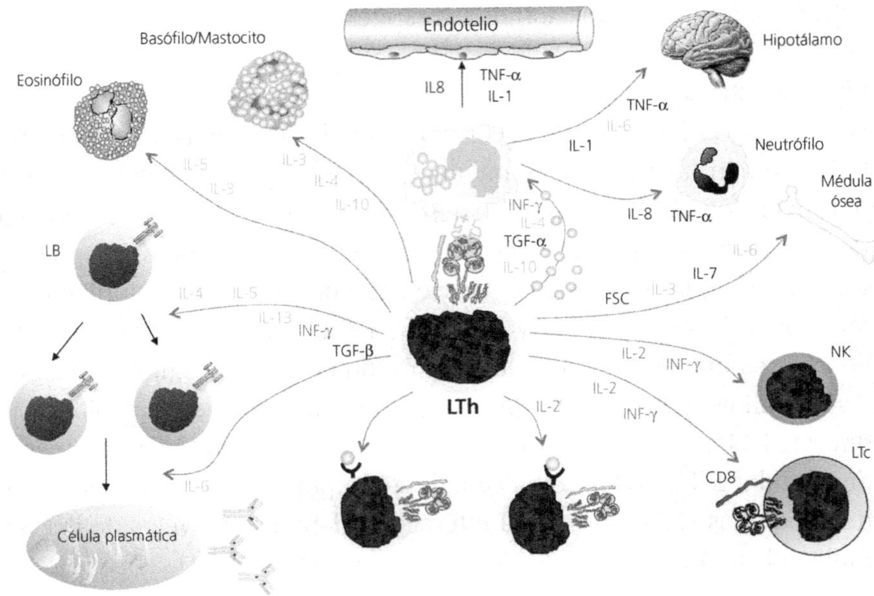

Fig. 44 **Esquema de la producción de citoquinas por los LTh.** Acción de las citoquinas sobre diversos tipos celulares. Se diferencian las dos subpoblaciones de LTh y sus citoquinas más importantes, LTh1 (rojo) y LTh2 (azul).

Generalmente las citoquinas secretadas por una subpoblación de LTh afectan de manera negativa las capacidades proliferativas y de secreción de la otra subpoblación. La IL-4 actúa como un factor autocrino para los LTh_2, pero no soporta o suprime el crecimiento y desarrollo de los LTh_1. El INF-γ producido por los LTh_1 inhibe la proliferación de los LTh_2 y, a su vez, la producción del interferón es inhibida por la IL-10, la cual ejerce su acción sobre los macrófagos inhibiendo toda la producción de monoquinas (IL-1, TNF-α e IL-6). Otras citoquinas están implicadas en los eventos de proliferativos de una población en particular, sin ejercer una regulación negativa sobre la otra. La IL-1 es necesaria para el crecimiento de los LTh_2 pero no de los LTh_1. La IL-2 es requerida para la óptima generación de las dos poblaciones, incluso se ha reportado ser necesaria para la secreción de la IL-4.

El número de subclases definidas de LTh, en cuanto a la secreción de citoquinas podría ser muy grande, por tanto, es importante no solo definirlas de acuerdo con un único parámetro, sino también evaluar las diferencias funcionales; los fenotipos LTh_1 y LTh_2 inducen respuesta inmune celular y de Ac respectivamente, pero existen otros tipos de respuesta inmunológica que no pueden ser atribuidos a estas subclases de LTh, por tanto, otros fenotipos son necesarios para inducir y controlar los mecanismos efectores requeridos en un momento dado.

Recientemente, se han identificado los LTh_{17}, caracterizado por producir altos niveles de IL-17 e IL-22. Están involucrados en la protección contra bacterias y hongos extracelulares, en los procesos autoinmunes y enfermedades inflamatorias crónicas (Park et ál., 2005; Harrington et ál., 2005). Los LTreg pueden ser generados en el timo (LTreg naturales) o generados durante la respuesta inmune (LTreg inducibles), su función es prevenir la autoinmune, así como la sobre reactivación del sistema inmune, se caracterizan por secretar dos citoquinas inmunosupresoras, la IL-10 y el TGF-β. La mayoría de las células Treg CD4+ expresa el marcador CD25+ (receptor para la IL-2) y el factor transcripcional denominado, *forkhead box P3* (FOXP3) (Cools, Ponsaerts, Van Tendeloo y Berneman, 2007; Toda y Piccirillo, 2006). Estas células constituyen el mayor mecanismo para la inducción y mantenimiento del inmunoprivilegio ocular (Stein y Taylor, 2007).

LTc (TCR/CD3$^+$ CD8$^+$) y la inmunidad celular

Como su nombre lo indica, ejercen un mecanismo efector citotóxico, eliminan las células blanco que expresan el Ag extraño unido con el CMH clase I; son muy importantes en la defensa contra infecciones por patógenos intracelulares, son los responsables de la especificidad en la inmunidad celular.

La destrucción de la célula blanco se realiza por dos mecanismos: los LTc activados tiene gránulos con proteínas llamadas perforinas que se liberan al contacto y forman poros sobre la célula blanco, también contiene enzimas y citoquinas tóxicas que están involucradas en la fragmentación del DNA, tanto de la célula como del DNA del microorganismo que está infectando la célula. El otro mecanismo involucra la activación de la apoptosis en la célula blanco mediado por la unión de un receptor de membrana denominado Fas (APO-1) con su ligando sobre el LTc, induciendo la degradación del DNA en la célula blanco.

La inmunidad celular se denomina así porque la fase efectora es mediada casi exclusivamente por células, a diferencia de la respuesta humoral, en la cual la especificidad de la reacción es dada por los Ac (proteínas). Las células efectoras que actúan directamente sobre el blanco (células infectadas, tumorales o alteradas) son los LTc $CD8^{+}$ específicos para el Ag y las no específicas: células NK y macrófagos (figura 45).

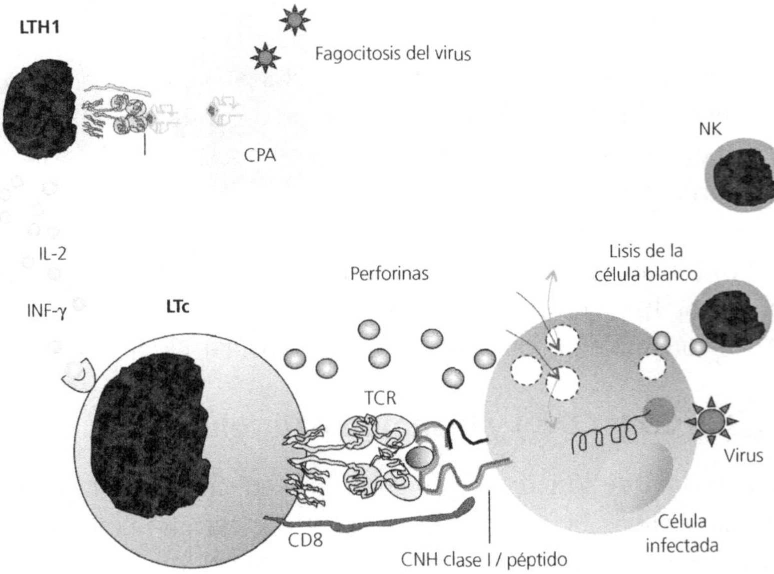

Fig. 45 **Inmunidad celular.** Los LT citotóxicos (LTc) son las células específicas de la inmunidad celular; reconocen el antígeno endógeno junto con el CMH clase I. Las células inespecíficas que intervienen son las NK y macrófagos. Los LTh1 son los principales inductores de la inmunidad celular.

La muerte de la célula blanco por el LTc se realiza cuando este reconoce específicamente un péptido extraño unido al MHC clase I, indicando la presencia de alteración en el nivel intracelular, ya sea porque la célula está infectada o por cambios en su material genético. La acción de las NK y macrófagos es potenciada por las citoquinas que secretan los LTh_1 y el reconocimiento del blanco es inespecífico. La inmunidad celular es protectora frente a agentes intracelulares, debido a que es necesaria la destrucción de la célula infectada para erradicar la enfermedad. En muchas infecciones virales, el daño del tejido es ocasionado en mayor parte por la respuesta celular que por el mismo virus.

Interacciones celulares

Cada respuesta inmune es un complejo de eventos regulados en secuencia que involucran muchos tipos de células. Cuando un Ag entra al organismo se inicia un proceso inflamatorio que genera un infiltrado celular en el sitio de la agresión, esta primera fase es dada por las células y sustancias que no tienen un reconocimiento específico (inmunidad innata).

Pequeñas cantidades del Ag viajan vía linfática o sanguínea a los órganos linfoides secundarios para iniciar la activación de los LT y LB. Los linfocitos vírgenes producidos diariamente viajan selectivamente a los órganos linfoides secundarios para encontrarse con el Ag, se activan y proliferan. Toda la progenie derivada de un solo linfocito se denomina clona, porque tiene la misma especificidad.

La respuesta inmune específica se dispara cuando el Ag es capturado por una CPA que lo exhibe en su superficie junto con el MHC clase II para ser reconocido por el LTh que promueve la diferenciación de otras células, la comunicación se da gracias a las citoquinas secretadas. La primera citoquina secretada es la IL-2, la cual ejerce un efecto autocrino para aumentar la proliferación del LTh que reconoció el Ag.

La CPA participa en la activación no solo con la presentación del Ag, sino también secretando otras citoquinas y señales coestimuladoras dadas por el contacto celular. El LTh activado se puede diferenciar en dos vías: LTh_1 o LTh_2, aunque no es claro qué factores influyen en esta desviación, es de vital importancia, ya que cada subpoblación regula o aumenta un tipo de inmunidad que será determinante en la susceptibilidad o resistencia al agente extraño.

Mientras el LTh está iniciando la activación, algunos LB están reconociendo el Ag directamente mediante su Ig de superficie (BCR) e iniciando su propia activación; pero para que esta sea completa, es necesaria la ayuda del LTh. El LB que reconoce el Ag por su BCR lo endocita y presenta con el MHC clase II; en este momento, actúa como una CPA para atraer al LTh. De esta manera, ocurre un contacto entre las dos células y la secreción de citoquinas, las dos células se benefician en el proceso de activación. Este contacto es promovido por la unión entre CD40 (expresado por los LB) y su ligando (CD40L) expresado por los LTh, que dan la señal adicional requerida para una efectiva activación de los LB.

Los LTc se activan cuando alguna célula infectada llega al órgano linfoide secundario y expresa el Ag extraño en el contexto del MHC clase I; esta primera señal inicia la activación que es aumentada por las citoquinas producidas por LTh_1 que ya están activados por las CPA. La activación conduce a la proliferación y la generación de células efectoras que viajan al tejido donde está ocurriendo la agresión para eliminar eficientemente el Ag, ya sea por la secreción de Ac (LB) o por la muerte de células infectadas o tumorales (LTc). Los LTh efectores secretan las citoquinas que promueven el desarrollo y función de otros tipos celulares para dirigir la respuesta inmune de manera que sea la más efectiva contra el Ag.

Los LTh_2 promueven el desarrollo y la diferenciación de los LB para la secreción de Ac (la inmunidad humoral), de igual forma, aumentan la actividad de eosinófilos y basófilos. Los LTh_1 favorecen la inmunidad mediada por células (LTc, macrófagos y células NK) y la secreción de un tipo de IgG.

Aunque frente a un tipo de Ag se deben inducir los dos patrones de LTh, es necesaria la prevalencia de un patrón sobre otro para aumentar el tipo de inmunidad más eficiente en la eliminación del Ag. Por tanto, frente a microorganismos de tipo extracelular es imprescindible la inmunidad humoral y contra agentes intracelulares la inmunidad más eficiente es la mediada por células, aunque también es importante la secreción de Ac, ya que todo patógeno intracelular tiene una fase extracelular mientras infecta más células.

Resumen

- El LT no "ve" el Ag soluble, sino que lo reconoce en forma de péptido fragmentado unido al MHC clase I o clase II.
- El TCR está compuesto por dos cadenas (α y β) unidas por puentes disulfuro.
- El dímero ($\alpha\beta$) del TCR está asociado física y funcionalmente con la molécula CD3. El CD3 está involucrado en la traducción de señales.
- Las moléculas CD4 y CD8 dividen los LT en dos poblaciones LTh y LTc, respectivamente. CD4 se une a las moléculas clase II del CMH y CD8 se une a las moléculas clase I del CMH durante el reconocimiento del CMH/péptido Ag por el TCR.
- La generación de diversidad del TCR (10^9 diferentes TCR) involucra una estrategia de recombinación de múltiples segmentos de genes (V, D, J) durante la ontogenia; de manera similar a como ocurre con los genes de las Ig.
- El término inmunidad celular se refiere a cualquier respuesta contra organismos intracelulares o tumores en los cuales los Ac no desempeñan un papel muy importante.
- No es posible considerar una respuesta inmune mediada por células totalmente separada de la inmunidad humoral (mediada por Ac).
- La respuesta inmune específica es dirigida por los LTh. Los Th_1 promueven la inmunidad celular o reacciones de hipersensibilidad retardada y los LTh_2 inducen la inmunidad humoral o reacciones de hipersensibilidad inmediata.
- En la citotoxicidad mediada por células intervienen los LTc y las células NK.

- Los macrófagos intervienen en todos los estadios de la respuesta inmune. En el ámbito efector son importantes en la respuesta mediada por células.

Preguntas de revisión

1. A partir de la estructura del TCR realice un dibujo de cómo se da la interacción del TCR con los súper Ag y los mitógenos, y explique brevemente qué es cada uno y su efecto sobre la activación del LT.
2. ¿Cuáles son los LTγδ; cuál es su función y el reconocimiento del Ag?
3. Compare marcadores de superficie, reconocimiento y fase efectora de cada población de LT.
4. ¿Cuál es la importancia biológica de que los LTh reconozcan el Ag en el contexto clase II y los LTc en el contexto clase I?
5. ¿Qué tipo de células secretan citoquinas?, ¿cuál es su modo de acción?, ¿cómo se regulan las citoquinas?
6. Realice un diagrama de las subpoblaciones de LTh, incluya las principales citoquinas y su función.
7. ¿Cómo reconocen el Ag las NK?, ¿cuál es su mecanismo efector y la acción de las citoquinas sobre estas células?
8. Describa una patología en la que los LTc CD8+ median la respuesta inmune protectora.
9. ¿Cuál es el papel del macrófago en la respuesta celular?
10. ¿Qué consecuencias trae la respuesta celular en el ojo?, ¿por qué se limita este tipo de inmunidad en la córnea y a nivel intraocular?

Referencias

Austyn, J. y Wood, K. (1994). *Principles of Cellular and Molecular Immunology* (2ª ed.). Hong Kong: Oxford University Press.

Cools, N., Ponsaerts, P., Van Tendeloo, V. y Berneman, Z. (2007). Regulatory T cells and human disease. *Clinical and Developmental Immunology*, 89195.

Croft, M. y Swain, S. L. (1991). B cell response to fresh and effector T helper cells. Role of cognate T-B interaction and the cytokines IL-2, IL-4, and IL-6. *Journal of Immunology, 146* (12), 4055-4064.

Harrington, L. E., Hatton, R. D., Mangan, P. R. et ál. (2005). Interleukin17-producing CD4+ effector T cells develop via a lineage distinct from the T helper type 1 and 2 lineages. *Nat Immunology, 6*, 1123-1132.

Mosmann, T. R., Cherwinski, H., Bond, M. W., Giedlin, M. A., Coffman, R. L. (1986). Two types of murine helper T cell clone. I. Definition according to profiles of lymphokine activities and secreted proteins. *Journal of Immunology, 136* (7), 2348-2357.

Mosmann, T. R., Coffman, R. L. (1989). TH1 and TH2 cells: different patterns of lymphokine secretion lead to different functional properties. *Annual Review of Immunology, 7*, 145-173.

Park, H., Li, Z., Yang, X. O. et ál. (2005). A distinct lineage of CD4 Tcells regulates tissue inflammation by producing interleukin17. *Nature Immunology, 6*, 1133-1141.

Parslow, T., Stites, D., Terr, A. y Imboden, J. (2002). *Inmunología básica y clínica* (10ª ed.). México: Manual Moderno.

Paul, W. (2003). *Fundamental Immunology* (5ª ed.). Philadelphia: Lippincott-Raven.

Pepose, J. S., Gary, N. H. y Kirk, R. W. (1996). *Ocular Infection & Immunity* (1ª ed.). St. Louis, Missouri: Mosby.

Schatz, D. G., Oettinger, M. A. y Schlissel, M. S. (1992). V(D)J recombination: molecular biology and regulation. *Annual Review of Immunology, 10*, 359-383.

Sinha, A. A., Lopez, M. T., McDevitt, H. O. (1990). Autoimmune diseases: the failure of self tolerance. *Science, 248* (4961), 1380-1388.

Smith-Garvin, J. E., Koretzky, G. A., Jordan, M. S. (2009). T cell activation. *Annual Review of Immunology, 27*, 591-619.

Stein, S. y Taylor, A. (2007). An eye's view of T regulatory cells. *Journal Leukocyte Biology, 81*, 593-598.

Stout, R. D. y Bottomly, K. (1989). Antigen-specific activation of effector macrophages by IFN-gamma producing (TH1) T cell clones. Failure of IL-4-producing (TH2) T cell clones to activate effector function in macrophages. *Journal of Immunology, 142* (3), 760-765.

Toda, A. y Piccirillo, C. (2006). Development and function of naturally occurring CD4+ CD25+regulatory T cells. *Journal Leukocyte Biology, 80*, 458-470.

Zinkernagel, R. M. y Doherty, P. C. (1974). Restriction of in vitro T cell-mediated cytotoxicity in lymphocytic choriomeningitis within a syngeneic or semiallogeneic system. *Nature, 248* (450), 701-802.

Zouali, M. y MacLennan, I. C. (1992). Molecular events in the development of the lymphocyte repertoire. *Immunology Today, 13* (2), 41-43.

El ojo: un órgano inmunológicamente privilegiado

Claudia Marcela Parra Giraldo
Bacterióloga, MsC Microbiología, docente investigador Pontificia Universidad Javeriana

Martha Fabiola Rodríguez
Bacterióloga, MsC Inmunología, docente investigador Universidad de La Salle

La mayoría de los tejidos y órganos del cuerpo humano pueden soportar y sostener un proceso inflamatorio sin pérdida significativa de su función, por ejemplo, en la piel, el daño celular debido a una agresión temporal, se compensa con la reparación y cicatrización sin afectar sustancial su viabilidad. Este no es el caso del ojo. Un daño mínimo de los tejidos oculares asociados con la respuesta inflamatoria ocasiona graves consecuencias en la visión. La respuesta inflamatoria en la parte central de la córnea ocasiona daño y subsecuente reparación del tejido que involucra la desorganización de las fibrillas de colágeno en el estroma, lo cual afecta la agudeza visual, debido a que la delicada organización de las lamelas de colágeno es indispensable para el paso de la luz y la transparencia. En la retina, particularmente cuando la mácula está involucrada, en el nervio óptico una leve inflamación puede tener graves efectos funcionales. La inflamación en el vítreo también produce una desorganización y acúmulo crónico de detritos en la matriz extracelular con disminución en la claridad del medio ocular y deficiencia en la visión.

Ahora bien, el ojo como cualquier órgano, requiere ser protegido de agentes infecciosos, cambios en el medio; igualmente necesita la resolución y reparación del tejido frente a agresiones físicas, químicas o trauma directo, por tanto, es indispensable la intervención del sistema inmunológico. Las características anatómicas e histológicas del ojo permiten la expresión de todos los posibles tipos de inmunidad que existen en el organismo. En los párpados, la respuesta inmune e inflamatoria es similar a la de otros tejidos. La conjuntiva y la glándula lagrimal poseen tejido linfoide asociado a la mucosa (MALT), confiriéndoles la capacidad de la activación directa de los linfocitos o la tolerancia inmunológica a un Ag determinado. En contraste, la córnea, la cámara anterior y el segmento posterior son sitios inmunológicamente privilegiados (Albert y Jacobic'k, 2000).

El término inmunoprivilegio fue propuesto inicialmente por Medawar, para referirse a los sitios donde un trasplante era aceptado por un tiempo prolongado o indefinidamente. La aceptación del trasplante de córnea es ampliamente conocido, incluso en receptores previamente sensibilizados a los aloantígenos del tejido trasplantado, caso que normalmente no ocurre en otros tejidos. La falta de respuesta inmunológica contra los antígenos extraños fue atribuido a la ausencia de drenaje linfático y sanguíneo en la córnea, se creía que el Ag quedaba atrapado y aislado del resto del sistema, por lo cual se le denominó la teoría del secuestro antigénico. Posteriormente, se comprobó que los Ag que entran a la cámara anterior siempre salen por vía sanguínea y activan el sistema inmunológico sistémico. Después de muchos años de estudio, se llegó a la conclusión de que el privilegio inmune es una adaptación evolutiva de ciertos órganos y tejidos para proveerlos de protección inmunológica local sin la pérdida o daño de su función (Pepose, Gary y Kirk, 1996).

El ojo tiene la capacidad de modular la respuesta inmune sistémica frente a los antígenos intraoculares, limitar y controlar localmente la expresión de la inmunidad adaptativa e innata. Aunque aún falta dilucidar completamente los mecanismos que generan esta respuesta inmunológica, en la actualidad se conocen muchos factores que contribuyen al inmunoprivilegio ocular: desviación inmune asociada a la cámara anterior (ACAID); presencia de barrera hemato-ocular y ausencia de drenaje linfático; restricción de las células presentadoras del antígeno (CPA); selectiva deficiencia de LT y LB; disminución en la expresión de moléculas del CMH, de adherencia y estimuladoras; expresión de ligando Fas (CD95L) y la inducción de apoptosis (Strelein, 2003).

Desviación Inmune Asociada a la Cámara Anterior (ACAID)

El ACAID se define como la desviación de la respuesta inmune sistémica, antígeno específica, frente a los Ag provenientes de la cámara anterior, para lograr su eliminación, destrucción o neutralización en ausencia de inflamación (Streilein, 2003). Los primeros experimentos para identificar el comportamiento de los Ag en la cámara anterior demostraron que cuando se inoculaban células tumorales en la cámara anterior, que exhibían diferente CMH del receptor, las células tumorales crecían sin restricción y los ratones suprimían la respuesta celular alogénica contra el tumor. A diferencia cuando las células tumorales se inoculaban subcutáneamente, provocaba un rechazo alogénico. No todos los Ag inoculados en la cámara anterior inducen desviación de la respuesta inmune, se desconoce las razones por las cuales algunos virus, células tumorales y Ag solubles, al contrario activan fuertes respuesta de hipersensibilidad retardada (Pepouse et ál., 1996). Sin embargo, el ACAID puede ser inducido virtualmente por cualquier tipo de Ag, elucidando una respuesta inmune sistémica, que se caracteriza por ser deficiente en reacciones de hipersensibilidad retardada y en Ac fijadores de complemento, pero rica en Ac no fijadores de complemento (Wilbanks y Streilein, 1990).

Esta desviación de la respuesta inmune está influenciada principalmente por el humor acuoso el cual tiene propiedades supresoras, se ha demostrado que este fluido inhibe la proliferación y producción de citoquinas de LT in vitro, inhibe la respuesta de hipersensibilidad retardada in vivo y suprime la producción de óxido nítrico en los macrófagos, entre otras (Taylor, 1994). El humor acuoso es producido por el epitelio secretor del cuerpo ciliar, debido a que no hay vasos linfáticos, el humor acuoso drena del ojo a la sangre venosa directamente por una estructura llama la red trabecular, lo cual significa que cualquier Ag que esté presente en el humor acuoso alcanzará al sistema inmune por vía sanguínea. Se sabe que los Ag inoculados por vía intravenosa son menos inmunogénicos que los inoculados por otras rutas, en parte, debido a que el bazo es el órgano linfoide, secundario que recibe los Ag que viajan por sangre. Esta última condición es imprescindible para inducir el ACAID. En experimentos con animales a los cuales se les ha removido el bazo cuatro a cinco días después de que el antígeno es inoculado en la cámara anterior, se da una respuesta inmune igual que en cualquier órgano. Estos resultados indican que el éxito del ACAID depende de la transferencia de la información antigénica presente en la cámara anterior al bazo, donde se suprime la respuesta de hipersensibilidad retardada (Streilein y Niederkorn, 1981).

La primera molécula identificada responsable de la mayoría de los efectos inmunosupresores del humor acuoso fue el TGF-β (Cousins, McCabe, Danielpour y Streilein, 1991). Hay grandes cantidades de TGF-β_2 en el humor acuoso normal y las células del cuerpo ciliar y del iris producen esta citoquina. Aunque el TGF-β tiene efectos pleiotrópicos, es remarcable la inhibición de una gran variedad de respuestas inmunológicas, incluida la hipersensibilidad retardada mediada por células T. Además, el TGF-β puede convertir las CPA convencionales en células capaces de promover el ACAID. Cuando las CPA son pretratadas con TGF-β y pulsadas con un Ag para posteriormente inocularlas por vía intravenosa en ratones, se induce una desviación inmune específica al Ag similar al ACAID (Wilbanks, Mammolenti y Streilein, 1992). Otros mediadores solubles en el humor acuoso, con efectos inmunosupresores han sido identificados. La hormona α-estimuladora de los melanocitos (MSH-α) inhibe la producción de INF-γ por los LT. El péptido intestinal vaso activo (VIP) interrumpe la proliferación y secreción de citoquinas en los LT activados y altera la expresión de moléculas de adherencia que dirigen el trafico linfocitario. Se puede concluir que la mayoría de estas sustancias suprimen la vía de diferenciación de los LTh_1 limitando al máximo la inflamación inmunológica (Streilein y Streilein, 2000).

Recientes investigaciones han demostrado que las CPA de los tejidos que rodean la cámara anterior son las que dirigen la respuesta inmune específica a un estado de supresión; producen la mayoría de los mediadores mencionados que se acumulan en la el humor acuso, favorecen el procesamiento antigénico aberrante y el desarrollo del ACAID. La vía hipotética del ACAID se inicia cuando las CPA en el estroma del iris y el cuerpo ciliar capturan el Ag, lo procesan y lo presentan en el CMH clase II, y expresan ciertas moléculas coestimuladoras como B7, pero no pueden expresar CD40, el cual es central en la activación de LT y LB, fallan para secretar IL-12; en su lugar secretan TGF-β. Una vez han tomado y procesado el Ag salen por la red trabecular directamente a la circulación venosa y se dirigen al bazo. En la zona marginal del bazo secretan quemoquinas que atraen las células NK, las cuales reconocen CD1 en la superficie de las APC y secretan citoquinas que atraen los LT antígeno específicos (Godwin y Brockes, 2006). Las CPA inducen la activación de los LT reguladores, pero suprimen la inducción de los LT CD4+ (LTh1 o LTh2); además, se promueve el cambio de clase de los LB antígeno específicos a Ac no fijadores de complemento. Las células de memoria viajan a la cámara anterior y reconocen el Ag (Streilein, 2003).

El inmunoprivilegio normalmente se ha estudiado en términos de la desviación de la respuesta adaptativa; sin embargo, el ACAID también afecta las células de la inmunidad innata. Se ha demostrado que el humor acuoso in vivo e in vitro inhibe la lisis celular dependiente de las células NK (Apte, Mayhew y Niederkorn, 1997), destruye los neutrófilos vía CD95/CD95L e inhibe la producción de óxido nítrico (Taylor, Yee y Streilein, 1998). En cuanto a las proteínas inmunológicas, el humor acuoso es deficiente en casi todas las fracciones del complemento e impide su activación mediante dos factores: un potente inhibidor de la unión de C1q a la porción Fc de las Ig (primer paso de la vía clásica), y un inhibidor del clivaje de C3 en C3b y C3a, por lo tanto impide la unión de C3b en la superficie celular (primer evento en la vía alterna) (Goslings, Prodeus, Streilein, Carroll, Jager y Taylor, 1998).

Irrigación sanguínea y linfática

La córnea, los lentes y el cartílago maduro son los únicos tejidos del cuerpo humano que no tiene irrigación sanguínea. Además, los vasos sanguíneos en el compartimiento intraocular difieren de los otros tejidos en los que el endotelio vascular constituye una barrera para impedir el paso de moléculas y células de la sangre al ojo, como ocurre en el cerebro. Esta barrera (hemato-ocular) previene que las células efectoras del sistema inmune y sus moléculas entren en el ojo, así como cualquier proteína que se encuentre en sangre, lo cual es muy importante, ya que muchas sustancias pueden desempeñar un papel crítico en la amplificación o supresión del proceso inflamatorio. Solo en circunstancias patológicas se rompe la barrera y las proteínas del plasma se detectan fácilmente en el humor acuoso (Pepouse et. ál., 1996).

La irrigación linfática también está ampliamente restringida en el ojo, la córnea y toda la cámara anterior (excepto la vía uveoescleral) carece de vasos linfáticos. Esto asegura que el contenido de la cámara anterior drene directamente en la circulación venosa. El total del humor acuoso atraviesa la red trabecular y entra a la sangre directamente. En condiciones de reposo menos del 10% del humor acuso puede salir por los vasos linfáticos hacia los nódulos linfoides de la cabeza y el cuello, sin embargo, el tiempo que demora el Ag en llegar es mucho más lento que si saliera de otro tejido no ocular; cuando esto ocurre, el humor acuoso sale por la vía uveoescleral más que a través de la red trabecular.

Se ha reportado que el 99% del Ag inoculado en la cámara anterior sale por sangre en veinticuatro horas y el resto puede demorar hasta cuatro semanas. Por lo tanto, los Ag intraoculares son procesados principalmente en el bazo. En este último se induce preferencialmente la respuesta de tipo humoral o de Ac, siendo la mayoría Ac no fijadores de complemento. Es posible que los LTreg (LT reguladores) participen en esta selección, ya que en el bazo estos linfocitos suprimen especialmente la inmunidad celular. Existe evidencia que soporta el papel del bazo en el ACAID, experimentos con ratones han demostrado que cuando ocurre esplenectomía, la inoculación de un Ag o un aloinjerto en cámara anterior, genera en el animal una respuesta inmune convencional, incluyendo la hipersensibilidad retardada frente al Ag (Streilein, 2003).

Células presentadoras del antígeno (CPA)

En la mayoría de órganos y tejidos existe una población de CPA residentes constituidas por células dendríticas (CD) y macrófagos; como ya se ha mencionado, la característica más importante de estas células es la expresión de CMH clase II y de otras moléculas coestimuladoras necesarias para la activación del LTh (TCR/CD3+CD4+). En el segmento anterior, las principales CPA son las células de Langerhans (un tipo de CD), se encuentran en córnea, conjuntiva, limbo, epitelio pigmentario del iris, la red trabecular y el cuerpo ciliar (Williamson, Bradley y Streilein, 1989).

En el segmento posterior, hay presencia de CPA, cerca de la oro serrata, las capas neurales de la retina y en la coroides. Sin embargo, las CPA oculares son deficientes en la presentación antigénica, incluso después del tratamiento con INF-γ, lo cual, generalmente, conduce a la no activación linfocitaria o anergia clonal. Sin embargo, las CD y macrófagos del iris y el cuerpo ciliar, que no tienen la actividad convencional de las CPA, no son funcionalmente silenciosas: recogen el Ag intraocular, migran a través de la red trabecular a la circulación venosa hasta el bazo (u otro órgano linfoide) donde tienen otras propiedades funcionales, son incapaces de activar LTh_1 o de estimular LT aloreactivos y activan LTreg que suprimen la respuesta de hipersensibilidad retardada de manera antígeno específica.

Expresión del CMH y otras moléculas accesorias

La córnea es deficiente en la cantidad de las moléculas del CMH en la superficie de las células, dado que las únicas células inmunológicas son las de Langerhans, la expresión de CMH clase II es muy baja. En la superficie posterior, el endotelio es deficiente en la producción de CMH clase I, lo cual haría invisible estas células al reconocimiento alogenico por los LT; pero, a su vez, será más vulnerable al ataque por las NK (Treseler, Foulks y Sanfilippo, 1984).

Entre las moléculas accesorias cabe destacar la expresión constitutiva del ligando CD95 (CD95L) o ligando Fas (FasL), por todas las células en el ojo. El ligando Fas se une a su receptor (FasR o CD95) e induce la muerte celular programada o apoptosis. Se ha demostrado que el trasplante de córnea es rápidamente rechazado en ratones deficientes de CD95L (Stuart, Griffith, Usui, Pepose, Yu y Ferguson, 1997).

Linfocitos

La cantidad de linfocitos que penetran a través de la barrera hemato-ocular a los compartimientos intraoculares es extremadamente baja, excepto en condiciones inflamatorias en las cuales ocurren cambios en la microvasculatura y se promueve la entrada de los leucocitos en el ojo (Streilein y Streilen, 2000).

Importancia del ACAID

El ojo es una extensión anatómica y embriológica del cerebro, y como este, posee muy pocas capacidades regenerativas. La córnea es el primer tejido que recibe la luz. El mantenimiento de su transparencia es crucial para una visión normal, su mantenimiento depende en gran parte del endotelio, constituido por una sola capa de células incapaces de proliferar y regenerarse. Por tanto, la respuesta inmunológica en el segmento anterior debe ser delicadamente regulada para prevenir el daño secundario en este tejido. En el endotelio corneal, dos adaptaciones reducen el riesgo de daño por el sistema inmune, disminución o no expresión del CMH clase I e inhibición de la respuesta de hipersensibilidad retardada inducida por el ACAID. La no expresión de CMH clase I impide la presentación de péptidos intracelulares a los LTc CD8+, evadiendo la lisis mediada por estas células. Es claro que el riesgo de esta estrategia es la persistencia de patógenos intracelulares como los virus, sin embargo otros mecanismos inmunológicos, como la liberación de INF, pueden contribuir a la eliminación del virus, minimizando el riego irreparable la lisis mediada por los LTc. El endotelio es la capa de células que conecta la córnea con la cámara anterior, esta localización estratégica lo beneficia de los efectos del ACAID, incluida la supresión de la hipersensibilidad retardada, una de las respuestas más agresivas del sistema inmune, y la neutralización de los radicales libres del oxígenos generados por los polimorfonucleares, entre otros.

El segmento posterior del ojo también se beneficia del ACAID. Aunque la retina es un tejido relativamente grande, el punto más importante es la fóvea, la cual comprende solo unos quinientos micrones del total de la retina. Una reacción de hipersensibilidad retardada en esta región podría ocasionar danos irreparables, cruciales para la visión normal. Se ha comprobado que los Ag de la retina inducen ACAID, lo cual resulta en una significativa disminución del riesgo a la pérdida visual desencadenada por el sistema inmune (Pepouse et ál., 1996).

La inflamación en casi todas sus manifestaciones causa una desorganización del tejido, secundario al edema e infiltrado leucocitario. El ojo no tolera la más mínima alteración de su microanatomía, por lo cual el fin del privilegio inmune ocular es prevenir cualquier tipo de inflamación intraocular.

Respuesta inmune en el rechazo de trasplante de córnea

La respuesta inmunológica en el rechazo corneal se da porque hay un estímulo quirúrgico, infeccioso o trauma con pérdida en las barreras oculares, con crecimiento en los vasos sanguíneos, neovascularización y vasos linfáticos corneales, aumento de las I-CAM, se producen citoquinas inflamatorias IL-1 y TNF-α, con un aumento de la expresión de CMH clase II y moléculas coestimuladores, se desplazan las células de Langerhans al centro corneal, por tanto, aumenta la activación de LT y producción de citoquinas tipo Th-1, entre las cuales está el INF-γ. Este último tiene que ver con el cambio de clase de inmunoglobulina a IgG y la inducción de la respuesta de hipersensibilidad retardada, que es la responsable del aumento del riesgo de rechazo cuando se hace un segundo trasplante corneal.

Resumen

- El privilegio inmune es una adaptación evolutiva de ciertos órganos y tejidos para proveerlos de protección inmunológica local sin pérdida o daño de su función.
- Las condiciones para que se dé el inmunoprivilegio ocular incluyen: barrera hemato-ocular, ausencia de drenaje linfático, presencia de factores solubles inmuno moduladores en el humor acuoso que favorecen el ACAID, presencia de CPA no convencionales, deficiente expresión de CMH clase I y II, altos niveles de ligando CD95 (ligando Fas) en las células del ojo.

- El microambiente intraocular es selectivamente antiinflamatorio e inmunosupresor.
- Las principales manifestaciones del inmunoprivilegio son: selectiva inhibición de la respuesta de hipersensibilidad retardada, aceptación prolongada de los aloinjertos en córnea y cámara anterior, inducción del ACAID dependiente del eje cámara-esplénico.
- El inmunoprivilegio se caracteriza por la presencia de una respuesta antígeno específica mediada por Ac no fijadores de complemento, supresión vía efectora de la inmunidad innata y la inducción de LT reguladores.

Preguntas

1. Investigue en detalle los efectos del TGF-β.
2. Describa la respuesta de hipersensibilidad retardada.
3. Explique clínica e inmunológicamente cuando se da el rechazo del trasplante de córnea.
4. ¿En qué condiciones patológicas ocurre la ruptura del inmunoprivilegio?
5. Con sus palabras, explique la importancia del privilegio inmunológico ocular para cada uno de los tejidos intraoculares.

Referencias

Albert, D. y Jakobiec'k, F. (2000). *Principles and Practice of Ophthalmology* (volumen 1, 2ª ed.). Philadelphia: Saunders Company.

Apte, R. S., Mayhew, E. y Niederkorn, J. Y. (1997). Local inhibition of natural killer cell activity promotes the progressive growth of intraocular tumors. *Investigation in Ophthalmology and Vision Science, 38*, 1277-1282.

Cousins, S. W., McCabe, M. M., Danielpour, D. y Streilein, J. W. (1991). Identification of transforming growth factor-beta as an immunosuppressive factor in aqueous humor. *Investigation in Ophthalmology and Vision Science, 32*, 33-43.

Godwin, J. W. y Brockes, J. P. (2009). Regeneration, tissue injury and the immune response. *Journal Anatomy, 209*, 423-432.

Goslings, W. R. O., Prodeus, A. P., Streilein, J. W., Carroll, M. C., Jager, M. J. y Taylor, A. W. (1998). A small molecular weight factor in aqueous humor acts on C1q to prevent antibody-dependent complement activation. *Investigation in Ophthalmology and Vision Science, 39*, 989-995.

Pepose, J. S., Gary, N. H. y Kirk, R. W. (1996). *Ocular Infection & Immunity* (1ª ed.). St. Louis, Missouri: Mosby.

Streilein, J. W. y Niederkorn, J. Y. (1981). Induction of anterior chamber associated immune deviation requires an intact, functional spleen. *Journal of Experimental Medicine, 153*, 1058-1067.

Streilein, J. W. (2003). Ocular immune privilege: the eye takes a dim but practical view of immunity and inflammation. *Journal of Leukocites Biology, 74*, 179-185.

Stuart, P. M., Griffith, T. S., Usui, N., Pepose, J., Yu, X. y Ferguson, T. A. (1997). CD95 ligand (FasL)-induced apoptosis is necessary for corneal allograft survival. *Journal Clinical Investigation, 99*, 396-402.

Taylor, A. W. (1994). Immunoregulation of the ocular effector responses by soluble factors in aqueous humor. *Regional Immunology, 6*, 52-57.

Taylor, A. W. y Yee, D. G., Streilein, J. W. (1998). Suppression of nitric oxide generated by inflammatory macrophages by calcitonin gene-related peptide in aqueous humor. *Investigation in Ophthalmology and Vision Science, 39*, 1372-1378.

Treseler, P. A., Foulks, G. N., Sanfilippo, F. (1984). The expression of HLA antigens by cells in the human cornea. *American Journal of Ophthlamology, 98*, 763-772.

Wilbanks, G. A. y Streilein, J. W. (1990). Distinctive humoral responses following anterior chamber and intravenous administration of soluble antigen. Evidence for active suppression of IgG2a-secreting B cells. *Immunology, 71*, 566-572.

Wilbanks, G. A., Mammolenti, M., Streilein, J. W. (1992). Studies on the induction of anterior chamber-associated immune deviation (ACAID). III. Induction of ACAID depends upon intraocular transforming growth factor-beta. *Europa Journal of Immunology, 22*, 165-173.

Williamson, J. S. P., Bradley, D., Streilein, J. W. (1989). Immunoregulatory properties of bone marrow derived cells in the iris and ciliary body. *Immunology, 67*, 96-102.

Inflamación

La inflamación se refiere a la respuesta fisiológica del tejido vascularizado frente a un estímulo. Ocasiona el influjo de líquido y células sanguíneas al tejido afectado, para mantener localizado o eliminar el agente extraño o los restos celulares originados durante el trauma. Por esta razón, la inflamación es fundamentalmente una respuesta protectora para mantener la integridad del tejido y liberarlo de la causa de la lesión celular, sin embargo, este proceso siempre ocasiona el daño del tejido.

Las manifestaciones clínicas de la inflamación fueron descritas por Cornelius Celsus en el siglo I, y se conocen como los signos cardinales de la inflamación: rubor (enrojecimiento), calor (aumento de la temperatura local), edema (tumor) y dolor. Posteriormente, Virchow añadió el quinto signo clínico, la pérdida o daño en la función del tejido. Hasta 1793, Hunter aportó el concepto de la inflamación como respuesta inespecífica de defensa, necesaria para mantener saludable el sitio afectado, contrario a enfermedad.

Estos signos son debidos a los cambios vasculares y a la reacción celular, los cuales son controlados por citoquinas y pequeñas moléculas derivadas del plasma o de las células, denominadas *mediadores inflamatorios*. Estas sustancias son preformadas o sintetizadas en el momento de la agresión, actúan de forma aislada, en combinación o secuencialmente para iniciar, amplificar y regular el proceso inflamatorio. La mayoría de los mediadores tiene acción local, aunque algunas pueden actuar en el nivel sistémico, dependiendo de la intensidad del proceso. La inflamación desaparece cuando se elimina el estímulo y se regulan o inhiben los mediadores inflamatorios.

Clásicamente, la inflamación ha sido dividida en aguda y crónica. La inflamación aguda es rápida de corta duración que va de minutos a pocos días, es caracterizada por el acúmulo de líquido y proteínas plasmáticas (edema) en el tejido y por el infiltrado celular, en especial, de neutrófilos. La inflamación crónica tiene una mayor duración, histológicamente hay influjo de linfocitos y macrófagos, crecimiento de fibroblastos, neovascularización y necrosis del tejido (Kumar et ál., 2005).

Inflamación aguda

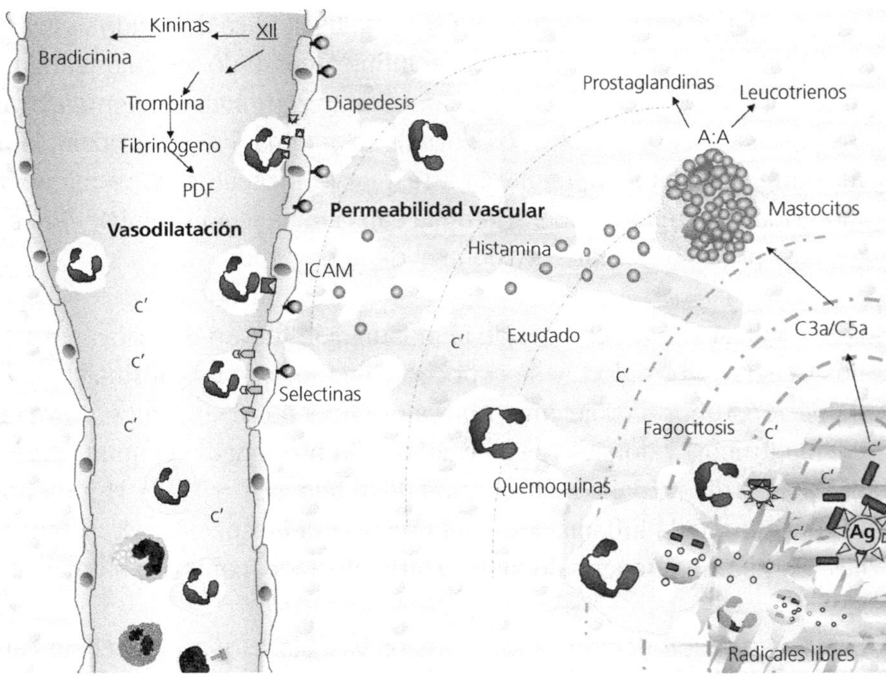

Fig. 46 **Respuesta inflamatoria aguda.** Representación esquemática de la respuesta inflamatoria: los cambios vasculares, vasodilatación y aumento en la permeabilidad, salida de líquido y células inmunológicas al tejido, mediadores inflamatorios y el proceso de fagocitosis del agente extraño. A:A: ácido araquidónico, C: complemento, XII: Facto Hageman, PDF: productos derivados del fibrinógeno, ICAM: moléculas de adhesión intercelular.

La inflamación es una reacción inespecífica del tejido, debido a cualquier estímulo, sea infección, trauma físico o químico o reacciones de hipersensibilidad o alergias. Independiente del estímulo, la respuesta inflamatoria aguda siempre incluye la modificación del calibre de los vasos, para aumentar el flujo sanguíneo y alteraciones en la microvasculatura del endotelio vascular, a fin de incrementar la permeabilidad de los vasos y permitir la salida de líquido, proteínas y leucocitos; estos cambios se acompañan de otros específicos de cada tejido (figura 46).

La reacción inflamatoria inicia inmediatamente después de la agresión con la liberación de los mediadores inflamatorios. Estos incluyen los preformados (aminas vasoactivas: histamina y serotonina), sintetizados *de novo* (eicosanoides: prostaglandinas y leucotrienos, factor activador de plaquetas, óxido nítrico, reactivos del oxígeno, neuropéptidos y citoquinas) y factores derivados del plasma (complemento, kininas: bradicinina, factores de la coagulación y el sistema fibrinolítico) (tabla 3) (Kumar et ál., 2005).

Tabla 3 **Mediadores inflamatorios, origen y acción.** RH: receptor para la histamina, HETE: ácido hidroxieicosatetraenoico, EET: ácido epoxieicosatrienico, PDF: productos derivados de la fibrina, PAF: factor activador de plaquetas, CGRP: péptido relacionado con el gen de la calcitonina, IL-1: Interleuquina 1, FNT-α: factor de necrosis tumoral alfa.

Mediador	Origen	Acción
Histamina serotonina	Mastocitos, basófilos, plaquetas, neuronas histaminérgicas.	RH1: aumento de la permeabilidad vascular, vasodilatación, bronconcostricción, agregación plaquetaria; RH_2: secreción gástrica, producción de citoquinas y moléculas de adherencia; RH_3: neurotransmisión; RH_4: inmuno modulación
Leucotrienos	Leucocitos, células epiteliales, endoteliales, etc.	Aumento de la permeabilidad vascular, vasoconstricción, bronco-constricción
Prostaglandinas	Leucocitos, células epiteliales, endoteliales, etc.	Vasodilatación, fiebre, hiperalgesia.
HETE	Leucocitos, células epiteliales, endoteliales, etc.	Vasodilatación, quimiotáctico y factor angiogénico.
EET	Leucocitos, células epiteliales, endoteliales, etc.	Vasoconstricción, antiinflamatorio.
Bradicinina	Plasma.	Aumento de la permeabilidad vascular, dolor local.
PDF	Plasma.	Quimiotáctico, aumenta la permeabilidad vascular.
Plasmina	Plasma.	Inicia la vía alterna del complemento.
Anafilotoxinas: C3a- C5a	Plasma.	Degranulación de mastocitos y basófilos: aumento de la permeabilidad vascular.

(Cont.)

Mediador	Origen	Acción
PAF	Leucocitos, mastocitos.	Aumento de la permeabilidad vascular, bronco-constricción.
Óxido nítrico	Macófagos, células endoteliales.	Aumento de la permeabilidad vascular, vasodilatación.
Neuropéptidos CGRP, sustancia P	Fibras nerviosas, leucocitos.	Dolor, proinflamatorios.
IL-1, IL-6 FNT-α	Leucocitos, células endoteliales, epiteliales, nerviosas, etc.	Reacciones de fase aguda, fiebre, leucocitosis.

Muchos mediadores se activan simultáneamente y en cadena con segundos de diferencia entre unos y otros. Es posible que los primeros mediadores involucrados en la iniciación del proceso inflamatorio sean los preformados como la histamina y la serotonina. Estas aminas vasoactivas se encuentran en los gránulos de los mastocitos (ampliamente distribuidos en todos los tejidos, adyacentes a los vasos sanguíneos y fibras nerviosas), en los basófilos y las plaquetas. Los mastocitos tienen la habilidad para reaccionar frente a casi cualquier tipo de estímulo, físicos, químico o biológico, por lo cual estas células no se limitan a la respuesta de hipersensibilidad inmediata, mediada por la IgE; por el contrario, desempeñan un papel muy importante en la inflamación no alérgica (Weissler et ál., 2008; Zhang et ál., 2011).

Durante esta reacción los mastocitos inician una serie de alteraciones estructurales y bioquímicas que terminan en la fusión de la membrana de los gránulos citoplasmáticos con la membrana celular, permitiendo la liberación del contenido de los gránulos (histamina, serotonina y proteasas) al espacio extracelular (figura 47). Aproximadamente dos minutos después del estímulo, ocurre el influjo de Ca^{++} extracelular en los mastocitos, esencial para la producción de citoquinas (IL-4, IL-5, IL-6), eicosanoides (prostaglandinas y leucotrienos) y la de granulación. La histamina es considerada, el principal mediador en esta fase inicial, ya que induce los dos cambios vasculares, vasodilatación arteriolar y aumento en la permeabilidad de las vénulas. Además, la histamina tiene otros efectos dependiendo del tipo de receptor al que se acople, designados RH_1 (inflamación aguda, alergia), RH_2 (desordenes relacionados con la secreción de ácido gástrico), RH_3 (desórdenes del sistema nervioso central) y RH_4 (inflamación y desórdenes inmunológicos) (tabla 3) (Parsons y Ganellin, 2006; Zampeli y Tiligada, 2009).

La vasodilatación es una de las manifestaciones más tempranas de la inflamación aguda; las arteriolas son las primeras involucradas y, posteriormente, las vénulas, en algunos casos, seguida de una vasoconstricción transitoria, por unos pocos segundos. La vasodilatación genera la expansión de los capilares en el área afectada, conduciendo al aumento del flujo sanguíneo que se manifiesta como calor y enrojecimiento o eritema (figura 48).

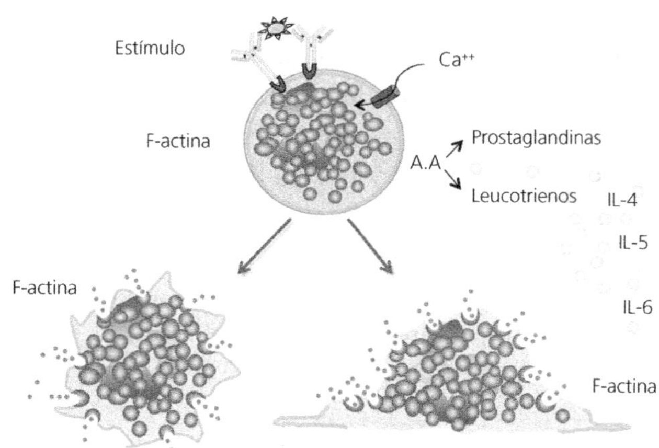

Fig. 47 **Degranulación de los mastocitos.** Se proponen dos mecanismos: reordenamiento de los filamentos de actina que separan los gránulos de la membrana celular, permitiendo de esta manera la fusión temporal y subsecuente liberación del contenido de los gránulos al espacio extracelular (izquierda) y redistribución apical de la actina dejando el resto de la membrana libre para que ocurra la fusión con los gránulos (derecha). Fuente: Modificado de Deng et ál. (2009).

Inmediatamente ocurre el incremento en la permeabilidad de la microvasculatura el signo más específico y crucial, en la inflamación aguda y la consecuente salida de líquido rico en proteínas (exudado) al tejido extravascular, que se manifiesta como edema. La pérdida de líquido ocasiona la concentración de glóbulos rojos en los pequeños vasos dilatados y disminución del flujo sanguíneo, fenómeno denominado *estasis*, el cual puede ocurrir minutos después de la agresión. El aumento en la permeabilidad vascular solo se da en las vénulas, debido a los receptores expresados en sus células, que traducen las señales dadas por los mediadores químicos. Por ejemplo, la unión de la histamina con los receptores H_1 en la membrana de las células endoteliales genera la fosforilación de las proteínas del citoesqueleto (miosina y actina) que contraen cada célula en la pared del vaso formando espacios entre ellas, permitiendo la salida del plasma al tejido, por lo cual se denomina *incremento en la permeabilidad vascular*. Este mecanismo (contracción de las células endoteliales) es el más común, es reversible y de corta duración (quince a treinta minutos) (figura 49).

El aumento en la permeabilidad vascular también puede ser debido a otros mecanismo como: a) incremento en la transcitosis o en los canales intracelulares a través de vesículas; b) daño directo al endotelio de las vénulas y arteriolas por trauma, luz ultravioleta o toxinas bacterianas, en este caso, la respuesta es de mayor duración sostenida por varias horas; c) daño del endotelio por productos reactivos del oxígeno liberados por los leucocitos adheridos, y e) angiogénesis, ya que los nuevos vasos son permeables hasta que las células endoteliales maduran y forman las uniones intercelulares (Kumar et ál., 2005) (figura 49).

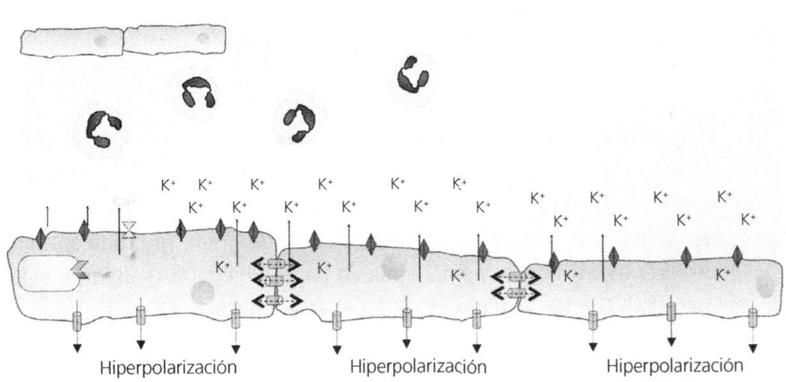

Fig. 48 **Vasodilatación.** El incremento en el diámetro de las pequeñas arteriolas es un proceso secundario dependiente o no de los cambios en el potencial de membrana. Cuando el estímulo (histamina, prostaglandinas, óxido nítrico, etc.) abre directamente los canales de K^+ (rojo) dependientes de Ca^{++} ocasiona la hiperpolarización del endotelio, la cual es conducida a través de las uniones Gap (verde) entre las células endoteliales; esto genera la relajación de las células a lo largo del vaso y por tanto el aumento en su calibre. Fuente: modificado de Jackson (2005).

En esta fase de la inflamación, otros mediadores generados de *novo* son fundamentales para iniciar, amplificar y perpetuar los cambios vasculares. El trauma físico, químico, mecánico o inmunológico estimula directamente a los mismos mastocitos, las células endoteliales y, en general, a las células del tejido afectado, cuya principal respuesta es la activación de la fosfolipasa A2. Esta enzima degrada los fosfolípidos de la membrana celular en Ácido Araquidónico (AA) un ácido graso poliinsaturado de veinte carbonos (5,8,11,14-ácido eicosatetraenoico) que, a su vez, es metabolizado en dos vías por las enzimas: ciclooxigenasas y lipoxigenasas para producir prostaglandinas y leucotrienos respectivamente. Los productos del AA son denominados colectivamente *eicosanoides*, potentes mediadores lipídicos, formados rápidamente, de acción local que actúan en cada paso de la inflamación. Actualmente, se conoce una tercera vía mediada por la enzima citocromo P450, la cual degrada el AA en otros metabolitos: ácidos hidroxieicosatetraenoicos (HETE) y ácidos epoxieicosatrienicos (EET) (figura 50) (Panigrahy et ál., 2010). Ya que los fosfolípidos de las membranas son sustratos inagotable en la generación de estos mediadores inflamatorios, los eicosanoides son los responsables de sostener los cambios vasculares durante el proceso inflamatorio, razón por la cual han sido los principales blancos en la terapia antiinflamatoria.

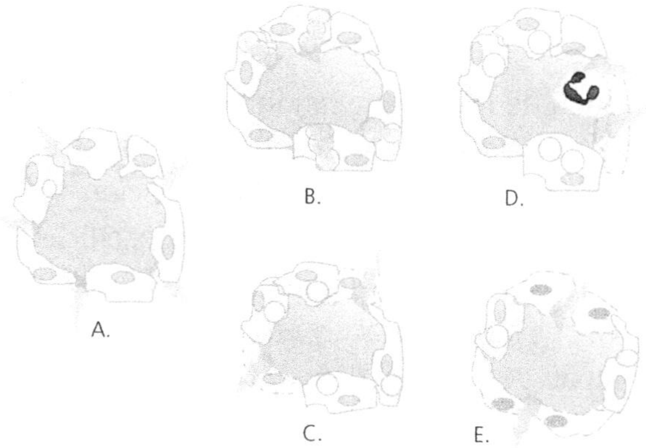

Fig. 49 **Aumento en la permeabilidad vascular.** Representación esquemática de los posibles mecanismos que ocasionan el aumento en la permeabilidad de los vasos sanguíneos: A) formación de espacios por contracción endotelial; B) incremento en la transcitosis; C) daño directo; D) daño ocasionado por los leucocitos y E) angiogénesis.

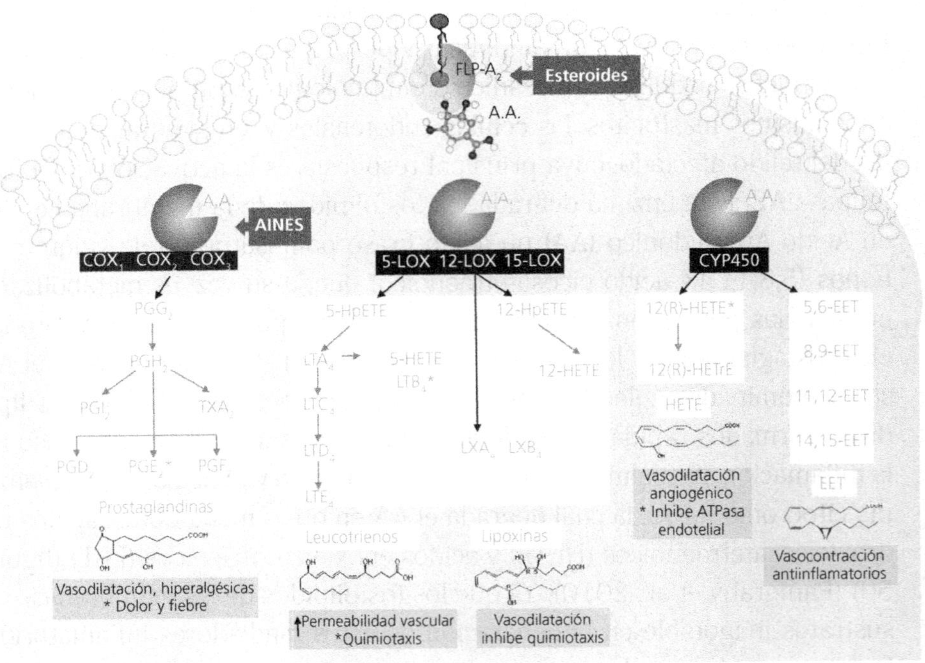

Fig. 50 | **Generación de los metabolitos del ácido araquidónico (AA).** Se representan las tres vías: ciclooxigenesa (COX), lipoxigenasa (LOX) y citocromo P450 (CYP450) (enzimas en negro), y sus productos: eicosanoides (azul), acción biológica (verde) y los principales antagonistas (rojo). Fuente: modificado de Panigrahy et ál. (2010).

La principal acción de las prostaglandinas (PG) en inflamación es la vasodilatación. Las PG se clasifican de acuerdo con su estructura en: PGD, PGE, PGF, PGG PGH y PGI (prostaciclina); su producción y distribución es restringida a los tejidos que posean las enzimas específicas necesarias para su producción. La PGD_2, PGE_2 y PGF_2 además de la vasodilatación potencian el edema. La PGE_2 es hiperalgésica y en cuanto al ámbito sistémico, está involucrada en la patogénesis del dolor y la fiebre. La PGI_2 o prostaciclina es un vasodilatador y potente inhibidor de la agregación plaquetaria, contrario a la acción del TxA_2: agregador plaquetario; el balance entre los dos mediadores es necesario en la hemostasis.

Los leucotrienos (LT) incrementan la permeabilidad vascular, como la histamina, solo en las vénulas, pero con mayor magnitud. Los LTC_4, LTD_4 y

LTE_4 también ocasionan vasoconstricción y broncoespasmo, importantes en la patogénesis del asma. El LTB_4, es una agente quimiotáctico y activador de los neutrófilos, incrementa su adhesión y salida al espacio extravascular, gracias al aumento en la expresión de las integrinas y selectinas (Yopp et ál., 2003).

Los ácidos hidroxieicosatetraenoicos (HETE) derivados de la enzima citocromo P450, estimulan la producción de PGE_2 citoquinas (IL-8, IL-13, IL-4) y la hiperpolarización del endotelio por lo cual ocasionan vasodilatación; además tienen acción quimiotáctica y son factores angiogénico (Panigrahy et ál., 2010). Por el contrario, los EET (ácidos epoxieicosatrienoicos) son vasoconstrictores y tienen propiedades antiinflamatorias (Morgan, 2001).

Una vez se perpetúan los cambios vasculares, el incremento de las proteínas del plasma en el exudado reduce la presión osmótica intravascular y aumenta la presión del líquido intersticial, esto sumado al incremento en la presión hidrostática de la sangre (por la vasodilatación), resulta en más salida de líquido del vaso permitiendo que las proteínas inmunológicas en el plasma, como las fracciones del complemento, Ac y otros alcancen el sitio de la agresión.

En la sangre, las proteínas del complemento están inactivas, pero en el tejido agredido, rápidamente se activan por la vía clásica o alterna (ver capítulo 4), para ocasionar la lisis del agente agresor; durante este proceso las fracciones C3a y C5a se unen a sus receptores en los mastocitos, induciendo su activación, liberación de histamina y otros mediadores inflamatorios por lo cual son denominados anafilotoxinas. C5a también es un agente quimiotáctico; su distribución alrededor del agresor forma un gradiente de concentración que permite el direccionamiento de los leucocitos hacia el sitio específico de la lesión (figura 46).

Por otra parte, el aumento en la permeabilidad vascular expone las fibras de colágeno y elastina del tejido a la luz del vaso, activando las plaquetas y el factor XII o factor Hageman, proteína del plasma que inicia la vía intrínseca de la coagulación, para formar trombina (Factor IIa) y generar un coagulo estable de fibrina (figura 51). La trombina activa las plaquetas y células endoteliales, vía receptores de proteasas (PAR-1), aumenta en ellas la expresión de moléculas de adherencia, producción de quemoquinas y otros mediadores inflamatorios.

A su vez, el factor XIIa inicia el sistema de las quininas como un mecanismo de amplificación de la vía intrínseca de la coagulación, convierte la precalicreina en calicreina. Esta enzima rompe el quininogeno de alto peso molecular (HWMK) en bradicinina, un péptido vasoactivo muy importante en la inflamación. La bradicinina incrementa la permeabilidad vascular, ocasiona contracción del músculo liso, vasodilatación y dolor local, efectos similares a los de la histamina. La calicreina a su vez activa el factor Hageman para amplificar la vía intrínseca de la coagulación, es un agente quimiotáctico directo, además de romper a C5 para generar más C5a (quemoquina) (figura 51).

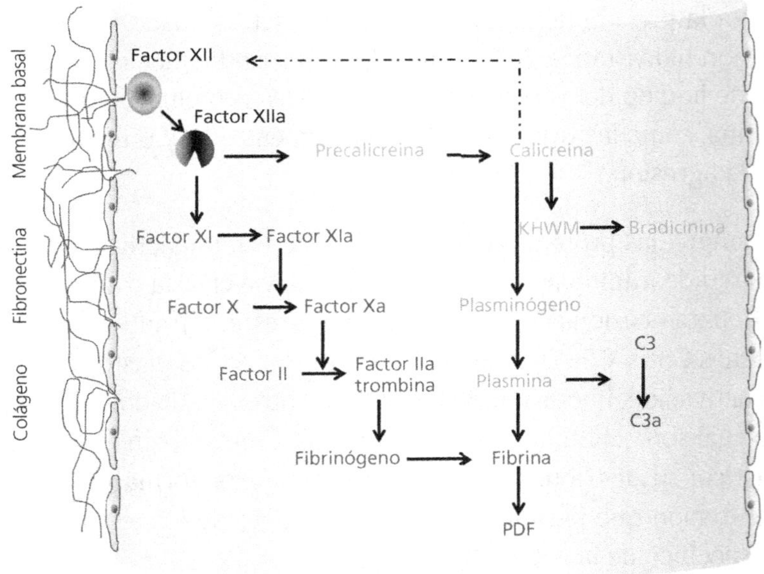

Fig. 51 **Vía intrínseca de la coagulación durante el proceso inflamatorio.** El factor XIIa inicia cuatro sistemas que amplifican la respuesta inflamatoria aguda: a) sistema de la coagulación (rojo): generación de trombina; b) sistema de las quininas (azul): formación de bradicinina, potente mediador inflamatorio; c) sistema fibrinolítico (verde): producción de plasmina que degrada el coagulo en péptidos derivados de la fibrina (PDF) e inicia el cuarto sistema; d) sistema de complemento (fucsia): producción de anafilotoxinas y quemoquinas, C5a y C3a.

La calicreina también inicia el sistema fibrinolítico cuya finalidad es destruir el coagulo, mediante la acción de la plasmina, degradándolo en PDF (productos derivados de la fibrina), los cuales actúan como factores quimiotácticos y aumentan la permeabilidad vascular. Asimismo, la plasmina rompe a C3 para iniciar la vía alterna del complemento (figura 51).

Las células endoteliales de los vasos sanguíneos afectados o estimulados por estos mediadores producen el óxido nítrico (ON), otro mediador de acción pleiotrópica y paracrina, es un agente microbicida, potente vasodilatador, pero también inhibe la agregación plaquetaria y la adhesión de los leucocitos, por lo que se le conoce como un regulador endógeno del proceso inflamatorio.

Todos estos mediadores contribuyen a amplificar el proceso inflamatorio, garantizando el sostenimiento de los cambios vasculares, cuya finalidad más importante es la salida de las proteínas y células del sistema inmunológico de la sangre, para eliminar el agente agresor y reparar el daño del tejido.

En esta fase, las células endoteliales y los leucocitos aumentan la expresión de moléculas de adherencia (selectinas, integrinas e ICAM). Las selectinas adhieren los leucocitos de manera transitoria e inestable. Las integrinas son expresadas por los leucocitos, permiten la adhesión fuerte y anclaje al endotelio, se unen al otro grupo de las moléculas de adhesión intercelular denominadas ICAM y VCAM, expresadas por el endotelio vascular. En la fase de adhesión firme ocurre la migración transendotelial o diapedesis (figura 21). Unas de las moléculas de adhesión intercelular, recientemente descubiertas en el endotelio de las mucosas son las MAdCAM-1, su función, al parecer, es dirigir la entrada de los linfocitos a las mucosas (Hoshino, Kobayashi, Mitoma, Sato, Fukuda y Nakayama, 2011).

En el tejido, los neutrófilos deben migrar hacia el sitio exacto del problema; este movimiento es dirigido por los factores quimiotácticos, que generan un gradiente, siendo mayor la concentración alrededor del estímulo y menor, a medida que se aleja de este. La migración dirigida de los leucocitos en contra del gradiente se denomina *quimiotaxis*. Existen factores quimiotácticos endógenos, producidos por el huesped (fibras de colágeno, la fracción C5a del complemento, citoquinas como la IL-8, factor activador de plaquetas [PAF], leucotrieno B-4 [LTB-4], etc.) y exógenos, producidos por el agente extraño (N-formil oligopéptidos, sustancias del mismo microorganismo, etc.). La quimiotaxis se realiza gracias a la formación de seudópodos. La unión de los receptores con los factores quimiotácticos activa las señales intracelulares y aumenta la concentración de calcio intracelular que polimeriza las fibras de actina justo debajo del receptor en el citoplasma, con lo cual se origina la emisión del seudópodo. Los fagocitos se desplazan hacia el sitio de mayor concentración de quemoquinas, con estos movimientos ameboides (figura 52).

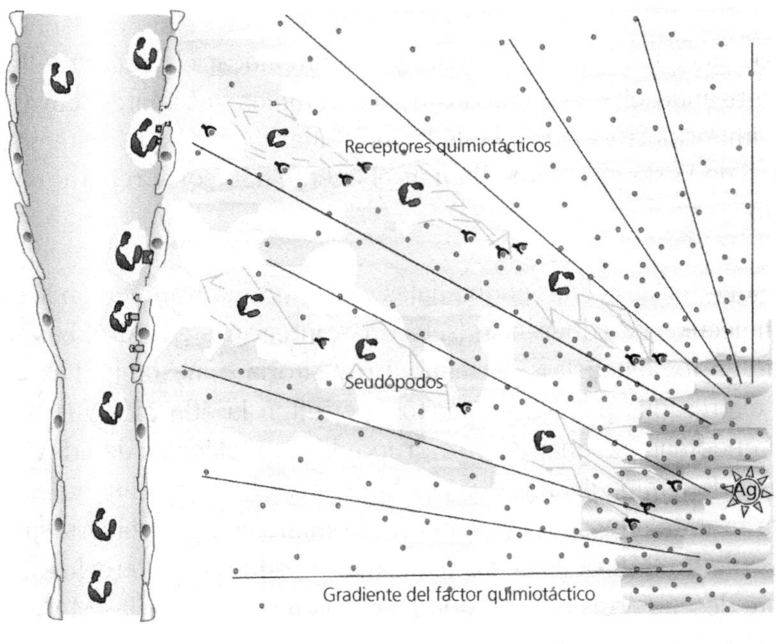

Fig. 52 **Quimiotaxis.** Los leucocitos forman seudópodos en contra del gradiente de concentración (puntos rojos) inducidos por receptores para las quemoquinas (negro), que favorecen la polimerización de los filamentos de actina (líneas amarillas).

El fagocito rodea el agente extraño, por medio de los receptores de membrana que reconocen las sustancias extrañas o de los receptores para las opsoninas que recubren el Ag (C3a, IgG e IgM), actuando como los dientes de un cierre, hasta que el agente extraño queda incluido dentro del citoplasma en una vacuola o fagosoma. Segundos después los gránulos citoplasmáticos (lisosomas) se fusionan con el fagosoma formando el fagolisosoma (figura 53). Los monocitos-macrófagos activados además producen una serie de citoquinas proinflamatorias, incluidas la IL-1, IL-6, TNF e INFα/β.

La *muerte y destrucción* del agente extraño se da por dos mecanismos: la liberación del contenido enzimático de los lisosomas que rápidamente destruye el material fagocitado, denominada muerte independiente del oxígeno y la muerte dependiente del oxígeno o estallido respiratorio. La muerte independiente del oxígeno incluye la liberación en el fagosoma de las proteínas de los lisosomas: catiónicas, como las defensinas, péptidos ricos en cysteina y arginina, los cuales forman canales permeables a los iones en las bicapas lipídicas de los microorganismos, catepsina G y azurozidina; la lisozima actúa rompiendo el peptidoglicano de bacterias; la lactoferrina secuestra hierro indispensable para el metabolismo de las bacterias y otras enzimas como transcobalamina, gelatinasa, mieloperoxidas, entre otras.

El estallido respiratorio es la producción de reactivos del oxígeno. Una vez se cierra la vacuola fagocítica, inicia la actividad de la NADPH oxidasa (proteína de la membrana celular y de los gránulos), al tiempo con la fase de degranulación. La enzima tiene un núcleo compuesto por la citocromo b558, encargada de formar un conducto para el flujo de electrones a través de la membrana. La NADPH oxidasa utiliza al oxígeno para oxidar al NADPH, produciendo anión superóxido (O_2-), el cual es bombeado al interior de la vacuola fagocítica. Gran parte del anión superóxido es convertido rápidamente en H_2O_2 por la superóxido dismutasa (figura 53). Adicionalmente, el anión superóxido puede reaccionar con H_2O_2 resultando en la formación de radicales hidroxilo (OH-) vía la reacción de HaberWeiss (Segal, 2005).

A medida que los lisosomas se fusionan con el fagosoma, la mieloperoxidasa es liberada al fagosoma. La mieloperoxidasa utiliza H_2O_2 e iones haluro (I^- y Cl^-), para producir compuestos halogenados (hipohaluros) muy tóxicos y de vida larga: ácido hipoiodoso (IOH) e hipocloroso (HOCl). Este último es el componente activo de los blanqueadores usados para desinfección y uso doméstico. Los mecanismos dependientes del oxígeno también incluyen la vía del óxido nítrico, mediante la enzima NOS (óxido nítrico-sintetasa) que combina el oxígeno molecular con el nitrógeno guanidino de la L-arginina, para generar óxido nítrico (NO), el cual es tóxico para bacterias y células tumorales (figura 53).

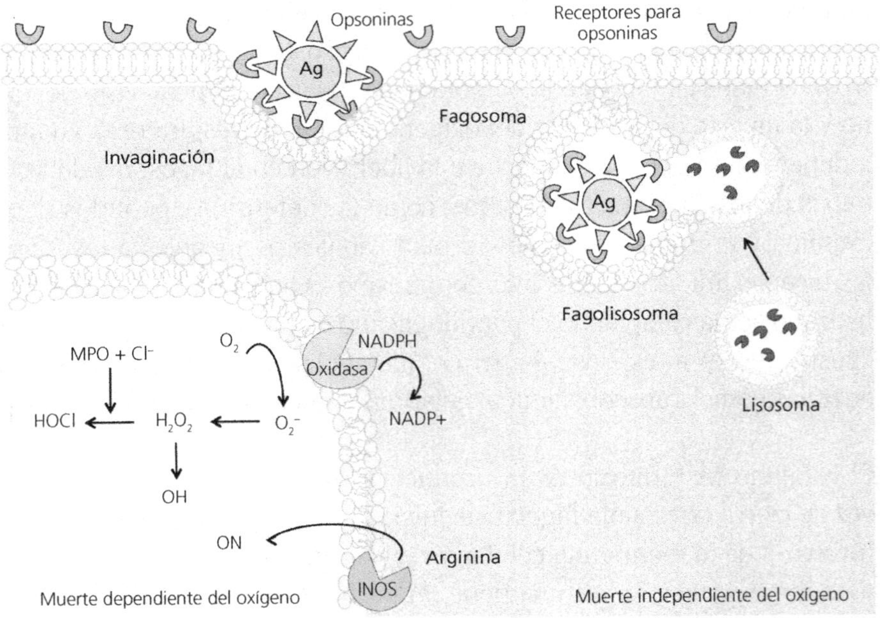

Fig. 53 **Muerte y destrucción del Ag por las células fagocíticas.** Mecanismo independiente del O_2: unión de los lisosomas al fagosoma, las enzimas y otras proteínas de los lisosomas destruyen el Ag. Mecanismo dependiente del O_2: en el fagolisosoma se induce la producción de productos reactivos del O_2 como: anión superoxido(O_2-), peróxido de hidrogeno (H_2O_2), radicales hidroxilo (OH-), ácido hipocloroso (HOCL) y óxido nítrico (ON).

Los radicales libres generados en la explosión respiratoria se inactivan rápidamente, pero cierto porcentaje permanece activo en el momento de la exocitosis, ocasionando daño tisular, el último signo de la inflamación aguda. La célula finalmente muere debido a la liberación de estas sustancias que terminan afectándola. Los neutrófilos sobreviven solo pocas horas en los tejidos, cuando la respuesta es más severa, los neutrófilos muertos se acumulan con los detritos celulares y el agente extraño, generalmente bacterias, manifestándose clínicamente como pus. Durante la respuesta inflamatoria, la extravasación no solo es de neutrófilos, sino también de monocitos, linfocitos, eosinófilos, basófilos, dependiendo del agente agresor, la intensidad de la injuria y el tiempo que demore el restablecimiento de la homeostasis del tejido.

El infiltrado de leucocitos, mastoscitos y especialmente los macrófagos activados producen TNF, IL-1 e IL-6 denominadas citoquinas proinflamatorias. Estas citoquinas actúan principalmente sobre el endotelio (aumento de las moléculas de adherencia, síntesis de PG y producción de citoquinas), sobre fibroblastos (proliferación, aumento en la síntesis de colágeno, proteasas y PG), leucocitos (aumenta la secreción de citoquinas) e inducen la respuesta sistémica de fase aguda, la cual incluye fiebre, pérdida del apetito, sueño, neutrofilia, efectos hemodinámicos y liberación de corticotropina y corticosteroides (Kumar et ál., 2005).

La respuesta inflamatoria local y la activación de la respuesta sistémica de fase aguda, indiscutiblemente involucran el sistema nervioso. Los mediadores inflamatorios y citoquinas liberados in situ interactúan con los receptores sobre las fibras nerviosas y ocasionan la liberación de neurotransmisores y neuropéptidos que transmiten las sensaciones y síntomas característicos de la inflamación aguda, como el dolor. A su vez, las células inmunológicas producen algunos neuropéptidos y tienen receptores para estos, facilitando la amplificación de los cambios vasculares y el tráfico de leucocitos al sitio de la agresión.

La regulación de la respuesta inflamatoria por el sistema nervioso ocurre a través de las vías sistémicas, regionales y locales. El sistema nervioso periférico generalmente incrementa la respuesta inflamatoria local. El sistema nervioso simpático (adrenérgico) y el sistema nervioso parasimpático (colinérgico) casi siempre inhiben la inflamación a nivel regional, a través de la inervación de los órganos inmunológicos locales. El eje adrenal-pituitaria-hipotálamo induce una respuesta neuroendocrina que controla la inflamación a nivel sistémico gracias a la liberación de glucocorticoides y otras hormonas (Sternberg, 2006).

Los neuropéptidos que participan en el proceso inflamatorio incluyen el péptido relacionado con el gen de la calcitonina (CGRP), la sustancia P y el péptido intestinal vasoactivo (VIP) (figura 54). El CGRP incrementa la producción de citoquinas proinflamatorias y disminuye la expresión del CMH clase II. La sustancia P aumenta la secreción de citoquinas proinflamatorias y quemoquinas, incrementa la actividad de las células NK, estimula la liberación de histamina y serotonina por los mastocitos. El VIP, por el contrario tiene efectos antiinflamatorios, inhibe la secreción de citoquinas y quemoquinas, previene la activación de macrófagos y células NK (Ren y Dubner, 2010).

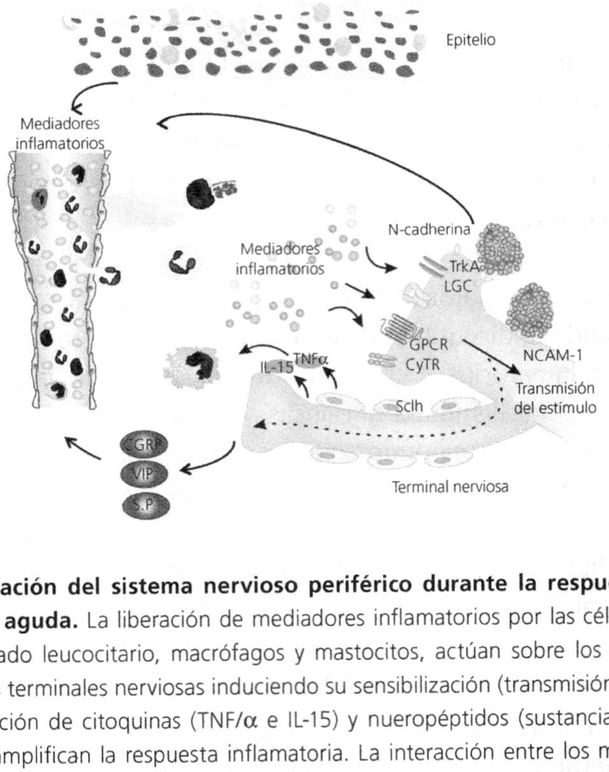

Fig. 54 **Activación del sistema nervioso periférico durante la respuesta inflamatoria aguda.** La liberación de mediadores inflamatorios por las células del tejido, infiltrado leucocitario, macrófagos y mastocitos, actúan sobre los nocireceptores de las terminales nerviosas induciendo su sensibilización (transmisión del estímulo), liberación de citoquinas (TNF/α e IL-15) y nueropéptidos (sustancia P, CGRP, VIP) que amplifican la respuesta inflamatoria. La interacción entre los mastocitos y las fibras nerviosas requiere el contacto directo a través de moléculas de adherencia (N-cadherina, NCAM-1). Fuente: modificado de Ren y Dubner (2010).

Inflamación de la conjuntiva

La inflamación de la mucosa conjuntival comparte los signos y síntomas cardinales característicos de cualquier tejido vascularizado, con algunas manifestaciones clínicas propias. Inicialmente, la vasodilatación se manifiesta como hiperemia con diferentes grados de intensidades dependiendo de las formas clínicas. Dado que la conjuntiva está irrigada por dos sistemas vasculares, la vasodilatación ocurre predominantemente en un sistema u otro, denominándose inyección conjuntival o ciliar. En la primera, es más marcada en el fondo del saco conjuntival y mínima cerca al limbo esclerocorneal. La inyección ciliar se localiza preferencialmente a nivel pericorneal y es menor a medida que se aleja de limbo. Cuando la patología involucra procesos inflamatorios intraoculares o todo el segmento anterior, ocurre una forma de hiperemia mixta (figura 55).

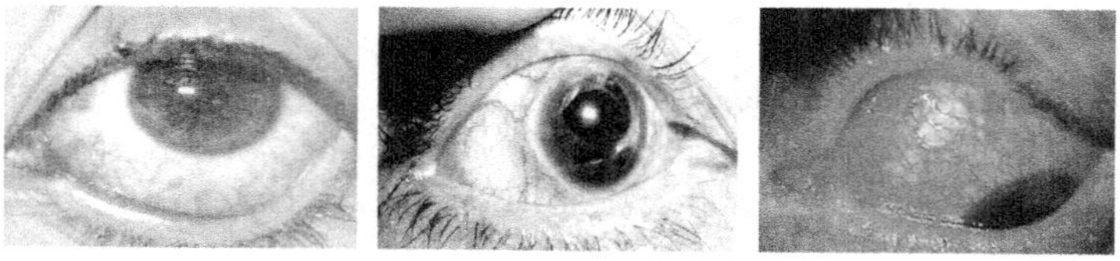

Fig. 55 **Hiperemia.** Izquierda: hiperemia conjuntival; centro: inyección ciliar y derecha: inyección mixta. Fuente: www.estudiandooptica.com/patologia/conjuntiva.html, www.v2020la.org/album/album/Oftalm/index30.html, bvs.sld.cu/revistas/oft/vol16_2_03/oft05203.htm.

El aumento en la permeabilidad vascular permite el paso de fluido ricos en proteínas y leucocitos del lecho vascular al espacio intersticial, originándose el edema que se manifiesta clínicamente desde una disminución en la trasparencia hasta una hernia conjuntival en la hendidura palpebral, como ocurre en la quemosis (figura 56).

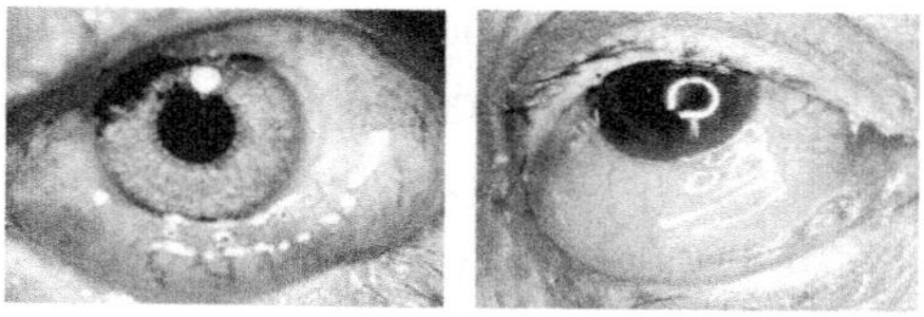

Fig. 56 **Edema conjuntival (quemosis).** Fuente: www.ocularweb.com/profesional/Imágenes/a_ofta_imgs7.htm, http://www.smo.org.mx/edema-conjuntival.

El exudado que se filtra por epitelio y los detritos celulares originan la secreción. Sin embargo, este mecanismo no es el único implicado en la secreción, la estimulación de las fibras nerviosas sensoriales por los mediadores inflamatorios, hacen que se aumente la actividad de las glándulas conjuntivales. Según la etiología, la secreción puede ser acuosa (hipersecreción lagrimal), mucosa (descarga de mucina por las células caliciformes), purulenta (acúmulo de bacterias y neutrófilos muertos), hemorrágica (salida de glóbulos rojos), membranosa o seudomembranosa (acúmulo de fibrina) (figura 57).

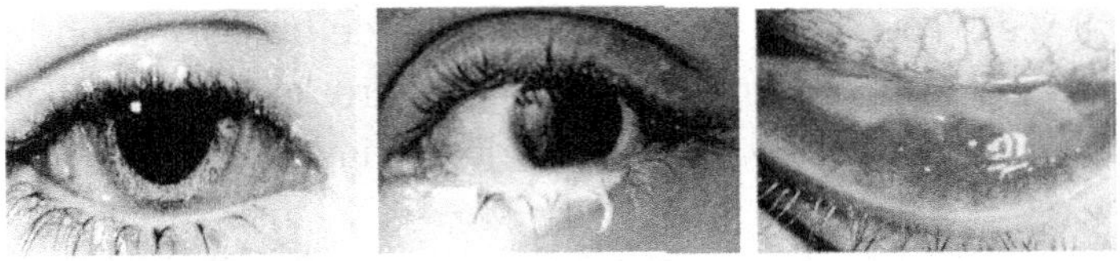

Fig. 57 | **Secreción conjuntival.** Izquierda: secreción mucosa; centro: secreción purulenta, y derecha: secreción pseudomembranosa. Fuente: www.ojosdolores.com.ar/conjuntiva.html, http://farmacologadelaconjuntivitis.blogspot.com/2009_11_01_archive.html.

La reacción inflamatoria en la conjuntiva también ocasiona alteraciones tisulares, como las papilas, folículos y flicténulas. Las papilas son elevaciones carnosas alrededor de un vaso sanguíneo, su tamaño es variable, generalmente con aspecto de empedrado. Las papilas se presentan en las conjuntivitis alérgicas y algunas bacterianas. Histológicamente la papila es la hiperplasia del tejido epitelial con infiltrado leucocitario difuso y neovasos centrales. Los folículos son elevaciones redondeadas translúcidas y avasculares producidas por la hiperplasia de linfocitos subepiteliales que constituyen el tejido linfoide asociado a la conjuntiva. Los folículos son característicos en las infecciones virales. Las flicténulas son pequeñas vesículas a nivel del limbo esclerocorneal que se transforman en nódulos; inicialmente, los cambios vasculares facilitan el infiltrado leucocitario principalmente células mononucleares, células plasmáticas y algunos eosinófilos (figura 58) (Sanchez et ál., 1992).

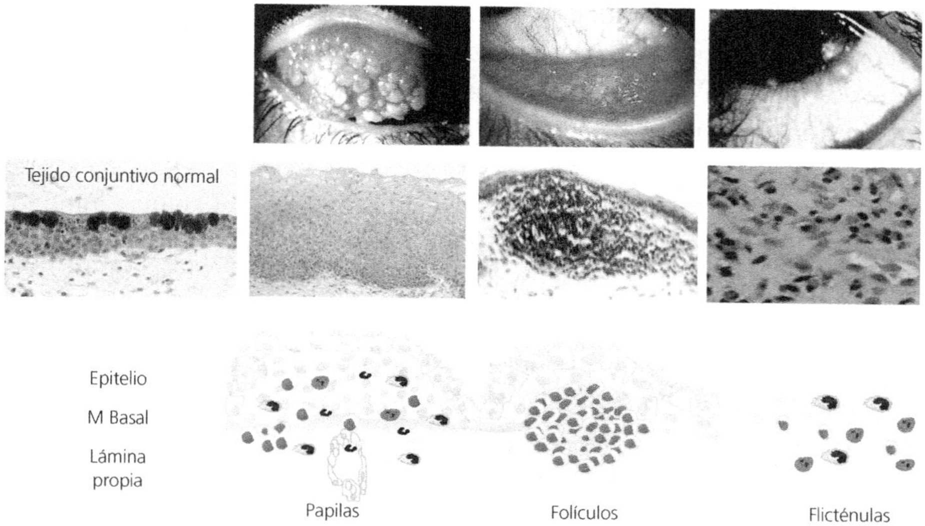

Fig. 58 **Alteraciones del tejido conjuntival.** En la figura se presentan las alteraciones inflamatorias del tejido conjuntival, papilas, folículos y flicténulas, la histopatología y su representación esquemática. Fuente: http://farmacologadelaconjuntivitis.blogspot.com/2009/11/signos-inflamatorios-mas-destacados-de.html, www.djo.harvard.edu/print.php?url=/physicians/gr/345&print=1.

Inflamación corneal

Como se ha descrito, la respuesta inflamatoria siempre causa daño y posteriormente cicatrización, lo cual es aceptado por la mayoría de los tejidos. En la córnea, estos cambios reducen dramáticamente sus funciones ópticas. El proceso inflamatorio en la córnea ocasiona degradación de la matriz extracelular, angiogénesis, transformación de los queratocitos en fibroblastos para reparar, remodelar y restaurar la herida, resultando en una distorsión refractiva y opacidad. Por esta razón, la córnea ha adquirido muchas adaptaciones anatómicas, que limitan y regulan la respuesta inflamatoria para prevenir y minimizar los efectos secundarios sin eliminar su capacidad de defensa.

Por ejemplo, la lágrima contiene proteínas antimicrobianas que a su vez tienen efectos antiinflamatorios. La lactoferrina inhibe la activación del complemento, regula negativamente la producción de IL-6 y TNF y disminuye la capacidad de los PMN para realizar el estallido respiratorio. La lisozima, la segunda proteína en concentración de la lágrima, tiene acciones similares, esta acción antiinflamatoria favorece el inmunoprivilegio y la protección frente a la infección corneal (Pepouse et ál., 1996).

La córnea no posee irrigación vascular ni linfática, ni células inmunológicas residentes que liberen mediadores inflamatorios. Estas condiciones retardan la llegada de leucocitos al centro de la córnea. De manera que cuando ocurre un trauma leve, el tiempo que demora el estímulo en llegar a los tejidos adyacentes, le permite a la córnea reparase sin inducir una respuesta inflamatoria significativa. La desventaja se presenta frente a un proceso infeccioso grave, ya que depende de la respuesta vascular del limbo o la conjuntiva. El infiltrado leucocitario, especialmente los PMN, deben migrar desde estos tejidos y llegar al centro de la córnea, lo cual es facilitado por la expresión de moléculas de adherencia. El epitelio y el endotelio corneal expresan constitutivamente ICAM-1 y NCAM-1 (molécula de adhesión de células neurales-1), que incrementan significativamente en respuesta a la IL-1 y el TNF. La producción de estas citoquinas proinflamatorias y quimiotácticas (IL-1, IL-6, TNF e IL-8) y la fagocitosis de partículas o complejos inmunes son algunas de las propiedades inmunológicas que han desarrollado las células del epitelio corneal (Krachmer et ál., 2005; Zhan, Towler y Calder, 2003).

Las únicas células inmunológicas en la córnea son las células de Langerhans (CL), un tipo de células dendríticas que se localizan preferencialmente en la periferia del epitelio y del estroma, además de algunos macrófagos residentes presentes en el estroma posterior. Aunque en el centro de la córnea hay CL, estas son inmaduras o precursoras, no expresan moléculas accesorias y, por lo tanto, son incapaces de iniciar una rápida respuesta inmune. Durante la inflamación la mayoría de las CL maduran y sobreexpresan CMH clase II y CD80/CD87. Un hallazgo interesante es que las células epiteliales y los queratocitos, por acción de las citoquinas proinflamatorias pueden expresar estas mismas moléculas coestimuladoras, lo cual sugiere que pueden actuar como CPA para los LTh (Hamrah, Huq, Liu, Zhang y Dana, 2003).

La respuesta inflamatoria en la córnea también depende de la naturaleza del daño y del grado de severidad. En el caso del epitelio, el reemplazo es inmediato, sin mayores consecuencias secundarias, a diferencia del resto del tejido, en el que los mecanismos de reemplazo pueden conducir a la pérdida de su función.

Cuando ocurre una alteración del epitelio, las células agredidas o la exposición de la membrana basal genera una señal química que se difunde por la lágrima, ocasionando modulación del citoesqueleto y pérdida de las uniones intercelulares de las células vecinas, permitiendo que estas se alineen en dirección al sitio del defecto, sin perder el contacto con la matriz extracelular (ampollas) o con las células adyacentes (acantolisis o ampollas intraepiteliales). Inicialmente, la nueva masa celular (compuesta solo por una o dos capas, no tiene glicocaliz ni microvellosidades) migra y proliferan hasta que ocurre la inhibición por contacto físico con las otras células adyacentes.

El origen de estas nuevas células epiteliales depende de las células madres (*Stem cell*) pluripotenciales, localizadas en el limbo. Una de las células hijas se diferencia en célula epitelial cuboide que migra en la base del epitelio gracias al contacto con la membrana basal. Posteriormente, se diferencian en células aladas y superficiales, esta estratificación se da gracias a la adhesión intercelular, siendo los hemidesmosomas y desmosomas los que se modifican durante este proceso de migración. Una vez la superficie alterada es cubierta, se restablecen los complejos de anclaje, el espesor epitelial, el glicocálix y las microvellocidades.

Si el daño corneal involucra la interrupción de la barrera epitelial y afecta el estroma ocurre la activación de los queratocitos y la respuesta inflamatoria. Las células epiteliales son las primeras en responder, usualmente entre dos y doce horas, ellas migran a lo largo de la nueva capa de fibronectina formada sobre la herida, hasta cubrirla en su totalidad sin invadir el tejido. Una vez la superficie de la herida es totalmente cubierta el espesor de la capa de células epiteliales aumenta hasta establecer el contorno corneal.

La reacción del estroma propiamente dicho es mediada por los queratocitos, fibroblastos estromales que se localizan entre las lamelas de colágeno y se interconectan entre sí. Los queratocitos producen los proteoglicanos y el colágeno, los mayores componentes de la matriz extracelular. El estroma corneal está compuesto aproximadamente de 200 lamelas de colágeno tipo I orientadas paralelamente a la superficie ocular y con un diámetro uniforme en cada una de ellas (22,5-35 nm). El espacio entre las lamelas es ocupado por los proteoglicanos (una molécula de glucosaminoglicano sulfatada unida a un núcleo proteico). Estas moléculas son extremadamente hidrofílicas, de manera que la mayoría de agua en el estroma, está asociado a los glucosaminoglicanos. Los proteoglicanos desempeñan un papel fundamental en la transparencia, ya que ellos son los responsables de regular el espacio entre las fibras de colágeno (41,4±0,5 nm).

La respuesta de los queratocitos es lenta, pero su activación puede continuar indefinidamente. El estímulo generalmente ocasiona la muerte de los queratocitos del estroma anterior, los cuales son muy sensibles a los cambios osmóticos, trauma mecánico, agentes químicos y físicos. Los queratocitos más distantes y algunos monocitos-macrófagos o fibroblastos (provenientes del lecho vascular) se activan, cambian de tamaño, se dividen y expresan receptores para la fibronectina, que facilita su migración hacia el sitio de la injuria. Esta migración se da solo cuando el epitelio ha cubierto en su totalidad la herida y los restos de tejido han sido degradados por enzimas como la plasmina y las metaloproteinasas de la matriz (MMP). La activación y transformación de estas células es regulada por el factor de crecimiento epidermal (EGF) y el factor de crecimiento de fibroblastos (FGF). Una vez llegan al sito del daño los queratocitos macrófagos o fibroblastos inician la síntesis de colágeno tipo I, el cual generalmente tiene mayor calibre y no es uniforme como en las fibras originales resultando en una pérdida de la transparencia en la zona de cicatrización. De igual forma, los nuevos proteoglicanos difieren en sus características, son más hidrofílicos y, por tanto, el espacio entre las fibras se vuelve irregular, incrementando la opacidad del tejido reparado (figura 59).

Durante el proceso las citoquinas, ecosanoides (HETE y HETrE), factores de crecimiento, MMP, etc., producidas por el epitelio y queratocitos, disparan la respuesta inflamatoria en los tejidos vecinos que, junto con el aumento en la expresión de moléculas de adherencia y quemoquinas, permiten el infiltrado leucocitario en el sitio de la lesión. La presencia de células inmunológicas aumenta la activación de los queratocitos y promueven la angiogénesis mediante la liberación de citoquinas y mediadores inflamatorios que resultan en una mayor degradación del estroma (Krachmer et ál., 2005).

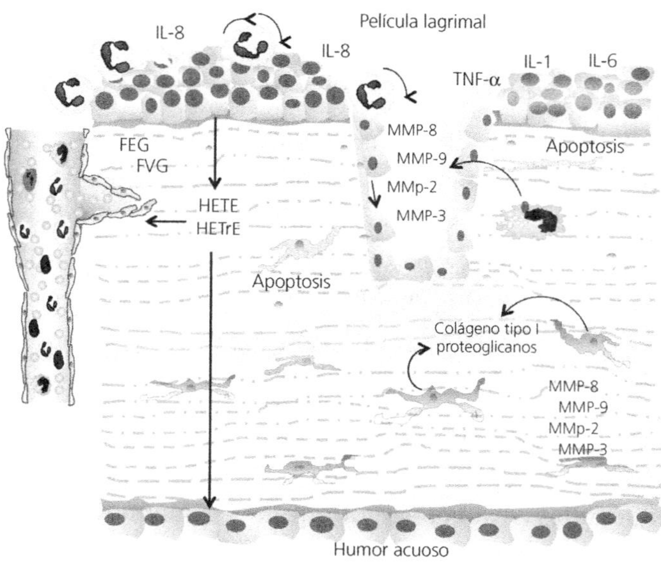

Fig. 59 **Reacción del estroma corneal frente al daño.** La interrupción de la barrera epitelial con compromiso *estromal* induce la activación de los queratocitos y macrófagos estromales posterior a la migración del epitelio para cubrir la herida. La figura muestra las citoquinas, los factores de crecimiento, mediadores y enzimas producidas durante la respuesta inflamatoria. FEG: factor de crecimiento epidermal; FVG: factor de crecimiento vascular; MMP: metaloproteinasas de la matriz, y TNF: factor de necrosis tumoral.

Posteriormente, los queratocitos sufren una segunda transformación a células como miofibroblastos, caracterizados por la expresión de la alfa-actina del músculo liso (α-SMA) que le confiere propiedades contráctiles, lo cual se asocia con los astigmatismos irregulares después de la cicatrización. La matriz extracelular inicial es selectivamente catabolizada por las MMP (figura 59). Un nuevo colágeno y proteoglicanos son sintetizados en orientación, cantidad y proporción más adecuada. Los miofibroblastos vuelven a tener características similares a la de los queratocitos nativos, pero no retornan completamente al reposo. El acúmulo de estas células se reduce por apoptosis, los nervios corneales se regeneran aunque puede demorar meses o años, tiempo en el cual hay riesgo de sufrir defectos epiteliales, debido a la disminución en la proliferación, incremento en la permeabilidad y falla en las uniones celulares. Después de estos cambios el área reparada mejora el grado de transparencia, la fuerza de tensión, pero no alcanza el punto de la rehabilitación funcional.

Finalmente, si la injuria compromete el endotelio corneal, las células migran sobre una matriz temporal de fibronectina y aumentan de tamaño hasta cubrir el defecto. Cuando la continuidad del endotelio es restablecida, las células secretan colageno tipo IV, V y VIII para formar una nueva membrana de Descemet (Krachmer et ál., 2005).

Inflamación crónica

Generalmente, se denomina crónica cuando el proceso inflamatorio se prolonga semanas o meses. Resulta de la exposición prolongada a agentes tóxicos, endógenos o exógenos, enfermedades inmunológicas e infecciones persistentes que frecuentemente involucran la formación de granulomas.

La inflamación crónica se diferencia de la inflamación aguda en el tipo de células inmunológicas, citoquinas, cambios y daño del tejido afectado:

- Infiltrado de células mononucleares: monocitos-macrófagos, linfocitos y células plasmáticas. Dos citoquinas que desempeñan un papel central en la inflamación crónica: INF-γ y el TNF-α.
- Destrucción del tejido ocasionado por la persistencia del estímulo y las células inmunológicas.
- La reparación del tejido generalmente incluye la angiogénesis y fibrosis.

Resumen

- Los signos cardinales de la inflamación son rubor, calor, edema, dolor y pérdida o daño de la función del tejido. Estos signos y síntomas son el reflejo de los eventos vasculares y celulares que ocurren en el tejido afectado. La vasodilatación o el amuento del calibre de los vasos permite mayor flujo de sangre siendo responsable del eritema o enrrojecimiento y el calor. El incremento en la permeabilidad de los vasos facilita la salida de líquido de la sangre al tejido, el acúmulo de este fluido rico en proteínas plasmáticas, contribuye a la hinchazón del tejido o edema. Durante la vasodilatación y el incremento en la permeabilidad vascular ocurren cambios en las células endoteliales, que traen consigo la adhesión de los leucocitos, a la pared de los vasos; a continuación, los leucocitos atraviezan el endotelio (diapedesis) y migran al sitio exacto de la injuria (quimiotaxis).
- El acúmulo de leucocitos y su activación destruyen el agente infeccioso y remueven las células afectadas, lo que ocasiona, en la mayoría de los casos, un daño adicional al tejido. Los cambios vasculares dependen de los mediadores vasoactivos, que son los responsables de la iniciación y perpetuación del proceso inflamatorio.

Preguntas de revisión

1. ¿Cuál es la diferencia entre los mediadores sintetizados de novo y preformados?
2. ¿Cuál es la función de los mastocitos en la inflamación?
3. ¿Por qué se dice que el aumento en la permeabilidad vascular es la característica de mayor especificidad en la inflamación aguda?
4. ¿Cuál es la función de las moléculas de adherencia?
5. ¿Cómo se origina la bradicinina?, ¿qué función tiene?
6. ¿Qué son los neuropéptidos?
7. ¿Cuáles son los mediadores de la inflamación con acción sistémica?

8. En las conjuntivitis, explique la siguiente sintomatología: prurito, irritación, sensación de cuerpo extraño. Incluya los posibles mediadores inflamatorios, comunicaciones celulares, respuesta tisular.
9. Explique la cascada del ácido araquidónico, incluya todos los mediadores formados y sus intermediarios, así como la función de cada uno en el nivel ocular o sistémico.
10. Histamina, origen, acción en el nivel ocular: ¿qué células tienen receptores para histamina? Nombre su efecto sobre ellas. ¿Qué estímulo provoca su liberación, cuáles son las patologías asociadas?
11. Escriba los principales mediadores inflamatorios, células y cambios vasculares que intervienen en los siguientes signos: hiperemia, edema (quemosis), secreción, folículos, papilas, flicténulas, adenopatía preauricular,

Referencias

Austyn, J. y Wood, K. (1994). *Principles of Cellular and Molecular Immunology* (2ª ed.). Hong Kong: Oxford University Press.

Deng, Z., Zink, T., Chen, H., Walters, D., Liu, F. y Liu, G. (2009). Impact of Actin Rearrangement and Degranulation on the Membrane Structure of Primary Mast Cells: A Combined Atomic Force and Laser Scanning Confocal Microscopy Investigation. *Biophysical Journal, 96* (4), 1629-1639.

Hamrah, P., Huq, S. O., Liu, Y., Zhang, Q. y Dana, M. R. (2003). Corneal immunity is mediated by heterogeneous population of antigen-presenting cells. *Journal of Leukocyte Biology, 74* (2), 172-178.

Hoshino, H., Kobayashi, M., Mitoma, J., Sato, Y., Fukuda, M. y Nakayama, J. (2011). An integrin alpha4beta7•IgG heterodimeric chimera binds to MAdCAM-1 on high endothelial venules in gut-associated lymphoid tissue. *Journal of Histochemecal and Cytochemecal, 59* (6), 572-583.

Jackson, W. F. (2005). Potassium channels in the peripheral microcirculation. *Microcirculation, 12* (1), 113-127.

Krachmer, J., Mannis M. y Holland, E. (2005). *Cornea vol. 1. Fundamentals diagnosis and management* (2ª ed.). Philadelphia: Elsevier Mosby.

Kumar, V., Abbas, A. y Fausto, N (2005). Robbins & Cotran *Patología estructural y funcional* (7ª ed.). España: Elsevier.

Morgan, E. (2001). Regulation of Cytochrome P450 by Inflammatory Mediators: Why and How? *Drug metabolism & Disposition, 29* (3), 207-212.

Parslow, T., Stites, D., Terr, A. y Imboden, J. (2002). *Inmunología básica y clínica* (10ª ed). México: Manual Moderno.

Parsons, M. E. y Ganellin, C. R. (2006). Histamine and its receptors. *British Journal Pharmacolology, 147,* Suppl. 1, S127-135.

Paul, W. (2003). *Fundamental Immunology* (5ª ed.). Philadelphia: Lippincott-Raven.

Panigrahy, D., Kaipainen, A., Greene, E. R. y Huang, S. (2010). Cytochrome P450-derived eicosanoids: the neglected pathway in cancer. *Cancer Metastasis Review, 29* (4), 723-735.

Pepouse, J. S., Gary, N. H. y Kirk, R. W. (1996). *Ocular Infection & Immunity* (1ª ed.). St. Louis, Mussouri: Mosby.

Ren, K. y Dubner, R. (2010). Interactions between the immune and nervous systems in pain. *Nature Medicine, 16* (11), 1267-1276.

Sánchez, M., Rodríguez, T., Alió, J., Pita, D., Fontenla, J., Grau, M., Piñero, A., García, J., Fiol, B., Güell, J. y Rutllan, J. (1992). *Conjuntivitis.* (1ª ed.). Barcelona: Edika-Med. S.A.

Segal, A. (2005). How neutrophils kill microbes. *Annuals Review in Immunology, 23,* 197-223.

Sternberg, E. M. (2006). Neural regulation of innate immunity: a coordinated nonspecific host response to pathogens. *Nature Review in Immunolology, 6* (4), 318-328.

Weissler, A., Mekori, Y. y Mor, A. (2008). The Role of Mast Cells in Non-Allergic Inflammation. *The Israel medical association Journal, 12,* 843-845.

Yopp, A. C., Randolph, G. J. y Bromberg, J. S. (2003). Leukotrienes, sphingolipids, and leukocyte trafficking. *Journal of Immunology, 171* (1), 5-10.

Zampeli, E. y Tiligada, E. (2009). The role of histamine H4 receptor in immune and inflammatory disorders. *British Journal Pharmacolology, 157* (1), 24-33.

Zhan, H., Towler, H. M. y Calder , V. L. (2003). The immunomodulatory role of human conjunctival epithelial cells. *Investigative Ophthalmology & Vision Science, 44* (9), 3906-3910.

Zhang, D., Spielmann, A., Wang, L., Ding, G., Huang, F., Gu, Q. y Schwarz, W. (2011). Mast-cell degranulation induced by physical stimuli involves the activation of Transient-Receptor-Potential Channel TRPV2. *Physiological Research,* [Epub ahead of print].

Respuesta inflamatoria en los usuarios de lentes de contacto

Martha Fabiola Rodríguez
Bacterióloga, MsC Inmunología, docente investigador Universidad de La Salle

Patricia Hernández Rodríguez
Bióloga, MsC Biología, docente investigador Universidad de La Salle

El lente de contacto (LC) puede ocasionar tres tipos de estímulos en la superficie ocular: hipoxia, trauma mecánico y químico, que se manifiestan en alteraciones metabólicas, cambios morfológicos en todas las capas y reacciones de hipersensibilidad frente a los depósitos en los lentes y soluciones de limpieza (Suchecki, Donshik y Ehlers, 2003; Stapleton, Donshik y Ehlers, 2006). Todo esto involucra el daño del tejido, cambios en la sensibilidad corneal, que a pesar del inmunoprivilegio y biocompatibilidad de los lentes, inducen directa o indirectamente la respuesta inflamatoria aguda, que llega a ser crónica, con el uso extendido, por largos periodos.

La mayoría de las alteraciones en la morfología y fisiología corneal se han explicado de acuerdo con la hipoxia, dado que los LC limitan el paso del oxígeno del aire a la córnea. En 1952, Smelser y Ozanics determinaron la importancia del oxígeno atmosférico para mantener las propiedades ópticas de la córnea, por ser avascular el soporte metabólico proviene de fuentes externas como lágrimas, vasos del limbo y humor acuoso. El oxígeno que aporta la lágrima es tomado de la atmósfera con una presión de oxígeno (PO_2) de 155 mmHg en ojo abierto, la cual se reduce a 55 mmHg con el ojo cerrado; en este caso, los vasos sanguíneos del limbo y conjuntivales complementan el suministro de oxígeno. Por su parte, el humor acuoso aporta oxígeno con una PO_2 de 40 mmHg en condiciones de normalidad (Tsubota y Laing, 1992).

La mínima tensión de oxígeno requerida para evitar el edema corneal ha sido estudiada por muchos investigadores. Mandell y Polse (1970) encontraron que se requería una presión parcial de oxígeno de 11-19 mmHg (1,5-2,5%); en 1980, Mandell y Farnell encontraron una presión más elevada de 23-37 mmHg (3,3-5,5%); finalmente Holden, Sweeney y Sanderson, en 1984, usando diferentes concentraciones de oxígeno balanceadas con nitrógeno, determinaron que la córnea necesita altos niveles de oxígeno atmosférico para mantener su función normal, 74 mmHg (10,1%).

En general, cuando se adapta un LC la relación entre la PO_2 y la transmisibilidad de oxígeno (Dk/t) es lineal para los lentes con Dk/t entre 0 y 70 x $10^{(-9)}$ (cm/seg)(mlO_2/ml x mmHg); para los LC con un Dk/t mayor de 70 barreras, la PO_2 gradualmente alcanza una meseta de 120 mmHg para condiciones de ojo abierto y de 20 mmHg para el ojo cerrado (Ichijima, Hayashi, Mitsunaga y Hamano, 1998). Estos valores varían dependiendo del tipo de lente adaptado y de la técnica de medición, por ejemplo, se ha reportado que los LC rígidos gaspermeables (RGP) suplen más oxígeno a la córnea que los de hidrogel silicona por la PO_2 precorneal en la áreas descubiertas; así un LC de hidrogel silicona de 125 Dk/t y un LC RGP de 90 Dk/t proveen la misma PO_2 (45 mmHg) con el ojo cerrado (Ichijima y Cavangh, 2007).

Por su parte, Bonanno et ál. (2009) determinaron un rango de PO_2 lagrimal de 58 a 133 mmHg con el ojo abierto y de 11 a 42 mmHg con el ojo cerrado para los lentes de hidrogel e hidrogel silicona (Dk/t entre 17 y 329); a diferencia de los datos reportados por Ichijima et ál. (1998) ellos encontraron que el aumento del Dk/t, incluso por encima de 140 barreras, continua incrementado el flujo de oxígeno en la córnea central. Teóricamente, los LC con hiper Dk/t no producen hipoxia; sin embargo, los datos demuestran que una mínima caída en la PO_2 podría ser suficiente para inducir el cambio metabólico que se traducirá en edema o hidratación corneal.

Metabolismo de la córnea, generalidades

La córnea está conformada por diversas capas, que desde el punto de vista químico y metabólico presentan heterogeneidad; cada capa realiza un aporte para el buen funcionamiento de la estructura. De esta forma, la energía para mantener la transparencia y la deshidratación propia de la córnea se obtiene por degradación de la glucosa en ácido láctico (glucólisis) y en CO_2 y H_2O (ciclo de Krebs) (figura 60). El aporte de glucosa principalmente se obtiene del humor acuoso; sin embargo, las lágrimas y los capilares del limbo contribuyen con cantidades importantes. La glucosa puede ser almacenada en forma de glucógeno a nivel del epitelio para ser degradada en condiciones de emergencia en las cuales el tejido necesita energía adicional como en procesos de reparación. La glucosa en el epitelio también se metaboliza mediante la vía de las pentosas fosfato en ribosa-5-fosfato y en trifosfopiridín-nucleótido (TPNH) (figura 60); la ribosa es necesaria para la síntesis de ácidos nucleicos asociada a división celular típica en este tejido de alto recambio y el TPNH es requerido para la síntesis de lípidos efectuada en el epitelio de la córnea.

El estroma de la córnea tiene una alta concentración de iones Na^+, mientras que el epitelio es rico en K^+. Los fluidos que rodean la córnea (plasma, lágrimas y humor acuoso) son ricos en iones Na^+; por tanto, en el estroma, la suma de estos cationes es superior a la del anión Cl^-. Este aspecto es muy importante, dado que en la córnea se requiere un equilibrio hídrico que mantiene la relativa deshidratación del tejido, así como un equilibrio electrolítico y osmótico que favorece la integridad del endotelio y del epitelio.

Para cumplir con estas condiciones el epitelio requiere un metabolismo aeróbico, por lo cual esta capa consume el 40% del oxígeno que entra a la córnea (Freeman, 1972); al reducir el aporte de oxígeno, tras la adaptación de un LC, se activan las vías metabólicas anaeróbicas y la glucosa entra a la vía de Ender Meyeroff, reduciéndose la producción neta de energía, con aumento en la producción de lactato, hidrogeniones, bicarbonato y dióxido de carbono. Este cambio metabólico afecta las tres capas de la córnea, la película lagrimal y el LC, con una disminución en funciones fundamentales como la mitosis, adherencia intercelular y el transporte de iones necesario para regular el espesor y controlar la hidratación corneal.

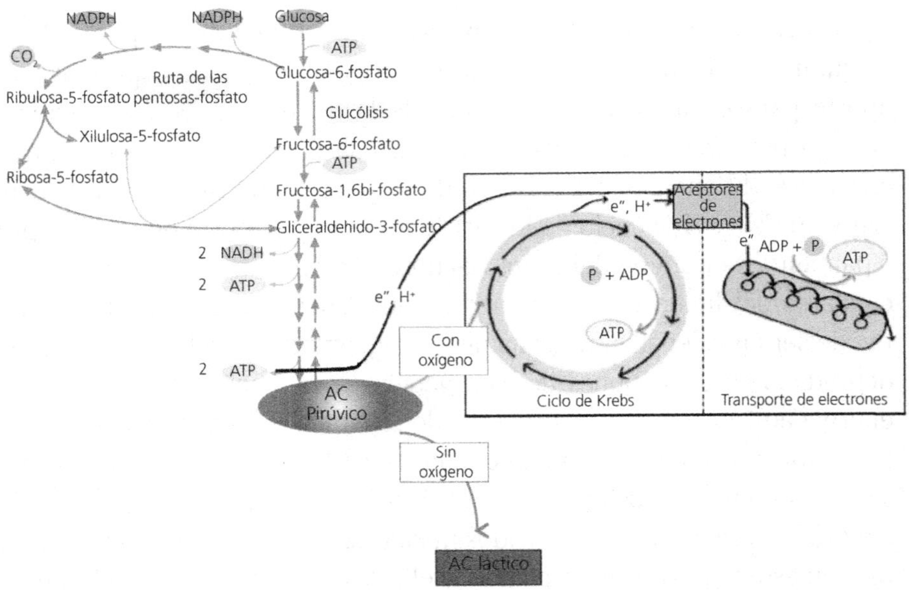

Fig. 60 **Vías metabólicas de la glucosa.** Se describe la glicolisis, vía de las pentosas, en condiciones aeróbicas el ácido pirúvico o piruvato entra ciclo de Krebs y transporte de electrones (mitocondria). Sin oxígeno el piruvato se degrada a ácido láctico.

Alteraciones en el epitelio

Tras la caída de oxígeno por uso de LC, ocurre una reducción drástica de la energía disponible (ATP), a pesar de la compensación parcial con el metabolismo anaerobio que hace el epitelio. El uso prolongado de LC lleva a la formación de microquistes o inclusiones epiteliales, de un diámetro entre 10 y 15 mm, como evidencia de la alteración en la mitosis disminución de la rata de proliferación y aumento en el tiempo de regeneración, debido principalmente a la hipoxia crónica, estos microquistes se eliminan después de varias semanas de suspender el uso de los LC (Zantos, 1983; Holden, Sweeney Vannas et ál., 1985). Al microscopio electrónico los microquistes se observan como células epiteliales degeneradas, apoptóticas que probablemente se generan a partir de las células basales y se transportan en dirección del crecimiento y maduración del epitelio.

La disminución de ATP también ocasiona el adelgazamiento del epitelio y la pérdida de las uniones intercelulares (Lemp y Gold, 1986; Lemp, Mathers y Sachdev, 1990). A medida que se disminuye la transmisibilidad de oxígeno del lente de contacto, se presenta adelgazamiento epitelial, pérdida de las células epiteliales más superficiales y aplanamiento de las otras capas. Con lentes de muy bajo Dk/t, hay disminución en las uniones intercelulares, separación de las células, edema epitelial, pérdida de las capas superficiales y anormalidades en el núcleo y citoplasma (Bergmason, Ruben y Chu, 1985); lo anterior es debido a la alteración en la rata de proliferación normal de la córnea. Se ha reportado una inhibición hasta en un 80% en la proliferación de las células basales, en el centro de la córnea con lentes de bajo Dk/t comparado con un 37% con LC de alta permeabilidad (Ladage, Yamamoto, Ren, Li, Jester, Petroll, Bergmanson y Cavanagh, 2001). Además, las células basales, en el centro de la córnea de los usuarios de LC de bajo y medio Dk/t alcanza su estadio terminal de diferenciación, sin dividirse secundariamente (Ladage, Jester, Petroll, Bergmanson y Cavanagh, 2003), retardando la exfoliación del epitelio corneal, lo cual, a largo plazo, favorece la adherencia bacteriana, predisponiendo a las queratitis infecciosas (Poggio et ál., 1989; Latkovic y Nilsson, 1997). Otros factores, como el trauma mecánico y la disminución en la sensibilidad, podrían alterar la proliferación celular; sin embargo, las diferencias encontradas, entre los lentes de alto y bajo Dk/t, ponen a la hipoxia como principal mecanismo inductor de estos cambios. Madigan y Holden (1992) encontraron que el adelgazamiento epitelial y disminución en la adhesión epitelial también se incrementa con el tiempo de uso del LC.

Estos cambios disminuyen la función de barrera, favoreciendo el paso de agua hacia el estroma. El adelgazamiento epitelial, la disminución en las uniones intercelulares y el retardo en la exfoliación, con el uso prolongado, se manifiestan como queratitis punteada, erosiones, úlceras epiteliales que generan queratitis infecciosas (figura 61).

En condiciones anaerobias, además de la disminución de ATP, otro cambio metabólico importante es la producción de lactato. El piruvato derivado de la glicolisis, no entra al ciclo de Krebs, se acumula y se transforma en ácido láctico, por la deshidrogenasa láctica (LDH). Dado que el epitelio es impermeable al lactato, este se acumula entre las células epiteliales y difunde rápidamente al estroma y al endotelio para salir por el humor acuoso. El incremento de lactato en el estroma aumenta la osmolaridad, atrayendo el agua; este repentino influjo de agua no logra ser compensado por las bombas endoteliales, generando el edema. Aunque la mayoría de investigadores soportan que el edema corneal es debido al aumento de osmolaridad en el estroma, el lactato también es un agente quelante de calcio, inhibidor glicolítico y en algunos tejido es tóxico, lo cual también podría explicar el edema (figura 62).

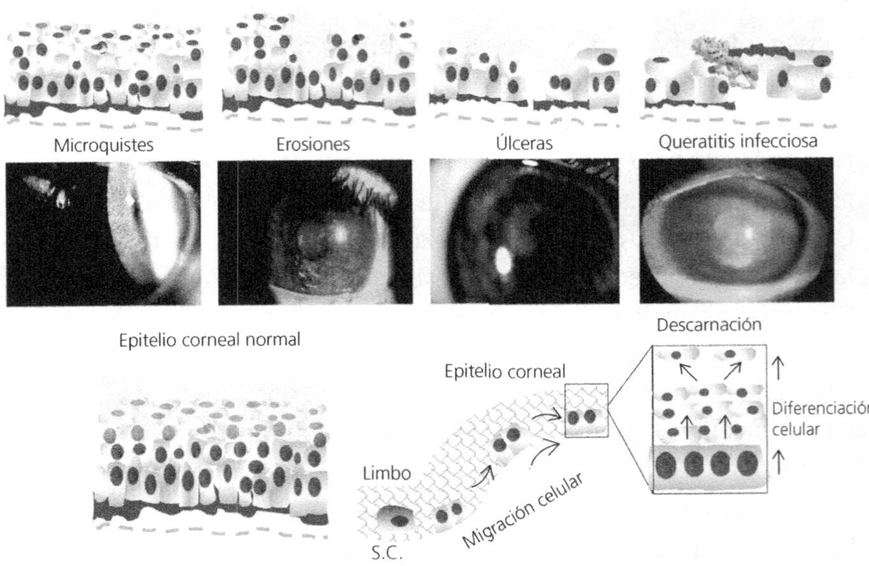

Fig. 61 **Cambios y manifestaciones clínicas en el epitelio corneal, en usuarios de lentes de contacto.** Representación esquemática de las alteraciones del epitelio corneal en usuarios de lentes de contacto. En la parte inferior se representa el epitelio corneal normal y el proceso de regeneración a partir de las Stem Cell (S.C) del limbo.

Alteraciones en el estroma

En el modelo in vitro de Huff (1990) se determina claramente que el efecto del lactato en el edema corneal es principalmente de tipo osmótico. El tejido corneal desepitelizado fue cargado con exceso de NaCl o Lactato (NaL), teniendo como control solución de Ringer normal. Todas las soluciones fueron perfundidas con O_2 95%, CO_2 5% y pH de 7,3-7,4, para mantener estas condiciones normales. El espesor corneal incrementó significativamente con NaL (558 ± 20μm) y NaCL (565 ± 20μm) con respecto al control (491 ± 18μm). Este incremento permaneció significativo hasta 1,5 horas, ya que el NaL tuvo un efecto osmótico similar al NaCl y las otras condiciones permanecieron estables se concluyo que el aumento del espesor corneal fue debido al cambio osmótico. Además, después de 2,5 horas no hubo diferencias en el espesor corneal, entre los grupos, llegando a la normalidad a las 3 horas, lo cual demuestra que no se afectó la capacidad de deturgencia del endotelio, asumiendo que el lactado no es tóxico y que in vitro la actividad endotelial no estaba reducida. En este experimento, con córneas desepitelizadas, la eficiente función del endotelio deja ver que otros mecanismos son importantes para mantener el edema corneal in vivo, durante el uso del LC.

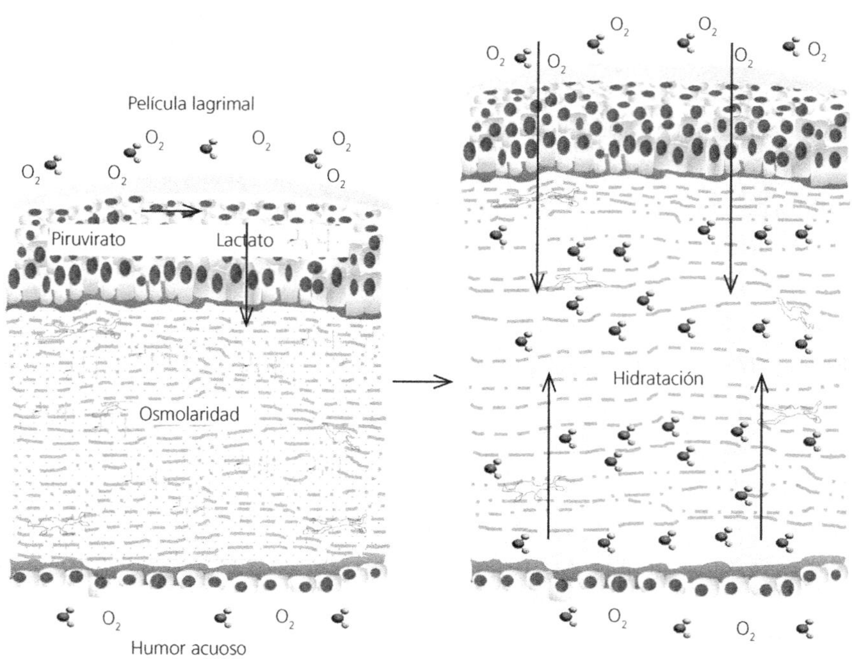

Fig. 62 **Edema corneal en usuarios de lentes de contacto.** El lente de contacto disminuye el aporte de O_2 a la córnea, y el epitelio inicia el metabolismo anaeróbico transformando el piruvato en ácido láctico, el cual difunde al estroma, aumenta la osmolaridad y atrae el agua de la lágrima y el humor acuoso generando el edema.

Primero, se podría considerar la osmolaridad de la lágrima (300 y 310 mOsm/L). La relativa hiperosmolaridad de este fluido (suero 285-290 mOsm/L) favorece la salida del agua de la córnea por ósmosis, realizando la deturgencia corneal. En condiciones normales, el epitelio aporta Cl^- y Na^+ a la lágrima, lo que incrementa la concentración de NaCl y, por ende, su osmoloridad. En condiciones de hipoxia, el flujo de estos iones se disminuye por la falta de ATP, lo que reduce la osmolaridad de la película lagrimal, lo cual favorece el paso de líquido al estroma y no la deturgencia, como ocurre bajo condiciones normales.

Mishima y Maurice (1961) demostraron que la evaporación de la lágrima aumenta su osmolaridad con un efecto considerable sobre la hidratación normal de la córnea. O'Neal y Polse (1985) monitorearon la disminución del espesor corneal, in vivo en humanos, después de inducir el edema con un LC de Dk/t de 10,5 (PO_2 aproximada de 8mmHg), por 3 horas con el ojo cerrado. La recuperación del edema se analizó bajo cuatro condiciones: con el ojo abierto, el ojo cerrado, con el ojo abierto en un ambiente de 100% de humedad o 60% de humedad. Los investigadores calcularon el porcentaje de salida de líquido de la córnea, a partir del cálculo de la presión del edema estromal y el porcentaje de bombeo bajo condiciones de equilibrio. La recuperación del edema con el ojo abierto fue más rápida que con el ojo cerrado (2,5 horas vs. 4 horas). El tiempo de recuperación del edema con el ojo abierto, en un ambiente de 100% de humedad, fue similar al del ojo cerrado y en un ambiente de 60% de humedad similar al del ojo abierto, como era de esperarse.

La hiperosmolaridad de la lágrima es un mecanismo pasivo que se opone a la tendencia del estroma a edematizarse y ayuda al control del espesor corneal. El flujo pasivo (hidráulico) en la córnea, parece que ocurre a través de los espacios intercelulares y su salida (osmótica) a través de las membranas celulares; cuando el ojo está cerrado estos dos flujo podrían ser iguales, pero cuando el ojo está abierto, sería diferente, debido a la normal evaporación/hiperosmoloridad lagrimal, favoreciendo el adelgazamiento de la córnea.

El segundo mecanismo que contribuye al aumento del espesor corneal es la *acidosis estromal*, debido al aumento de ácido láctico o por hipercapnia. El pH intracelular controla muchas funciones celulares, incluyendo la glucolisis, transporte de iones y la actividad mitótica. En la córnea, se ha determinado que la disminución del pH extracelular reduce el pH intracelular del endotelio, la función de barrera, el potencial transendotelial, el trasporte de fluidos y la secreción de iones Cl^-.

La acidosis corneal, durante el uso de LC, fue determinada por Bonanno y Polse (1987), in vivo, en humanos, utilizando la técnica fluorométrica. Se adaptó un lente de contacto de hidrogel (polymacon) con un Dk/t de 2,4 barreras, ($pO_2 \leq 2$ mmHg). El pH estromal se redujo en 0,4 unidades en un tiempo promedio de 9,5 minutos, más rápido y mayor que la reducción del pH (0,19 unidades en 20 minutos), después de la exposición con nitrógeno al 100% (condición de anoxia). La caída del pH se puede deber a la producción de protones. Por cada lactato se liberara un H^+, al igual que el lactato, el H^+ difunde del epitelio al estroma donde se acumulan y causan edema y acidosis, respectivamente. La otra explicación es el acúmulo de CO_2, debido a la baja transmisibilidad del lente. En esta investigación, la reducción del pH con el LC fue muy similar a la variación del pH (0,37 unidades en 8 minutos) cuando se utilizaron 95% N_2 y 5% CO_2, por lo cual se concluyó que la acidosis en los usuarios de LC se debe a la acidosis láctica y la hipercapnia. Aunque los autores no estaban determinando la influencia del pH sobre el edema, hubo mayor incremento en el espesor corneal (6,0 ± 0,8%) con la exposición al 95% N_2 y 5%CO_2, que con 100% N_2 (5,2 ± 0,8%).

Por el contrario, McNamara, Polse y Bonnano (1994) reportaron que la exposición del ojo a 95% N_2 y 5%CO_2 (pH: 7,1), desarrolló menos cambios en el espesor corneal (29,9 ± 5,3 μm), comparado con el ojo expuesto a 100%N_2 (pH: 7,34) (37,1 ± 4,8 μm), proponiendo que la acidosis podría reducir la producción de lactato, al inhibir la glicólisis. Esto podría explicar los hallazgos encontrados, si se considera que el aumento de osmoloridad, debido al lactato es la principal causa del edema.

El uso de lentes de PMMA con LC de diferentes Dk/t ha llevado a comprobar que a medida que se incrementa la transmisibilidad del oxígeno, disminuye la acidificación epitelial, lo cual es debido principalmente a la retención de CO_2 y a la acidosis hipóxica (Giasson y Bonanno, 1994). La acidosis corneal conduce a un incremento en el consumo de oxígeno de manera dosis dependiente, lo que exacerba la hipoxia corneal inducida por el lente y sus complicaciones secundarias (Harvitt y Bonanno, 1998).

Una vez el estroma se edematiza, varios cambios son observados, el aumento en el espesor corneal, la formación de estrías posteriores, debido al acúmulo de líquido entre las fibrillas de colágeno del estroma posterior de orientación predominantemente vertical, esto crea el efecto refractivo localizado por lo cual se reduce la transparencia del estroma en las zonas contiguas a las fibrillas separadas (Efron, 2005). Se pierde la transparencia corneal cuando el edema supera aproximadamente el 6%; la transparencia es, principalmente, atribuible al reordenamiento de las fibras de colágeno en el estroma. El diámetro de cada fibra y la distancia promedio entre cada una son relativamente homogéneos. Este ordenamiento es el responsable de que la dispersión de un rayo de luz incidente sobre cada fibra de colágeno, sea anulado por la interferencia con la dispersión de los otros rayos, lo cual permite que la luz pase a través de la córnea. Cuando el agua entra al estroma, los glucosaminoglicanos, que se encuentran entre las fibras de colágeno, atrapan el agua y la distancia entre las fibras de colágeno llega a ser heterogénea, los rayos de luz se dispersan al azar, no se anulan y la córnea pierde su transparencia (Krachmer Mannis y Holland, 2005). Los pliegues se observan en el endotelio, como una combinación de surcos y crestas o como un área cóncava, cuando el edema supera el 8%.

El edema es una respuesta aguda al uso de lentes de contacto, cuando este cambio se hace crónico la manifestación clínica es el adelgazamiento del estroma. El adelgazamiento hasta de un 2% se ha asociado a la degeneración y muerte de los queratocitos estromales y a la pérdida de la matriz extracelular (Bergmanson y Chu, 1982; Holden et ál., 1985).

Alteraciones en el endotelio

En usuarios de LC, una de las principales alteraciones del endotelio son las ampollas o bullas endoteliales, descritas inicialmente por Zantos y Holden

(1977). Estas alteraciones en el endotelio se observan en aproximadamente el 80% de usuarios de LC como pequeñas zonas oscuras, observadas por reflexión especular, que se originan por edema en las células endoteliales con abultamiento de las membranas celulares posteriores (Vannas, Holden y Makitie, 1984). El origen de esta alteración se atribuye en principio a la acidosis corneal ligada a la hipoxia. Las ampollas se han observado en usuarios de lentes rígidas y blandas, pero rara vez con lentes de hidrogel silicona (Bruce y Brennan, 1990; Holden et ál., 1985; Ohya, Nishimaki y Nakayasu, 1996).

La formación de ampollas es uno de los primeros cambios (30 min-1 h) observados en los usuarios de lentes, el cual se restablece rápidamente (Holden et ál., 1985); sin embargo, la exposición crónica al LC puede causar cambios permanentes en el endotelio como el polimegatismo y polimorfismo, si estos cambios morfológicos alteran o no la función del endotelio no está claramente definido.

A pesar del polimegetismo y pleomorfismo endotelial, algunos autores sostienen que después de años de uso de lentes de contacto el espesor corneal retorna a su nivel normal en dos días aproximadamente, después de descontinuar su uso (Sibug, Datiles, Kashima, McCain y Kracher, 1991), hecho que no podría ser, si la función del endotelio estuviese alterada. Además, en estos usuarios no hay alteración en la permeabilidad del endotelio a fluoresceína, ni en el porcentaje relativo de bombeo endotelial (Bourne, Hodge y McLaren, 1999).

Por el contrario, Nieuwendall, Odenthal, Kok, Venema, Oosting, Riemslag y Kijlstra (1994), y Polse, Brand, Cohen y Gillon (1990) reportaron que la alteración en la morfología endotelial produce la reducción de la función, asociado con hipoxia crónica. Generalmente, un cambio morfológico se relaciona con una alteración funcional, pero ¿cómo explicar que el cambio morfológico no necesariamente implica una alteración fisiológica? Es posible que la densidad de las bombas metabólicas se ajusten para compensar el cambio en el área total y que el movimiento de fluidos se realice a través de las células, más que por el espacio celular, de manera que los cambios funcionales se podrán evidenciar al inicio del cambio morfológico, pero después se compensa la función gracias al restablecimiento de la morfología normal del endotelio.

El endotelio tiene el mecanismo activo más importante, el control de la hidratación corneal. El movimiento de fluidos se realiza por el transporte activo de bicarbonato, sodio e iones hidrogeno, bombeando 6,7 ml/cm_2 por hora. La teoría de Maurice "bombeo por filtración" aplica los mecanismos activos y pasivos en el control de la hidratación corneal. De esta forma, la presión negativa del estroma atrae o absorbe agua, principalmente, por los glucosaminoglicanos que son hidrófilos, el líquido filtrado es bombeado hacia el humor acuoso por las bombas endoteliales, la ATPasa de Na^+ y K^+ y la de bicarbonato y Na^+ (figura 63).

El bicarbonato exógeno es esencial en el mecanismo de transporte iónico del endotelio, el cual se podría suplir por el bicarbonato intracelular derivado metabólicamente del CO_2, mediante la acción de la anhidrasa carbónica. Sin embargo, el uso de inhibidores metabólicos de esta enzima y de la ATPasa han comprobado que el ion HCO_3- exógeno es esencial en una concentración mínima de 20 mM para mantener el espesor corneal, el cual no puede ser suplido ni por el CO_2 metabólico ni por el CO_2 exógeno (Kaufman y Alm, 2004).

Otro mecanismo que influye en la función del endotelio está relacionado con la producción de mediadores inflamatorios que inhiben la ATPasa de Na^+ y K^+ endotelial (Edelhauser, 2000). Las alteraciones descritas hasta el momento en usuarios de LC se han relacionado, casi en su totalidad, con la hipoxia y los aspectos metabólicos asociados a ella; sin embargo, en la actualidad, los lentes de hidrogel silicona, prácticamente, han eliminado este efecto, teniendo una reducción sustancial, pero no total, en las alteraciones corneales. Es claro que el oxígeno es el requisito más importante para mantener la fisiología corneal, pero otros parámetros, como el movimiento del lente, control de depósitos, el diseño, la compatibilidad y la humectación también son esenciales. Estos últimos están relacionados con el trauma mecánico que induce directamente el proceso inflamatorio.

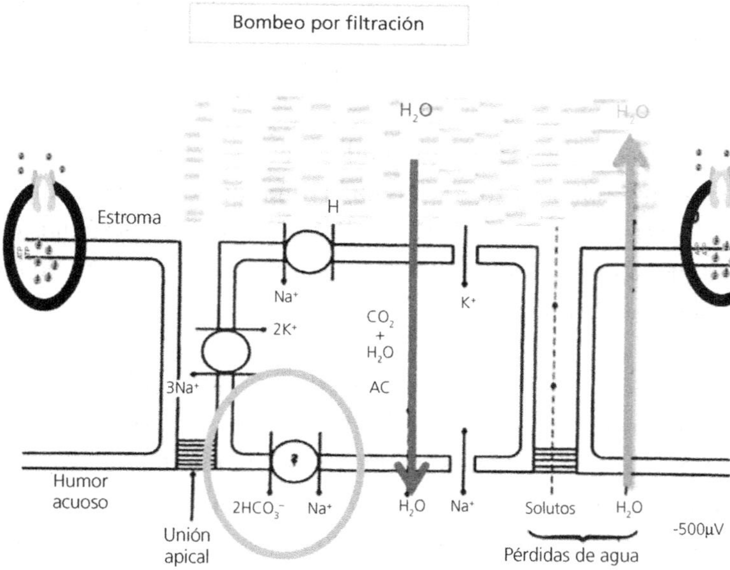

Fig. 63 **Control de la hidratación corneal, teoría de Maurice "bombeo por filtración".** La teoría de Maurice explica el movimiento de fluidos a través del endotelio, la presión negativa del estroma atrae agua (flecha azul), el líquido filtrado es bombeado hacia el humor acuoso (flecha roja) por las bombas endoteliales, la ATPasa de Na^+ /K^+ y la de bicarbonato / Na^+.

Respuesta inflamatoria en usuarios de Lentes de contacto

Los principales mediadores inflamatorios, responsables de la iniciación, desarrollo y progresión de la respuesta inflamatoria en todos los tejidos son los eicosanoides, prostaglandinas y leukotrienos derivados del ácido araquidónico (AA), por la acción enzimática de la cicloxigenasa (COX1, COX2) y la lipoxigenasa respectivamente. El epitelio de la superficie ocular está en capacidad de producir estos mediadores; sin embargo, en los usuarios de lentes de contacto, el uso de inhibidores de la COX no tiene mayor valor terapéutico.

En varios tejidos se ha identificado un tercer grupo de eicosanides originados a partir de la citocromo P450, que degrada el AA a 12 HETE y el 12 HETrE, el primero un inhibidor de ATPAasa de Na^+ y K^+ (Shwartzman et ál., 1987) y el segundo un vasodilatador, factor quimiotáctico y angiogénico, los cuales son producidos por el epitelio corneal en varias especies, incluidos los humanos (figura 51).

Se ha demostrado que la adicción endógena de 12HETE inhiben la bomba metabólica endotelial, lo que ocasiona la tumefacción de las células endoteliales y del estroma corneal. La repetida exposición de las células endoteliales a este mediador altera permanentemente el citoesqueleto de las células endoteliales, generando el polimegatismo.

Davis et ál. (1992) adaptaron un ojo de conejo con lentes de contacto PMMA y determinaron la producción endógena de estos eicosanoides, el espesor corneal y los cambios histológicos en el endotelio. El pico de producción de 12 HETE fue a las 4 horas de uso del lente, el mayor espesor corneal se encontró a las 96 horas siendo significativo desde las 4 horas después de adaptar el lente; es probable que el incremento inicial se deba al efecto de la hipoxia. In vitro, la función endotelial es suficiente para retornar el espesor corneal a sus niveles iniciales (Huff, 1990); in vivo esto no ocurre, es probable que la producción de este mediador conduzca a modificar la función del endotelio, potenciando el edema con el tiempo.

Se ha propuesto que este sea un mecanismo de protección. La ATPasa de Na^+ y K^+, es responsable de mantener el gradiente de Na+ que da la energía necesaria para mantener la bomba de bicarbonato-Na+, responsable de la deshidratación de la córnea. La inhibición de la actividad de esta bomba podría proteger, contra la pérdida de la viabilidad endotelial en casos de hipoxia severa, bajando la demanda de la actividad metabólica en el endotelio.

El aumento significativo del otro autacoide, 12 HETRE, se correlaciona con la hiperemia y la neovascularización de la córnea. Las propiedades de este mediador incluyen la vasodilatación, el rompimiento de la barrera hematoacuosa, quimiotaxis, además de la alteración de las uniones intercelulares en el epitelio y descamación celular, lo cual aumenta el riesgo de infección, erosiones y úlceras corneales (Conners et ál., 1995; Conners et ál., 1995). El mismo grupo de investigadores realizó un modelo de inflamación corneal en conejos; cada ojo se adaptó con un lente de hidrogel, con o sin un inhibidor de la citocromo P450, el cloruro de estaño, se correlacionaron los eventos inflamatorios de la superficie ocular con la síntesis o inhibición del 12 HETE y el 12 HETrE.

La respuesta inflamatoria fue prominente al día tercero y se tornó más severa a partir del día quinto, graduada de acuerdo con la vasodilatación limbal, inflamación conjuntival, disminución de la transparencia corneal, opacidades y neovascularizacion. En el ojo con el lente tratado con el inhibidor, resultó en una marcada inhibición de la inflamación (56%). Al día tercero se suprimió la vasodilatación limbal, defectos epiteliales y neovascularización siendo diferente significativamente en los días quinto y séptimo, con respecto al otro ojo con el lente sin inhibidor. Dado que no se inhibió totalmente la inflamación, la reducción en un 60% fue muy significativa dándole gran valor farmacológico a la inhibición de la P450, en la prevención o tratamiento de las complicaciones por LC.

Es probable que otros mediadores estén involucrados; se ha establecido que el incremento en la citrocormo P450 y el mediador HETrE, así como el factor de crecimiento del endotelio vascular (VEGF), es tiempo dependendiente y se correlaciona con la respuesta inflamatoria in situ en un modelo de conejos adaptados con lentes de contacto, por dos, cuatro y siete días. Es posible que exista una interacción entre este autacoide y el VEGF, en la inducción de la neovascularización en usuarios de lentes de contacto (Mastyugin et ál., 2001).

Otra explicación es que la hipoxia por sí sola causa la hiperemia. Papas, en 1998, estableció una clara relación entre la hyperemia limbal y la transmisibilidad de oxígeno de los lentes (8 horas), lo cual indica que se requiere mínimo un Dk/t de 125 unidades para eliminar la hiperemia en el uso diario. En el 2003, en ausencia de lentes de contacto, Papas indujo anoxia monocular en nueve voluntarios con 100% de nitrógeno, con lo cual encontró un aumento significativo en el flujo sanguíneo en los vasos limbales en los ojos expuestos, comparado con los ojos control; esto demuestra que la de privación de oxígeno por sí solo ocasiona la hiperemia. Ahora bien, ¿la hipoxia, sin el estrés mecánico, puede estimular la síntesis de estos mediadores? Vafeas et ál. (1998) determinaron la producción de HETE en cultivo de córneas sometidos a condiciones de hipoxia (con 5% CO_2/2% de O_2/93% de N_2), en relación con el control, con 5% CO_2 y 95% de aire. Encontraron que bajo condiciones de hipoxia se incrementa la síntesis de los dos mediadores con respecto al control, entonces, se podría afirmar que los mediadores inflamatorios, generados por el daño mecánico o la hipoxia, son los responsables de la hiperemia.

Continuando con el modelo de Conners, el espesor corneal se disminuyó en un 17% siendo significativa estadísticamente al día séptimo; estos cambios fueron tiempo dependientes con la reducción en la síntesis de 12HETE y 12 HETrE. Al día quinto, se encontró un 95% de inhibición de estos mediadores con respecto al control, sin cloruro de estaño. En este modelo, los mediadores inflamatorios serían los responsables solo de una parte del edema corneal en la reacción aguda, siendo la hipoxia el principal mediador del espesor corneal.

Otros mediadores que intervienen en la respuesta inflamatoria aguda son las citoquinas; estas actúan en concierto con los eicosanoides y mediadores preformados, para amplificar todo el proceso; en pacientes con ojo rojo inducido por lentes de contacto (CLARE) y en pacientes con úlcera periférica inducida por LC, se ha detectado un incremento en los niveles de IL-1β, IL-6, IL-8, PAF y GM-CSF en lágrimas. Dado que los sujetos estudiados ya tenían un daño en el tejido, es posible que el aumento en las citoquinas fuera secundario al daño; sin embargo, los mismos investigadores encontraron un incremento en las mismas citoquinas en lágrimas de sujetos normales con el ojo cerrado, con respecto al control con el ojo abierto (Thakur y Willcox, 1998).

La IL-6, una de las principales citoquinas proinflamatorias, se ha detectado en lágrimas de usuarios de LC, comparado con niveles indectables en los no usuarios, cuando se removió el LC por seis días, la IL-6 fue indetectable y volvió a ser detectable, 24 horas después del uso del LC (Schultz y Kunert, 2000); esto indica que la producción de estos mediadores se estimula una vez se adapta el LC, ya que la respuesta inflamatoria ocasiona daño del tejido. Cualquier incremento en los mediadores inflamatorios, durante el uso de los lentes de contacto podría exacerbar el daño corneal, lo que es ocasionado por la hipoxia o el estrés mecánico; de hecho, el riesgo de complicaciones inflamatorias e infecciosas permanece siendo un problema, incluso en los lentes de hidrogel silicona con alto Dk (Szczotka-Flynn y Díaz, 2007).

El infiltrado celular en usuarios de lentes de contacto y en sujetos normales durante el sueño ha sido principalmente de neutrófilos (PMN) (Thakur y Willcox, 1998). Usando citología en los LC, en diez sujetos normales durante un día, se caracterizaron más células inflamatorias, principalmente PMN en horas de la mañana y mayor recolección de células epiteliales en la mañana y en la tarde (Zhou et ál., 2000), esto indica un recambio cíclico del epitelio y un activo monitoreo de la córnea, por las células inmunológicas, durante el uso de LC. La activación inflamatoria también se ha demostrado en los usuarios de LC asintomáticos, mediante el incremento en la expresión de marcadores inflamatorias, como el HLA-DR (antígeno de los leucocitos humanos, clase II) e ICAM-1(molécula de adhesión intercelular tipo I) por las células epiteliales de la córnea mediante citología de impresión (Pisella et ál., 2001).

La inducción de la respuesta inflamatoria generalmente precede a la activación inmunológica, el inmunoprivilegio de ciertos tejidos, como la córnea; consiste en la desviación de la respuesta inmune para prevenir el daño del tejido ocasionado por estos dos mecanismos. La córnea está desprovista de vasos linfáticos y sanguíneos, y las únicas células derivadas de la médula ósea son las células de Langerhans, localizadas en el epitelio corneal. Existe un aumento en la densidad de las células de Langerhans en los usuarios de LC.

A este respecto, con el uso prolongado se ha reportado una disminución en el espesor corneal, lo que hace más difícil valorar el edema. Esta reducción se ha atribuido a la pérdida de los queratocitos por apotosis. Los queratocitos superficiales son particularmente vulnerables a los cambios osmóticos, evidenciando la disminución en la densidad y en la redistribución de estas células en el estroma anterior a las pocas horas de adaptado el lente de contacto (Jalbert, Stapleton, Papas, Sweeney y Coroneo, 2003).

Si se elimina la hipoxia, como ocurre con los lentes de hiper Dk/t, el incremento en el espesor corneal podría ser a expensas del proceso inflamatorio, mediado por el estrés mecánico. Ichijima et ál. (2000) midieron el efecto de lentes gaspermeables rígidos sobre el metabolismo del lactato y el edema estromal en córneas de conejos. Ellos adaptaron un ojo con cuatro lentes de diferentes Dk/t durante un mes de uso continuo. El lactato estromal disminuyó paulatinamente con el tiempo con todos los lentes; por el contrario, el lactato epitelial incrementó, a medida que se disminuía el Dk/t de los lentes presentando una correlación inversa, excepto en los lentes con Dk/t de 125, donde el lactato no tuvo ningún cambio con el uso extendido. Las concentraciones de ATP epiteliales y estromales disminuyeron simultáneamente con el tiempo.

El porcentaje de edema después de 24 horas de uso incrementó a medida que disminuyo del Dk/t. El incremento en el edema residual fue mayor para los lentes con más bajo Dk/t y un leve incremento del 5,6% del valor basal, para el lente con Dk/t de 125. Los resultados indican que la hipoxia crónica inducida por los lentes con bajo Dk/t está directamente relacionada con un metabolismo alterado del lactato; por el contrario, para el lente con hiper Dk/t, no hubo incremento del lactato epitelial con el uso extendido y, a pesar de que los niveles de lactato estromal disminuyeron durante el mes, el edema residual permaneció constantemente arriba de los valores basales. Además, los niveles de ATP se redujeron con todos los lentes, por lo cual este no dependió de la transmisibilidad de los lentes. Por otra parte, los datos establecen que la persistencia del edema crónico durante el uso extendido no estaría relacionada con el acúmulo de lactato estromal, esto se podría deber más al efecto mecánico que a la persistencia del estímulo; la inflamación aguda se torna en crónica, lo que genera otras manifestaciones clínicas en el paciente.

En la fase aguda, la disminución en el oxígeno incrementa la producción y acúmulo de lactato y CO_2, ocasionando una caída del pH y aumento de la osmolaridad, con reducción en la producción neta de ATP, que se manifiesta como adelgazamiento epitelial, microquistes, edema estromal y presencia de estrías en el estroma posterior. Al tiempo, el estímulo mecánico del lente sobre el epitelio y el metabolismo alterado inducen la liberación de mediadores inflamatorios que ocasionan la vasodilatación o hipermeia limbal, e incrementan y mantienen los otros signos, por inhibición de la función endotelial y disminución de la barrera epitelial. Estas alteraciones conducen a la apotosis y a la liberación de citoquinas proinflamatorias de los queratinocitos superficiales como una reacción del estroma.

Una vez la inflamación se hace crónica, la vasodilatación persistente y la generación de factores angionicos favorecen la neovascularizacion y posterior infiltrado celular, lo que posibilita la activación inmunológica. Para evitar la pérdida del inmunoprivilegio, se induce la apotosis de los queratinocitos, lo cual se ve reflejado en la disminución progresiva del espesor corneal. La respuesta inflamatoria aumenta el daño de todo el tejido incluyendo las fibras nerviosas, haciendo el daño epitelial visible como erosiones y úlceras que favorecen la colonizacion bacteriana y las reacciones hipersensibilidad frente a los depósitos de los lentes y a las soluciones de limpieza, que ocasionan queratitis microbianas y alérgicas.

En todos estos procesos interviene, en mayor o menor escala, la hipoxia; pero una vez se aumenta el flujo de oxígeno a la córnea, como ocurre con los lentes de alto Dk/t, la respuesta inflamatoria puede originar y promover todos los cambios fisiológicos y morfológicos observados en los usuarios de LC. Varias razones podrían explicar las diferencias encontradas: la córnea no es un tejido vascularizado, por tanto, la respuesta inflamatoria depende de la sensibilización de la conjuntiva, limbo y esclera, incluso, de la glándula lagrimal; es importante retomar la definición de Stern y Plugfelder de "unidad funcional lagrimal", puesto que cualquier cambio que altere uno de los componentes, puede afectar toda la unidad.

Resumen

- Los principales cambios en la fisiología corneal en los usuarios de lentes de contacto se han centrado en los cambios metabólicos generados por la reducción del oxígeno, debido a la barrera que constituyen los lentes de contacto; a pesar del incremento en la transmisibilidad del oxígeno de los lentes de contacto, aún se observan cambios morfofisiológicos en todas las capas de la córnea, los cuales pueden ser debidos, entre otros factores, como la interacción mecánica con la superficie ocular y su efecto sobre la película lagrimal, que estimulan la liberación de mediadores inflamatorios con el consecuente daño del tejido. La respuesta inflamatoria no ha sido muy considerada, en usuarios de lentes de contacto, dado que los materiales de los lentes, son inertes y también por la condición de inmunoprivilegio de este tejido; sin embargo, el epitelio corneal tiene propiedades inmunomoduladoras y la córnea está rodeada por los vasos sanguíneos, los cuales responden rápidamente, frente a cualquier estímulo, iniciando el proceso inflamatorio.

Referencias

Bergmanson, J. P. G. (1987). Histopathological analysis of the corneal epithelium after contact lens wear. *J Am Optom Assoc, 58*, 812-818.

Bergmanson, J. P. y Chu, L. W. (1982). Corneal response to rigid contact lens wear. *Br J Ophthalmol, 66*, 667-675.

Bergmanson, J. P., Ruben, C. M. y Chu, L. W. (1985). Epithelial morphological response to soft hydrogel contact lenses. *British Journal of Ophthalmology, 69* (5), 373-379.

Brennan, N., Efron, N. y Carney, L. (1988). Corneal oxygen availability during contact lens wear a comparison of methodologies. *Am J Optom Physiol Opt., 65*, 19-24.

Bonanno, J. A. y Polse, K. A. (1987a). Effects of rigid contact lens oxygen transmissibility on stromal pH in the living human cornea. *Ophthalmology, 94*, 1305-1309.

Bonanno, J. A. y Polse, K. (1987b). Corneal acidosis during contact lens wear: effects of hypoxia and CO_2. *Invest Ophthalmol Vis Sci, 28* (9),1514-1520.

Bonanno, J. A., Clark, C., Pruitt, J. y Alvord, L. (2009). Tear oxygen under hydrogel and silicone hydrogel contact lenses in humans. *Optometry & Vision Science, 86* (8), E936-42.

Bourne, W. M., Hodge, D. O. y McLaren, J. W. (1999). Estimation of corneal endothelial pump function in long-term contact lens wearers. *Invest of Ophthalmology & Vision Science, 40* (3), 603-611.

Bruce, A. S. y Brennan, N. A. (1990). Corneal pathophysiology with contact lens wear. *Surv Ophthalmol., 3*, 525-558.

Bruce, A. S. y Brennan, N. A. (1993). Epithelial, stromal, and endothelial responses to hydrogel extended wear. *CLAO J. 19* (4), 211-216.

Carlson, K. H., Bourne, W. M. y Brubaker, R. (1988). Effect of long-term contact lens wear on corneal endothelial cell morphology and function. *Invest Ophthalmol Vis Sci, 29*, 185-193.

Carney y Brennan (1988). Time course of corneal oxygen uptake during contact lens wear. *The CLO Juornal, 14* (3), 151- 154.

Coward, B., Neumann, R. y Callender, M. (1984). Solution intolerance among users of four chemical soft lens care regimens. *Am J Optom Physiol Opt, 61*, 523-527.

Conners, M. S., Stoltz, R. A., Davis, K. L., Dunn, M. W., Abraham, N. G., Levere, R. D. y Laniado-Schwartzman, M. (1995). A closed eye contact lens model of corneal inflammation. Part 2: Inhibition of cytochrome P450 arachidonic acid metabolism alleviates inflammatory sequelae. *Investigative Ophthalmology & Visual Science, 36* (5), 841-850.

Davis, K. L. et ál. (1992). Induction of corneal epithelial cytochrome P-450 arachinodate metabolism by contact lens wear. *Invest Ophthalmol Vis Sci, 33*, 291-297.

Edelhauser, H. F. (2000). The resiliency of the corneal endothelium to refractive and intraocular surgery. *Cornea, 19* (3), 263-273.

Efron, N. (2005). Complicaciones de las lentes de contacto. (2ª ed.). España: Elsevier.

Fonn, D., Sweeney, D., Holden, B. y Cavanagh, D. (2005). Corneal oxygen deficiency. *Eye contact lens, 31*, 23-27.

Freeman, R. D. (1972). Oxygen consumption by the component layers of the cornea. *Journal of Physiology, 225* (1), 15-32.

Giasson, G. y Bonanno, J. A. (1994). Corneal epithelial and aqueous humor acidification during in vivo contact lens wear in rabbits. *Investigative Ophthalmology & Visual Science, 3*, 5851-5861.

Hamano, H. y Hori, M. (1983). Effect of contact lens wear on the mitoses of corneal epithelial cells a preliminary report. *CLAO J., 9*, 133-136.

Harvitt, D. M. y Bonanno, J. A. (1998). Oxygen consumption of the rabbit cornea. *Investigative of Ophthalmology & Vision Science, 39* (2), 444-448.

Holden, B. A., Sweeney, D. F. y Sanderson, G. (1984). The minimum precorneal oxygen tension to avoid corneal edema. *Investigative Ophthalmology & Vision Science, 25* (4), 476-480.

Holden, B. A. y The Glenn, A. (1989). Fry Award Lecture the ocular response to contact lens wear. *Optom Vis Sci, 6*, 6717-6733.

Holden, B. A., Sweeney G. F., Vannas A. et ál. (1985a). Effects of long-term extended contact lens wear on the human cornea. *Investigative Ophthalmology & Visual Science, 26*, 1489-1501.

Holden, B. A., Williams, L. y Zantos, S. G. (1985b). The etiology of transient endothelial changes in the human cornea. *Investigative Ophthalmology & Visual Science, 26*, 1354-1359.

Huff, J. W. (1990). Effects of sodium lactate on isolated rabbit corneas. *Investigative of Ophthalmology & Vision Science, 31* (5), 942-947.

Ichijima, H., Hayashi, T., Mitsunaga, S. y Hamano, H. (1998). Determination of oxygen tension on rabbit corneas under contact lenses. *CLAO Journal, 24* (4), 220-226.

Ichijima, H., Imayasu, M., Tanaka, H., Ren, D. H. y Cavanagh, H. D. (2000). Effects of RGP lens extended wear on glucose-lactate metabolism and stromal swelling in the rabbit cornea. *CLAO Journal, 26* (1), 30-36.

Ichijima, H. y Cavanagh, H. D. (2007). How rigid gas-permeable lenses supply more oxygen to the cornea than silicone hydrogels: a new model. *Eye Contact Lens, 33* (5), 216-223.

Jalbert, I., Stapleton, F., Papas, E., Sweeney, D. F. y Coroneo, M. (2003). In vivo confocal microscopy of the human cornea. *British Journal of Ophthalmology, 87* (2), 225-36.

Kaufman, P. y Alm, A. (2004). *Fisiología del ojo. Aplicación clínica* (10ª ed.). Madrid: Elsevier.

Krachmer, Mannis, Holland (2005). Fundamentals diagnosis and management. En *Cornea* (vol. 1) (2ª ed.). Elsevier Mosby.

Ladage, P. M., Yamamoto, K., Ren, D. H., Li, L., Jester, J. V., Petroll, W. M., Bergmanson, J. P. y Cavanagh, H. D. (2001). Proliferation rate of rabbit corneal epithelium during overnight rigid contact lens wear. *Investigative Ophthalmology & Vision Science, 42* (12), 2804-2812.

Ladage, P. M., Jester, J. V., Petroll, W. M., Bergmanson, J. P. y Cavanagh, H. D. (2003). Vertical movement of epithelial basal cells toward the corneal surface during use of extended-wear contact lenses. *Investigative Ophthalmology & Vision Science, 44* (3), 1056-1063.

Latkovic, S. y Nilsson, S. (1997). The effects of high and low Dk/L soft contact lenses on the glycocalix layer of the corneal epithelium and on the membrane associate receptors for lectins. *CLAO J, 23*, 185-191.

Lemp, M. y Gold, J. (1986). The effects of extended wear hydrophilic contact lenses on the human corneal epithelium. *Am J Ophthalmol, 101*, 274-277.

Lemp, M. A., Mathers, W. D. y Sachdev, M. S. (1990). The effects of contact lens wear on the morphology of corneal surface cells in the human. *Trans Am Ophthalmol Soc, 88*, 313-22.

Lin, M. y Polse, K. (2007). Hypoxia, overnight wear and tear stagnation effects on the corneal epithelium: data and proposed model. *Eye Contact Lens, 33*, 378-381.

Madigan, M. C. y Holden, B. A. (1992). Reduced epithelial adhesion after extended contact lens wear correlates with reduced hemidesmosome density in cat cornea. *Investigative Ophthalmology & Vision Science, 33* (2), 314-323.

Mandell, R. y Polse, K. (1969). Corneal thickness changes as a contact lens index experimental results and a proposed model. *Am J Optom, 16*, 179-180.

Mandell, R. B., Polse, K. A. y Fatt, I. (1970). Corneal swelling caused by contact lens wear. Archives of *Ophthalmology, 83* (1), 3-9.

Mastyugin, V., Mosaed, S., Bonazzi, A., Dunn, M. W. y Schwartzman, M. L. (2005). Corneal epithelial VEGF and cytochrome P450 4B1 expression in a rabbit model of closed eye contact lens wear. *Current Eye Research, 23* (1), 1-10.

McMonnies, C. W. (1983). Contact lens induced corneal vascularization. *Int Contact Lens Clin, 10*, 12-20.

McNamara, N. A., Polse, K. A. y Bonanno, J. A. (1994). Stromal acidosis modulates corneal swelling. *Investigative of Ophthalmology & Vision Science, 35* (3), 846-850.

Mekjavic, P. (2007). Decompression induced ocular tear film bubbles reflect the process of denitrogenation. *Investigative ophthalmology & visual science, 48* (8), 3756-3760.

Mishima, S. y Maurice, D. M. (1961). The oily layer of the tear film and evaporation from the corneal surface. *Experimental Eye Research, 1*, 39-45.

Morgan, P. B., Brennan, N. A, Maldonado-Codina, C., Quhill, W., Rashid, K. y Efron, N. (2010). Central and peripheral oxygen transmissibility thresholds to avoid corneal swelling during open eye soft contact lens wear. *J Biomed Mater Res B Appl Biomater, 92* (2), 361-365.

Morgan, P., Efron, N., Brennan, N., Hill, E., Raynor, M. y Tullo, A. (2005). Risk factors for the development of corneal infiltrative events associated with contact lens wear. *Investigative Ophthalmology & Visual Science 46* (9), 3136-3143.

Ohya, S., Nishimaki, K. y Nakayasu, K. (1996). Non-contact specular microscopic observation for early response of corneal endothelium after contact lens wear. *The CLAO J, 22*, 122-126.

Nieuwendaal, C. P., Odenthal, M. T., Kok, J. H., Venema, H. W., Oosting, J., Riemslag, F. C. y Kijlstra, A. (1994). Morphology and function of the corneal endothelium after long-term contact lens wear. *Investigative of Ophthalmology & Vision Science, 35* (7), 3071-3077.

O'Neal, M. R y Polse, K. A. (1985). In vivo assessment of mechanisms controlling corneal hydration. *Investigative of Ophthalmology & Vision Science, 26* (6), 849-856.

Pisella, P. J., Malet, F., Lejeune, S., Brignole, F., Debbasch, C., Bara, J., Rat, P., Colin, J. y Baudouin, C. (2001). Ocular surface changes induced by contact lens wear. *Cornea, 20* (8), 820-825.

Prado, A, Cárcamo, A., Méndez, M. y Camas, J. (2008). Superficie ocular y lentes de contacto. *Rev Mex Oftalmol, 82* (6), 352-365.

Poggio, E. C., Glynn, R. J., Schein, O. D., Seddon, J. M., Shannon, M. J., Scardino, V. A. y Kenyon, K. R. (1989). The incidence of ulcerative keratitis among users of extended-wear soft contact lenses. *N Engl J Med, 321*, 779-780.

Polse, K., Brand, R., Cohen, S. y Gillon, M. (1990). Hypoxic effects on corneal morphology and function. *Investigative Ophthalmology & Visual Science, 31* (8),1542-1254.

Rivera, R. K. y Polse, K. A. (1991). Corneal response to different oxygen levels during extended wear, *17*, 96-101.

Schultz, C. L. y Kunert, K. S. (2000). Interleukin-6 levels in tears of contact lens wearers. *Journal Interferon Cytokine Research, 20* (3), 309-310.

Schwartzman, M. L., Balazy, M., Masferrer, J., Abraham, N. G., McGiff, J. C. y Murphy, R. C. (1987). 12(R)-hydroxyicosatetraenoic acid: a cytochrome-P450-dependent arachidonate metabolite that inhibits Na+,K+-ATPase in the cornea. *Proceedings of the National Academy of Sciences of the United States of America, 84* (22), 8125-8129.

Stapleton, F., Donshik, P. y Ehlers, W. H. (2006). Silicone hydrogel contact lenses and the ocular surface. *Ocular Surface, 4* (1), 24-43.

Sibug, M. E., Datiles, M. B., Kashima, K., McCain, L. y Kracher, G. (1991). Specular microscopy studies on the corneal endothelium after cessation of contact lens wear. *Cornea*, 5, 395-401.

Siegfried, C. J., Shui, Y. B., Holekamp, N. M., Bai, F. y Beebe, D. C. (2010). Oxygen distribution in the human eye: relevance to the etiology of open-angle glaucoma after vitrectomy. *Investigative Ophthalmology & Visual Science 51* (11), 5731-5738.

Soni, P. S., Horner, D. G. y Ross, J. (1996). Ocular responses to lens care systems in adolescent soft contact lens wearers. *Optom Vis Sci, 73,* 70-85.

Suchecki, J. K., Donshik, P. y Ehlers, W. H. (2003). Contact lens complications. *Ophthalmol Clin North Am, 16* (3), 471-84.

Szczotka-Flynn, L. y Diaz, M. (2007). Risk of corneal inflammatory events with silicone hydrogel and low dk hydrogel extended contact lens wear: a meta-analysis. *Optometry & Vision Science, 84* (4), 247-256.

Tsubota, K. y Laing, R. A. (1992). Metabolic changes in the corneal epithelium resulting from hard contact lens wear. *Cornea,* 11121-126.

Vafeas, C., Mieyal, P. A., Urbano, F., Falck, J. R., Chauhan, K., Berman, M. y Schwartzman, M. L. (1998). Hypoxia stimulates the synthesis of cytochrome P450-derived inflammatory eicosanoids in rabbit corneal epithelium. *Journal of Pharmacology & Experimental Therapy, 287* (3), 903-910.

Vannas, A., Holden, B. A. y Makitie, J. (1984). The ultrastructure of contact lens induced changes. *Acta Ophthalmologica, 62,* 320-333.

Vreugdenhil, Eggink y Beekhuis (1990). Changes in corneal thickness under four different rigid gas-permeable contact lenses for daily wear. *Optometry and vision science, 67* (9), 670-672.

Wang, J., Fonn, D., Simpson, T. L. y Jones, L. (2002, mar.). The measurement of corneal epithelial thickness in response to hypoxia using optical coherence tomography. *Am J Ophthalmol., 133* (3), 315-319.

Zantos, S. (1983). Cystic formations in the corneal epithelium during extended wear of contact lenses. *Int Contact Lens Clin, 10,* 128-146.

Zantos, S. G. y Holden, B. A. (1977). Transient endothelial changes soon after wearing soft contact lenses. *Am J Optom Physiol Opt, 54,* 856-858.

Zhou, J., Begley, C .G., Wright, A., Wilson, G. y Tokarski, T. (2000). Characterization of cells collected from the normal human ocular surface by contact lens cytology. *Cornea, 19* (6), 824-832.

Inflamación, inmunidad y síndrome de ojo seco

Martha Fabiola Rodríguez
Bacterióloga, MsC Inmunología, docente investigador Universidad de La Salle

Marcelo Carrioza
Optómetra, MsC Ciencias de la Visión, docente investigador Universidad de La Salle

El síndrome de ojo seco es una enfermedad multifactorial de la lágrima y la superficie ocular que resulta en síntomas de *discomfort*, disturbios visuales e inestabilidad lagrimal con daño potencial de la superficie ocular; el cual es acompañado por un incremento en la osmolaridad de la película lagrimal e inflamación de la superficie ocular (*WorkShop Dry Eye*, 2007).

La disfunción lagrimal no solo se considera una enfermedad crónica inflamatoria, sino también, potencialmente progresiva. El síndrome afecta toda la unidad funcional lagrimal (UFL), glándulas lagrimales, superficie ocular, párpados y fibras nerviosas sensoriales y motoras que los conectan. El daño de cualquiera de los componentes de la unidad funcional lagrimal puede desestabilizar la película lagrimal y causar el ojo seco (Stern et ál., 1998). Existen dos condiciones que siempre se establecen en la enfermedad independientemente de la etiología, aumento en la osmolaridad de la película lagrimal e inflamación de la superficie ocular.

La *hiperosmolaridad* causa lesión del epitelio al producir descamación celular, desaparición completa de capas de células superficiales, disminución de la densidad citoplasmática y acúmulos de mucus debido a la alteración osmótica en las células caliciformes. Los mucopolisacáridos o mucinas tansmembranales son las principales responsables de mantener una tensión superficial estable, para permitir la humectabilidad del epitelio. Su expresión está relacionada directamente con el tipo de queratina (K) que se produce (conjuntiva K4 y córnea K3 y K12); los dos tipos de proteínas le dan la propiedad a estos epitelios de ser no queratinizados y humidificables (Wolosin, Budak y Murat, 2004). La falla en la expresión de cualquiera de estos dos componentes genera la transición patológica del epitelio no queratinizado a queratinizado, denominada metaplasia escamosa (Tseng, 1999).

La metaplasia escamosa se evidencia microscópicamente por la disminución de células caliciformes. En las células epiteliales hay aumento del tamaño y la relación núcleo:citoplasma (N:C), aumento en separación intercelular, cambios metacromáticos en el citoplasma y aparición de queratinización (Tseng, 1985). El grado de metaplasia escamosa aumenta paralelo con la severidad clínica. En los casos leves, los cambios histológicos son mínimos, por lo tanto la citología conjuntival, al igual que los test clínicos, no confirma el diagnóstico; solo apoya al clínico para valorar en el estado real del paciente y orientar el tratamiento. En los casos moderados y severos, la metaplasia escamosa valorada por citología de impresión es de gran valor en la confirmación y el seguimiento de la enfermad (figura 64) (Rodríguez, Juyo y Rojas, 2007).

El daño epitelial inicia la respuesta inflamatoria e inmunológica (Brignole et ál., 2000; Solomon et ál., 2001), que a su vez incrementa el daño del tejido y la pérdida del inmunoprivilegio ocular, condiciones que agravan el cuadro fisiopatológico del ojo seco (Baudoin, 2001).

La presencia de la *respuesta inflamatoria e inmunológica* en el ojo seco fue inicialmente reconocida en el síndrome de Sjögren (ojo seco asociado a una enfermedad autoinmune), por un significativo infiltrado de linfocitos T CD4+ y linfocitos B (LB) en las glándulas exocrinas (Fox, Stern y Michelson, 2000).

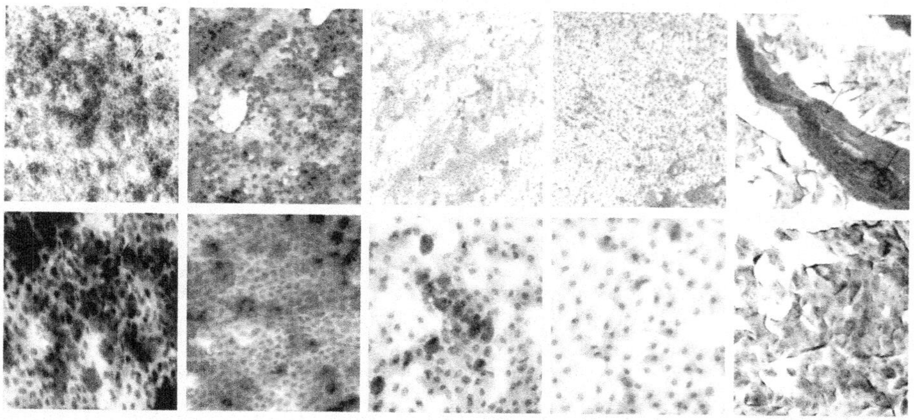

Grado 0	Grado 1	Grado 2	Grado 3	Grado 4
Células epiteliales ovaladas, con una relación N:C 1:1, dispuestas en capa es decir sin espacios intercelulares (flechas blancas).	**Células epiteliales** conservan su forma ovalada, relación N:C 1:2-1:3, formación de capas o ligeramente separadas.	**Células epiteliales** de forma ovalada, pero aumenta relación N:C a 1:3-1:5, formación de capas y presencia de espacios intercelulares en abundantes zonas de citología.	**Células epiteliales** muy grandes con una relación N:C 1:5-1:10, muy pocas dispuestas en capa y con grandes espacios intercelulares.	**Células epiteliales** con predominio poligonal y coloración policromática, representa una moderada queratinización. Relación N:C 1:10 o mayor. Pierden la disposición en placa. Infiltrado de PMN y acúmulos de moco (flechas).
Células caliciformes mayor o igual a 400 células/mm^2, dispuestas entre las células epiteliales. PAS positivo (flechas negras).	**Células caliciformes** con recuentos entre 300-400 células/mm^2 PAS positivo.	**Células caliciformes** entre 200-300 células/mm^2 y PAS positivo.	**Células caliciformes** entre 50-200 células/mm^2, PAS positivo o débilmente positivo.	**Células caliciformes**, menor de 80 células/mm^2, PAS débil o negativo.
Este grado representa normalidad.	Hasta este grado inclusive se considera normal.	A partir de este grado se considera anormal la citología, existe un proceso de metaplastia escamosa en la conjuntiva.	Representa mayor gravedad histológica, un proceso de metaplastia escamosa más avanzado.	

Fig. 64 **Metaplasia escamosa en pacientes con ojo seco leve, moderado y severo,** según la graduación de Murube y Rivas (2002). Fuente: Rodríguez, Juyo y Rojas (2007).

Posteriormente, las investigaciones demostraron que en los pacientes con síndrome de Sjögren y no Sjögren hay incremento en la expresión de varios marcadores inflamatorios por las células epiteliales de la conjuntiva (Brignole et ál., 2000; Rodríguez et ál., 2008b; Stern et ál., 2002):

- Moléculas del complejo mayor de histocompatibilidad clase II: HLA-DR y HLA-DQ.
- Moléculas de adhesión intercelular (ICAM-1).
- CD40-ligando CD40.
- Antígeno Fas y APO2.7.
- Síntesis de citoquinas.

El HLA-DR se expresa casi exclusivamente en la membrana de algunas células inmunocompetentes, denominadas células presentadoras del antígeno (CPA), su expresión, en otro tipo de células indican activación inmunológica. En los desórdenes inflamatorios, la expresión del HLA-DR en las células epiteliales, puede ser inducida para aumentar la presentación del antígeno, aunque no hay prueba de esto (Dieboid, Calonge, Carretero, Fernádez y Herreras, 1998). Por otra parte, la expresión de CMH clase II sobre otro tipo de células no inmunes, podría convertirlas en blanco de apoptosis, lo que incrementaría la degeneración del tejido (Pepouse, Holland y Wilhelmus, 1996). Los pacientes con ojo seco leve moderado y severo tienen un incremento significativo en la expresión de HLA-DR en las células epiteliales de la conjuntiva (figura 65) (Rodríguez, Rojas y Mercado, 2008b).

Las *moléculas de adhesión* (*ICAM-1*) desempeñan un papel muy importante en la amplificación del proceso inflamatorio por facilitar el tráfico leucocitario, la adherencia de los linfocitos a las CPA, su activación y liberación de citoquinas proinflamatorias, tales como, IL-1, IL-4, IFN-γ y TNF-α (Pepouse et ál., 1996). Los linfocitos que se acumulan en todos los procesos inflamatorios crónicos tienen un amplio repertorio (diferentes especificidades), sugiriendo una activación policlonal o que el origen de linfocitos en el tejido es por la migración, más que por su producción local (Pepouse et ál., 1996). En el ojo seco, el infiltrado linfocitario es el resultado del acúmulo de las células que salen del lecho vascular al tejido, debido a un incremento en la expresión de ICAM-1 en las células epiteliales de la conjuntiva y en el tejido de las glándulas lagrimales (Goa et ál., 2004).

El incremento en la expresión del *antígeno CD40* y *ligando CD40*, facilita la interacción y activación celular entre los linfocitos. El *Antígeno Fas* y el *APO2.7* son proteínas de membrana que inducen apoptosis. La apoptosis de las células acinares y epiteliales puede ser aumentada por el infiltrado de LT CD8+ por la vía Fas-ligando Fas, ocasionando la atrofia celular de los acinos y de la superficie ocular. Existe una fuerte relación entre estos marcadores de activación leucocitaria y de apoptosis que confirman el establecimiento de la inflamación crónica en la queratoconjuntivitis *sicca* con o sin síndrome de Sjögren (Brignole et ál., 2000).

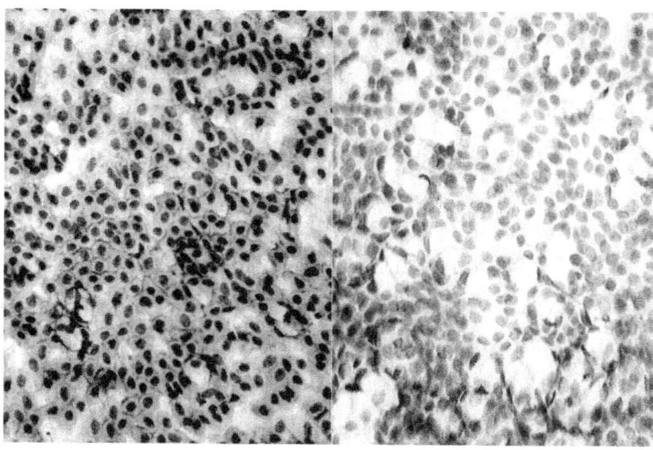

Fig. 65 **Expresión de HLA-DR por inmunohistoquímica en citología de impresión.** Observe el color café que bordea las células epiteliales en un paciente con ojo seco 10X (izquierda). Expresión de HLA-DR negativa 10X (derecha) en un sujeto normal, contraste con hematoxilina. Fuente: Rodríguez, Rojas y Mercado (2008).

La liberación de *citoquinas proinflamatorias* por el epitelio conjuntival se ha demostrado desempeñar un papel central en la respuesta inflamatoria de la superficie ocular. El INF-γ y TNF-α, están involucran en la expresión de los marcadores inflamatorios arriba mencionados, se ha comprobado aumento de estas citoquinas en animales con queratoconjuntivitis *sicca* experimental, pero faltan estudios en humanos. Otras citoquinas proinflamatorias, como la IL-1 e IL-6 sí se han demostrado estar aumentadas en los pacientes con ojo seco. El aumento de la IL-1 en biopsias de la conjuntiva, comparado con fluidos lagrimales, indica que el epitelio conjuntival es el responsable del incremento de esta citoquina, aunque también es secretada por la glándula lagrimal (Solomon et ál., 2001).

Hay tres tipos de IL-1, IL-1α, IL-1β y el antagonista del receptor de la IL-1 (IL-1ra). Las IL-1-α e IL-1β se sintetizan como precursores, los cuales son clivados para generar las formas maduras. La IL-1 es un potente inductor de otras citoquinas, como IL-6, IL-8, TNF-α, FSC-GM, induce la expresión de MHC-II y la expresión de moléculas de adherencia (Paul, 1999). También estimula la producción de las metaloproteinasas de la matriz (MMP) por las células epiteliales e inflamatorias. La MMP-9 es la principal enzima degradadora de la matriz presente en las lágrimas; esta enzima, entre otras, activa el precursor de la IL-1β a la forma madura. La actividad de la MMP-9 está significativamente aumentada en las lágrimas de los pacientes con ojo seco (Solomon et ál., 2001).

Otra citoquina que se ha implicado en la fisiopatología del síndrome de ojo seco es el TGF-β. Esta citoquina tiene actividades proinflamatoria a nivel local e inmunosupresora a nivel sistémico y es una de las mayores citoquinas inmunosupresoras en el humor acuoso inductoras del ACAID. Existen tres isoformas del TGF-β1 en los mamíferos (Paul, 1999). Ratones deficientes en el TGF-β1 desarrollan una respuesta inflamatoria en la glándula lagrimal con presencia de auto anticuerpos, infiltrados linfocíticos muy similar al síndrome de Sjögren. En los pacientes con síndrome de Sjögren, se ha demostrado un aumento del TGF-β, así como otras citoquinas proinflamatorias, lo cual se correlaciona directamente con disminución del factor de crecimiento epidermal (EGF) (Pflugfelder, Beuerman y Stern, 1998).

El daño de la superficie ocular se manifiesta como síntomas *discomfort*, es un hecho que la sintomatología está presente en todos los pacientes con ojo seco, lo cual es soportado por la alta sensibilidad de los cuestionarios validados en la detección de esta patología. El subcomité de metodología diagnóstica del Workshop Dry Eye (2007) recomienda la utilización de los cuestionarios como primer paso en el diagnóstico del ojo seco, seguido del BUT, coloración de la superficie ocular, Schirmer, morfología de los párpados y de las glándulas del meibomio.

La *sintomatología* más reportada en el ojo seco incluye la sensación de sequedad, irritación, ardor o quemazón, sensación de cuerpo extraño, sensación de arenilla y fotofobia (Donate, Murube, Fernández y García, 2002; Rodríguez y Rojas, 2008a; Begley, Caffrey, Chalmers y Mitchell, 2002; Gulati et ál., 2006). La incidencia de los síntomas implica la activación de los nervios sensoriales de la superficie ocular. Los nervios corneales son funcionalmente heterogéneos: cerca del 20% responden exclusivamente a fuerzas mecánicas y nocivas (mecano-nocirreceptores), el 70% son excitados por temperaturas extremas, irritantes exógenos y mediadores inflamatorios endógenos (polymodal nocirreceptores) y el 10% son sensibles al frío (fríorreceptores). Cada uno de estos tipos de fibras nerviosas contribuye a las distintas sensaciones de la córnea. Los mecano-nocirreceptores median el dolor agudo producido cuando algo entra en contacto con la córnea. Los polymodal nocirreceptores elucidan la irritación y el dolor que se manifiesta frente al daño corneal. Los receptores para frío evocan esta misma sensación. En el ojo seco, se ha reportado que estos tres tipos de receptores están involucrados en la sintomatología que presenta el paciente (Boucier et ál., 2005).

La alteración en las terminales nerviosas por el daño tisular ha demostrado correlacionarse con los cambios en la sensibilidad corneal en los pacientes con ojo seco (Bourcier et ál., 2005). Además, se ha reportado asociación entre los síntomas y los signos clínicos en los pacientes con ojo seco (Afonso et ál., 1999; Macri y Pflugfelder, 2000; Pflugfelder et ál., 1998), así como asociación estadísticamente significativa entre los síntomas y la expresión del HLA-DR, evidencia adicional del papel que desempeña la respuesta inflamatoria en el síndrome de ojo seco (Stern y Pflugfelder, 2004; Rodríguez et ál., 2008b; Lin et al., 2005) Se conoce que muchos de los mediadores inflamatorios como la histamina, óxido nítrico, bradicinina, prostaglandinas, etc., y las citoquinas proinflamatorias tienen efecto sobre las fibras nerviosas, induciendo la liberación de neuropéptidos que incrementan la sensibilidad de estas como respuesta a diferentes estímulos (Paul, 1998).

Los nervios destruidos por el daño inician rápidamente su regeneración formando microneuronas que tienen una respuesta anormal y descarga espontánea, debido a la alteración de los canales iónicos en el soma y en las terminales regeneradas. Se presume que esta excitabilidad alterada es el origen de una baja sensibilidad, dolor espontáneo, sensación de sequedad y otras diátesis reportadas en pacientes con ojo seco secundario a cirugía refractiva con láser (LASIK), diabetes mellitus y uso de lentes de contacto (Rosenberg et ál., 2000; Patel, McLaren, Hodge y Bourne, 2000; Linna et ál., 2000; Benítez del Castillo et ál., 2001).

En los pacientes con síndrome de Sjögren, el dolor y la molestia ocular es asociado a una neuropatía periférica, secundaria a la activación inmunológica y a la respuesta inflamatoria (Kaplan et ál., 1990), la cual está presente en todas las formas de ojo seco. Los nervios sensoriales y parasimpáticos son activados por mediadores inflamatorios como la histamina liberada por los mastocitos (Williams, Singh y Sharkey, 1994). Es interesante que, uno de los cambios estructurales observados en la glándula lagrimal con la edad, es el incremento en los mastocitos y el infiltrado linfocítico, sugiriendo que estas células puedan estar involucradas directamente con la alteración en la función nerviosa, lo cual contribuiría a la disminución en la secreción de la glándula lagrimal en los pacientes mayores (Rocha, Alves, Ríos y Dartt, 2008).

Los mastocitos son células inflamatorias localizadas en los tejidos, sus gránulos contienen potentes mediadores inflamatorios como la histamina, serotonina, heparina proteasas como la triptasa, etc. Una vez se activa el mastocito, ocurre la degranulación de mediadores preformados y la síntesis *de novo* de eicosanoides e interleuquinas como la IL-4, IL-3 IL-5, IL-6, IL-13 y TNF-α. La distribución de los mastocitos en la conjuntiva humana no está bien definida, la mayoría de estudios con biopsia de conjuntiva han demostrado la presencia de estas células en diferentes patologías, especialmente las alérgicas. En la sustancia propia el total de mastocitos, en los sujetos normales es de 11.054 +/- 6327 células/mm^3; en la conjuntivitis papilar gigante (GPC) de 17.313 +/- 8500 células/mm^3; en los paciente con conjuntivitis alérgica 15.380 +/- 5660 células/mm^3 y en los sujetos con queratoconjuntivitis vernal la concentración de mastocitos incrementa significativamente a 24.689 +/- 18.978 células/mm^3 (Irani, Butrus, Tabbara y Schwartz, 1990). Este aumento determina el papel que desempeña el mastocito en la fisiopatología de la conjuntivitis asociada a la hipersensibilidad tipo I.

Sin embargo, un incremento significativo en estas células ha sido reportado en otras patologías oculares, como el síndrome de Stevens Johnson y el pénfigo ocular cicatrizal, hipersensibilidad tipo II y III, respectivamente (Yao et ál., 2003) y en enfermedades inflamatorias por trauma severo y vascular (Levin, Albert y Johnson, 1993). Greiner et ál., en 1985 realizaron un experimento con veinte ratas, a las que se les frotó un ojo por cinco minutos; inmediatamente después, se encontró que en el sitio del trauma había un infiltrado de mastocitos en el epitelio conjuntival del párpado superior y que el 50% de estas células estaban de granuladas. A las cuatro horas del trauma, hubo un incremento sustancial en el número de neutrófilos en la lámina propia y en la membrana basal, lo que demuestra la presencia de un proceso inflamatorio agudo. A las veinticuatro horas hubo incremento de macrófagos sin cambios significativos en las otras células inmunológicas, con respecto a los ojos control sin frotar, lo cual indica que los mastocitos podrían tener funciones diferenciales en otras patologías inflamatorias de la superficie ocular, incluso en el trauma.

En la actualidad, se reconoce que los mastocitos están involucradas en muchos proceso patológicos y fisiológicos (Rao y Brown, 2008; Bachelet, Levi-Schaffer y Mekori, 2006), particularmente, en su interacción con el sistema nervioso. En condiciones patológicas, las proteasas de los mastocitos participan en la desmielinización en enfermedades autoinmunes y en desordenes sensoriales. Fisiológicamente, estas células pueden contribuir a la vulnerabilidad en enfermedades inflamatorias y modulación de la sensibilidad al dolor relacionada con la edad (Dines y Powel, 1997).

La presencia de infiltrado linfocítico en las glándulas lagrimales y conjuntivales, la regulación positiva de marcadores de superficie y citoquinas proinflamatorias, marcadores de apoptosis en los acinos lagrimales, alteraciones en el endotelio vascular y el tráfico leucocitario son frecuentes en el ojo seco; todo lo anterior asociado con el daño tisular como metaplasia escamosa y pérdida de las células caliciformes. Si la inflamación es preexistente o inducida por la sequedad, falta por esclarecerse; sin embargo, una vez el ojo seco se ha establecido, la inflamación llega a ser el mecanismo clave de la injuria en la superficie ocular, como causa y consecuencia del daño celular.

Los pacientes con síndrome de ojo seco severo están atrapados en un círculo vicioso entre la inflamación y la injuria de la superficie ocular (Nelson et ál., 2000). La expresión de estos marcadores inflamatorios y su correlación con la clínica del paciente tal vez logre establecer un diagnóstico confirmatorio, especialmente, en los casos leves y moderados; además, permitiría el seguimiento de la enfermedad y la utilización de nuevos agentes terapéuticos que tengan como blanco la disminución de la respuesta inflamatoria (Stern et ál., 1998).

El tratamiento del ojo seco se ha centrado en agentes para reemplazo tópico de la lágrima (lágrimas artificiales, suero autólogo), estimulación de los receptores muscarínicos M3 para incrementar la secreción acuosa (pilocarpina, cevimelina), ácido retinoico para mejor la salud del epitelio de la superficie ocular, reducción de la inflamación local (ciclosporina, corticoides o AINES (antiinflamatorios no esteroideos) y modulación de la respuesta inmune con drogas antimaláricas, metotrexato, ciclofosfamida y agentes inhibidores del TNF (*Workshop Dry Eye*, 2007).

La *terapia antiinflamatoria* fue inicialmente utilizada en pacientes con queratoconjuntivitis *sicca* asociada al síndrome de Sjögren (Gündüz y Ozdemir, 1994; Hyon Lee y Yun, 2007). La evidencia de que el proceso inflamatorio se presenta en todos los casos de ojo seco ha llevado a numerosos estudios evaluar la eficacia de estos medicamentos en el síndrome de ojo seco. Los antiinflamatorios más utilizados incluyen: corticosteroides, AINES e inmunomoduladores como la cyclosporina A (Plugfelder, Beuerman y Stern, 2004).

Los *corticoides* son sustancias hormonales sintetizadas en la glándula suprarrenal a partir del colesterol y pregnenolona, bajo la influencia del eje hipotálamo-hipofisiario. Son de tres tipos: glucocorticoides, mineralocorticoides y andrógenos. La estructura química está conformada por veintiún carbones, conteniendo el anillo ciclopentranoperhidrofenantreno; como funciones generales regulan el metabolismo de los hidratos de carbono, el balance hidroelectrolítico y la respuesta inmune con reducción de los fenómenos inflamatorios. Los glucocorticoides son sustancias antiinflamatorias, porque disminuyen permeabilidad capilar, inhiben fagocitosis, previenen la migración de células fagocíticas, inhiben la formación de mediadores inflamatorios como prostaglandinas y leucotrienos, y suprimen la función de los linfocitos (Bartle, 2001).

Los corticoides que participan en preparaciones tópicas oculares son: betametasona, hidrocortisona, prednisolona, dexametasona, fluorometalona, medrisona, rimexolona y loteprednol. Este último es un corticosteroide designado como *soft drug*, o corticoide suave en comparación con los otros esteroides, debido a su efectividad y baja absorción ocular, por lo cual se puede utilizar por mayor tiempo como tratamiento antiinflamatorio en patologías oculares, como alergias, uveítis e inflamación posquirúrgica (Howes, 2000).

Estos fármacos están indicados en inflamaciones como conjuntivitis y blefaritis no infecciosas, escleritis, epiescleritis y uveítis, en queratoconjuntivitis alérgicas, en vitreretinopatía proliferativa, prevención en el rechazo corneal, condiciones misceláneas como enfermedad de Harada, orbitopatía de graves, seudotumor orbitario y enfermedad de Behcet. Los corticoides pueden tener efectos adversos, especialmente en tratamientos prolongados, como formación de catarata, glaucoma secundario, retardo en la cicatrización corneal y predisposición a las infecciones, todas ellas susceptibles de controlar y evitar. Otra indicación actual de tratamiento corticoide lo constituye el síndrome de ojo seco.

Marsh y Pfluggfelder, en 1999, demostraron que el tratamiento con succinato sódico de metilprednisolona tópica, aplicado de tres a cuatro veces en el día, por dos semanas en pacientes con queratoconjuntivitis *sicca* moderada o severa disminuyó moderadamente los síntomas, en el 43% de los pacientes y completamente en el 57%, con resolución de la queratitis filamentosa en todos los casos que lo presentaban, sin complicaciones secundarias durante este tiempo. La sintomatología permaneció tolerable durante varios meses después del tratamiento; solo tres pacientes que continuaron con bajas dosis del tratamiento entre tres a seis meses presentaron efectos secundarios.

En otro estudio, con 106 pacientes, se demostró una reducción significativa en los síntomas, aumento en el BUT, Schirmer y número de células caliciformes, después del tratamiento con metilprednisolona tópica por dos semanas. No hubo complicaciones secundarias incluso después del periodo de seguimiento por 72 semanas (Hong et ál., 2007).

La eficacia del tratamiento con corticosteroides ha sido comprobada en pacientes con ojo seco asociado o no con el síndrome de Sjögren. Después de quince a treinta días de tratamiento, se ha demostrado reducción significativa en la severidad de la sintomatología, en la queratitis y en los niveles de expresión del HLA-DR por las células epiteliales y aumento significativo en el número de células caliciformes, sin embargo, no hubo cambios significativos en la cantidad de la película lagrimal medida por el test de Schirmer (Avunduk, Avunduk, Varnell y Kaufman, 2003).

Los AINES son sustancias con propiedades analgésicas y antiinflamatorias para uso tópico o sistémico y también con acciones antipiréticas. Comprenden una clasificación numerosa y se constituyen en los fármacos más utilizados: salicilatos, indoles, pirazolonas, pirrolo-pirrole, ácido propiónico, oxicam, ácido arilacético, ácido antranílico y paraaminofenol. El mecanismo de acción comprende la inhibición de la vía ciclo-oxigenasa en el metabolismo del ácido araquidónico, llevando a la depresión de la síntesis y liberación de prostaglandinas.

Las indicaciones para uso tópico ocular comprenden: previo a cirugía ocular para mantenimiento de la barrera sangre acuoso y midriasis, en la inflamación posoperatoria, en fotoqueratectomía láser y queratotomía radial, en la prevención y terapia de Edema Macular Cistoide, en conjuntivitis alérgica, queratoconjuntivitis vernal, escleritis y epiescleritis. Además, existen indicaciones para administración sistémica en uveítis, edema macular cistoide, queratoconjuntivitis vernal, escleritis y epiescleritis (Bartle, 2001). En el síndrome de ojo seco, se ha demostrado la efectividad del ketorolac, diclofenaco y bromofenaco tópico, aplicado dos veces al día, por cuatro semanas, en ratones con ojo seco experimental inducido con toxina botulínica (Lekhanont et ál., 2007).

Avisar, Robinson, Appel, Yassur y Weinberger, en el 2000, trataron 32 pacientes con queratitis filamentosa con síndrome de Sjögren secundario; la mitad con Diclofenaco al 0,1%, una gota cuatro veces por día durante 28 días y la otra con NaCl al 5%. En ambos grupos se presentó remisión de la queratitis filamentosa, pero los síntomas remitieron más rápido en los tratados con Diclofenaco. No se presentaron efectos adversos con los AINES, considerando que el Diclofenaco puede ser efectivo y seguro para tratamiento en queratitis filamentosa en síndrome de Sjögren secundario.

Sin embargo, hay evidencia de casos esporádicos de daño corneal en sujetos con síndrome de Sjögren, debido al uso de AINES (Aragona y Di Prieto, 2007). Aragona, Stilo, Ferreri y Mobrici, en el 2005, evaluaron el efecto de 2 AINES, indometacina al 0,1% y Diclofenaco al 0,1%, aplicado a razón de una gota tres veces al día, después de quince y treinta días de tratamiento, en pacientes con este síndrome. Los dos grupos redujeron significativamente la sintomatología y la sensibilidad corneal de estos pacientes, lo cual indica que los AINES pueden ser usados en los pacientes con síndrome de Sjögren, pero bajo estrecho monitoreo, ya que el tratamiento podría promover los defectos epiteliales en la córnea.

La *ciclosporina A* es un péptido no ribosomal cíclico de once aminoácidos (un decapéptido) producido por el hongo *Tolypocladium inflatum Gams*. Su efecto inmunosupresor fue descubierto en 1972 por Hartmann Stahelin. Su mecanismo de acción consiste en la inhibición de la transcripción de genes que codifican citoquinas específicas (IL-2, IL-3, IL-4, TNF, IFN y FSC-G) y receptores de citoquinas en los LT. Por lo tanto, interviene en la fase eferente de la respuesta inmune y reduce la respuesta inflamatoria al disminuir la producción de citoquinas proinflamatorias. Por lo anterior, se considera un inmunomodulador más que un inmunosupresor ya que solo suprime la respuesta de los LTh (Robert, Leconte, Olivé, Ratsimbazafy, Javerliat y Adenis, 2001).

Su administración está indicada en trasplantes de órganos, psoriasis, artritis reumatoidea, colitis ulcerativa, entre otras. En oftalmología, se utiliza en trasplante de córnea, ciertas uveítis, oftalmía simpática, queratoconjuntivitis atópica, queratitis estromal herpética y queratoconjuntivitis *sicca*. En forma sistémica, presenta toxicidad renal y hepática, a nivel ocular de manera tópica no presenta toxicidad epitelial y solamente se informa ardor ocasional e hiperemia leve (Bartle, 2001).

Existen numerosos estudios que demuestran resultados favorables del tratamiento con ciclosporina tópica en pacientes con síndrome de ojo seco (*Workshop dry eye*, 2007). Desde 1994, Gündüz y Ozdemier, demostraron la eficacia de la ciclosporina en el tratamiento de pacientes con síndrome de Sjögren con un incremento significativo en el BUT y disminución en el daño corneal, con respecto al grupo control. Kunert, Tisdale y Gipson (2002) estudiaron 32 pacientes con síndrome de ojo seco moderado a severo, diecinueve tratados con ciclosporina al 0,05% tópica y trece con placebo durante seis meses de tratamiento. Los ojos tratados con Ciclosporina mostraron disminución en el número de LT CD4+ y LT CD8+, mientras los no tratados mostraron un incremento significativo en estas células. También se encontró disminución significativa en la expresión de CD11 en el grupo tratado con Ciclosporina.

En un estudio de la eficacia, seguridad y tolerancia reportó que la Ciclosporina A tópica al 0,05%, 0,1%, 0,2% y 0,4%, aplicada dos veces al día por doce semanas, mejora significativamente los signos y síntomas oculares en el ojo seco moderado y severo, siendo la dosis al 0,05% y al 0,1% la más apropiada, ya que no hubo beneficios adicionales con concentraciones más altas. Además, no se reportaron efectos adversos significativos ni incremento en el riesgo de infecciones oculares. La concentración más alta detectada en sangre fue de 0,16 ng/ml y todos los tratamientos fueron bien tolerados por los pacientes (Stevenson, Tauber y Reis, 2000). El tratamiento con ciclosporina por seis meses también ha demostrado un incremento significativo en el número de células caliciformes en los pacientes con queratoconjuntivitis *sicca* asociada o no al síndrome de Sjögren (Kunert, Tisdale y Gipson, 2002).

Barber, Pflugfelder, Tauber y Foulks (2005), en un seguimiento durante tres años de tratamiento con ciclosporina dos veces al día en pacientes con ojo seco crónico, consideraron la aplicación farmacológica segura y sin efectos sistémicos secundarios, con mejoría de la tinción con fluoresceína y remisión de signos principalmente la hiperemia. En 5884 pacientes con queratoconjuntivitis *sicca* tratados con Ciclosporina, reportaron la reducción significativa de la sintomatología en un 30%, alivio en un 73% y disminución en la utilización de lubricantes en el 60% de los pacientes. La Ciclosporina también ha sido reportada eficaz y segura en el tratamiento de pacientes con ojo seco antes y después de la cirugía LASIK (Salib, McDonald y Smolek, 2006; Wilson y Perry, 2007).

Resumen

La presencia de la *respuesta inflamatoria e inmunológica* en el ojo seco se ha demostrado por infiltrado de linfocitos T CD4+ y linfocitos B (LB) en las glándulas exocrinas, y por el incremento en la expresión de varios marcadores inflamatorios por las células epiteliales de la conjuntiva dentro de los cuales son importantes:

- Moléculas del complejo mayor de histocompatibilidad clase II: HLA-DR y HLA-DQ.
- Moléculas de adhesión intercelular (ICAM-1).
- CD40-ligando CD40.
- Antígeno Fas y APO2.7.
- Citoquinas.

El daño epitelial ocasionado por la deficiencia lagrimal dispara la respuesta inflamatoria e inmunológica que, a su vez, incrementa el daño del tejido y la pérdida del inmunoprivilegio ocular, condiciones que agravan el cuadro fisiopatológico del ojo seco. La evidencia de la expresión de estos marcadores inflamatorios e inmunológicos ha llevado a la utilización de agentes terapéuticos que tienen como blanco la disminución de la inflamación y la modulación, o la suspensión de la respuesta inmune, dentro de los protocolos de manejo de estos pacientes.

Referencias

Aguilar, A. J. (1999). *Ojo seco: Manual sobre fisiopatogenia, diagnóstico tratamiento.* Buenos Aires: Ediciones Científicas Argentinas.

Albietz, J. M. (2001). Dry eye an update on clinical diagnosis, management and promising new treatments. *Clinical and Experimental Optometry, 1*, 4-18.

Afonso, A. A., Monroy, D., Stern, M. E., Feuer, W. J., Tseng, S. C. y Pflugfelder, S. C. (1999). Correlation of tear fluorescein clearance and Schirmer test scores with ocular irritation symptoms. *Ophthalmology, 106* (4), 803-810.

Aragona, P., Stilo, A., Ferreri, F. y Mobrici, M. (2005). Effects of the topical treatment with NSAIDs on corneal sensitivity and ocular surface of Sjögren's syndrome patients. *Eye, 19* (5), 535-539.

Aragona, P. y Di Pietro, R. (2007). Is it safe to use topical NSAIDs for corneal sensitivity in Sjögren's syndrome patients? *Expert Opinion Drug Safe, 6* (1), 33-43.

Avisar, R., Robinson, A., Appel, I., Yassur, Y. y Weinberger, D. (2000). Diclofenac sodium, 0.1% (Voltaren Ophtha), versus sodium chloride, 5%, in the treatment of filamentary keratitis. *Cornea, 19* (2), 145-147.

Avunduk, A. M., Avunduk, M. C., Kapicioglu, Z., Akyol, N. y Tavli, L. (2000). Mechanisms and comparison of anti-allergic efficacy of topical lodoxamide and cromolyn sodium treatment in vernal keratoconjunctivitis. *Ophthalmology, 107* (7), 1333-1337.

Avunduk, A. M., Avunduk, M. C., Varnell, E. D. y Kaufman, H. E. (2003). The comparison of efficacies of topical corticosteroids and nonsteroidal anti-inflammatory drops on dry eye patients: a clinical and immunocytochemical study. *American Journal of Ophthalmology, 136* (4), 593-602.

Bachelet, I., Levi-Schaffer, F. y Mekori, Y. A. (2006). Mast cells: not only in allergy. *Immunology and Allergy Clinical North American, 26* (3), 407-425.

Barber, L. D., Pflugfelder, S. C., Tauber, J. y Foulks, G. (2005). Phase III safety evaluation of cyclosporine 0.1% ophthalmic emulsion administered twice daily to dry eye disease patients for up to 3 years. *Ophthalmology, 112* (10), 1790-1794.

Bartle H., J. D. (2001). *Clinical Pharmacology.* Butterworth-Heinemann.

Baudouin, C. (2001). The pathology of dry eye. *Surv Ophthalmol, 45* (Suppl 2), S211-S220.

Begley, C., Caffrey, B., Chalmers, R. y Mitchell, G. (2002). Use of the dry eye questionnaire to measure symptoms of ocular irritation in patients with aqueous tear deficient dry eye. *Cornea, 21*, 664-670.

Begley, C. et ál. (2003). The relationship between habitual patient-reported symptoms and clinical signs among patients with dry eye of varying severity. *Invest in Ophthalmic and Vision Science, 44*, 4753-4761.

Belmonte, C., Acosta, M. C. y Gallar, J. (2004). Neural basis of sensation in intact and injured corneas. *Experimental eye research, 78* (3), 513-525.

Benítez del Castillo, J. M., del Río, T., Iradier, T., Hernández, J. L., Castillo, A. y García-Sánchez, J. (2001). Decrease in tear secretion and corneal sensitivity after laser in situ keratomileusis. *Cornea, 20* (1), 30-32.

Bourcier, T. et ál. (2005). Decreased corneal sensitivity in patients with dry eye. *Investigative Ophtalmology and Visual Science, 46* (7), 2341-2345.

Brignole, F., Pisella, P. J., Goldschild, M., De Saint Jean, M., Goguel, A. y Baudoin, C. (2000). Flow cytometric analysis of inflammatory markers in conjunctival epithelial cells of patients with dry eyes. *Invest in Ophthalmic and Vision Science, 41* (6), 1356-1363.

Bruijnzeel, P. L., Warringa, R. A., Kok, P. T. y Kreukniet, J. (1990). Inhibition of neutrophil and eosinophil induced chemotaxis by nedocromil sodium and sodium cromoglycate. *British Journal of Pharmacology, 99* (4), 798-802.

Church, M. K. y McGill, J. I. (2002). Human ocular mast cells. *Current Opinion Allergy Clinical Immunology, 2* (5), 419-422.

Dieboid, Y., Calonge, M., Carretero, V., Fernádez, N. y Herreras (1998). Expression of ICAM-1 and HLA-DR by human conjunctival epithelial cultured cells and modulation by nedocromil sodium. *Journal Ocular and Pharmacology Therapy, 14* (6), 517-531.

Dines, K. C. y Powell, H. C. (1997). Mast cell interactions with the nervous system: relationship to mechanisms of disease. *Journal Neuropathology Experimental Neurology, 56* (6), 627-640.

Donate, J., Murube, J., Fernández, C. y García, J. (2002). Validación cuestionario para diagnóstico de ojo seco. *Archivos de la sociedad española, 77* (9), 493-500.

Doughty, M., Fonn, D. y Richter, D. (1997). A patient questionnaire approach to estimating the prevalence of dry eye symptoms in patients presenting to optometric practices across Canada. *Optometry and Vision Science, 74*, 624-631.

Dumortier, G. y Chaumeil, J. (2004). Lachrymal determinations: Methods and updates on biopharmaceutical and clinical applications. *Ophtalmic research, 36*, 183-194.

Egbert, P. R., Lauber, S. y Maurice, D. M. (1977). A simple conjunctival biopsy. *American Journal of Ophthalmology, 84*, 789-801.

Fox, R. I., Stern, M. y Michelson, P. (2000). Update in Sjögren's syndrome. *Current Opinion in Rheumatology, 12* (5), 391-398.

Galatowicz, G., Ajayi, Y., Stern, M. E. y Calder, V. L. (2007). Ocular anti-allergic compounds selectively inhibit human mast cell cytokines in vitro and conjunctival cell infiltration in vivo. *Clinical and Experimental Allergy, 37* (11), 1648-1656.

Goa, J. et ál. (2004). ICAM-1 expression predisposes ocular tissues to immune-based inflammation in dry eye patients an Sjögrens syndrome-like MRL/lpr mice. *Experimental Eye Reserch, 78* (4), 823-835.

Greiner, J. V., Peace, D. G., Baird, R. S. y Allansmith, M. R. (1985). Effects of eye rubbing on the conjunctiva as a model of ocular inflammation. *American Journal of Ophthalmology, 100* (1), 45-50.

Gulati, A., Sullivan, R., Buring, J., Sullivan, D., Dana, R. y Schaumberg, D. (2006). Validation and repeatability of a short questionnaire for dry eye syndrome. *American Journal Of Ophthalmology, 142* (1), 125-131.

Gündüz, K. y Ozdemir, O. (1994). Topical cyclosporin treatment of keratoconjunctivitis sicca in secondary Sjögren's syndrome. *Act of Ophthalmology, 72* (4), 438-442.

Harmon, D. y Murphy, R. (2003). Dry eye market set for robust growth. *MarketScope, 8*, 7-8.

Hong, S., Kim, T., Chung, S. H., Kim, E. K. y Seo, K. Y. (2007). Recurrence after topical nonpreserved methylprednisolone therapy for keratoconjunctivitis sicca in Sjögren's syndrome. *Journal Ocular Pharmacology Therapy, 23* (1), 78-82.

Horn, M. y De Land, P. (2005). Prevalence and severity of symptomatic dry eyes in Hispanics. *Optometry and Vision Science, 82* (3), 206-208.

Howes, J. F. (2000) Loteprednol etabonate: a review of ophthalmic clinical studies. *Pharmazie, 55* (3), 178-183.

Hyon, J. Y., Lee, Y. J. y Yun, P. Y. (2007). Management of ocular surface inflammation in Sjögren syndrome. *Cornea, 26* (9 Suppl 1), S13-15.

Irani, A. M., Butrus, S. I., Tabbara, K. F. y Schwartz, L. B. (1990). Human conjunctival mast cells: distribution of MCT and MCTC in vernal conjunctivitis and giant papillary conjunctivitis. *Journal Allergy and Clinic Immunology, 86* (1), 34-40.

Kaplan, J. G., Rosenberg, R., Reinitz, E., Buchbinder, S. y Schaumburg, H. H. (1990). Peripheral neuropathy in Sjogren's syndrome. *Muscle Nerve, 13*, 570-579.

Knop, N. y Knop, E. (2000). Conjunctiva-Associated Lymphoid Tissue in the Human Eye. *Investigative Ophthalmology and Visual Science, 41*, 1270-1279.

Krachmer, J. H., Mannis, M. J. y Holland, E. J. (2005). *Cornea volumen 1 Fundamentals diagnosis and management* (2ª ed.). Elsevier Mosby.

Kumar, V., Abbas, A. y Fausto, N. (2004). *Robbins and Cotran Pathologic basis of disease* (7ª ed.). Elsevier Saunders.

Kunert, K. S., Tisdale, A. S. y Gipson, I. K. (2002). Goblet cell numbers and epithelial proliferation in the conjunctiva of patients with dry eye syndrome treated with cyclosporine. *Archives of Ophthalmology, 120* (3), 330-337.

Lemp, M. A. (1995). Report of the National Eye Institute/Industry Workshop on Clinical Trials in Dry Eye. *CLAO J, 21*, 221-232.

Lekhanont, K. et ál. (2007). Effects of topical anti-inflammatory agents in a botulinum toxin B-induced mouse model of keratoconjunctivitis sicca. *Journal Ocular Pharmacology Therapy, 23* (1), 27-34.

Levin, L. A., Albert, D. M. y Johnson, D. (1993) Mast cells in human optic nerve. *Investigative Ophthalmology & Visual Science, 34*, 3147-3153.

Lin, P. Y. et ál. (2005). Association between symptoms and signs of dry eye among an elderly Chinese population in Taiwan: the Shihpai Eye Study. *Investigative Ophtalmology and Visual Science, 46* (5), 1593-1598.

Linna, T. U., Vesaluoma, M.H., Pérez-Santonja, J. J., Petroll, W. M., Alió, J. L. y Tervo, T. M. (2000). Effect of myopic LASIK on corneal sensitivity and morphology of subbasal nerves. *Investigative Ophtalmology and Visual Science, 41* (2), 393-397.

Macleod, J. D., Anderson, D. F., Baddeley, S. M., Holgate, S. T., McGill, J. I. y Roche, W. R. (1997). Immunolocalization of cytokines to mast cells in normal and allergic conjunctiva. *Clinical Experimental Allergy, 27* (11), 1328-1334.

Macri, A. y Pflugfelder, S. (2000). Correlation of the Schirmer 1 and fluorescein clearance tests with the severity of corneal epithelial and eyelid disease. *Archives of Ophthalmology, 118* (12), 1632-1638.

Mangione, C., Lee, P. y Pitts, J. (1998). Psychometric properties of the National Eye Institute Visual Function Questionnaire (NEI -VFQ). *Archives of Ophthalmology, 116*, 1496-1504.

Marsh, P. y Pflugfelder, S. C. (1999). Topical nonpreserved methylprednisolone therapy for keratoconjunctivitis sicca in Sjögren syndrome. *Ophthalmology, 106* (4), 811-816.

McMonnies, C. (1986). Key questions in a dry eye history. *Journal American of Optometry Associate, 57* (7), 512-517.

McMonnies, C. (1987). Responses to a dry eye questionnaire from a normal population. *Journal American of Optometry Associate, 58*, 588-599.

Murube, J. y Rivas, I. (2002). Ojo seco: clasificación clínica y por citología de impresión. *Archives of Sociate Canaries Oftalmology, 13*. Recuperado en febrero del 2010 de http://www.oftalmo.com/sco/revista-3/13sco02.htm.

Murube, J. et ál. (2005). The triple classification of dry eye for practical clinical use. *Europe Journal of Ophthalmology, 16* (6), 660-667.

Nelson, J. D., Havener, V. R. y Cameron, J. D. (1983). Cellulose acetate impression of the ocular surface. Dry eye states. *Archives of Ophthalmology, 101*, 1869-1872.

Nelson, J. D., Helms, H., Fiscella, R., Southwell, Y. y Hirsch, J. D. (2000). A new look at dry eye disease and its treatment. *Advance in Therapy, 17* (2), 84-93.

Nichols, K. K., Nichols, J. J. y Lynn, G. (2003). The relation between tear film tests in patients with dry eye disease. *Ophthalmic Physiol Opt., 23* (6), 553-560.

Oden, N., Lilienfeld, D., Lemp, M., Nelson, J. y Ederer, F. (1998). Sensitivity and specificity of a screening questionnaire for dry eye. *Advance in Experimental Medicla Biology, 438*, 807-820.

Paul, W. (1998). *Fundamental Immunology* (4ª ed.). New York: Lippincott-Raven.

Patel, S. V., McLaren, J. W., Hodge, D. O. y Bourne, W. M. (2002). Confocal microscopy in vivo in corneas of long-term contact lens wearers. *Investigative Ophtalmology and Visual Science, 43* (4), 995-1003.

Pepouse, J. S., Holland, G. N. y Wilhelmus, K. R. (1996). *Ocular Infection & Immunity* (2ª ed.). Mosby.

Pflugfelder, S. C. et ál. (1998). Evaluation of subjective assessments and objective diagnostic tests for diagnosing tear-film disorders known to cause ocular irritation. *Cornea, 17*, 38-56.

Pflugfelder, S. C., Beuerman, R. y Stern, M. (2004). *Dry Eye and Ocular Surface Disordes*. Recuperado de http://www.dekker.com.

Rivas, I., Murube, J., Shalaby, O., Oraza, M. A. y Sanz, A. I. (2002). Contribución de la citologia de impresión al diagnóstico diferencial del sindome de Sjögren en la clínica oftalmológica. *Archivos de la sociedad española de oftalmología, 2*, 30-34.

Rao, K. N. y Brown, M. A. (2008). Mast cells: multifaceted immune cells with diverse roles in health and disease. *Annual N Y Academic Science, 1143*, 83-104.

Robert, P. Y., Leconte, V., Olivé, C., Ratsimbazafy, V., Javerliat, M. y Adenis, J. P. (2001). Cyclosporin A eyedrops: manufacturing, toxicity, pharmacokinetics and indications in 2000. *Journal Frances of Ophtalmology, 24* (5), 527-535.

Rocha, E. M., Alves, M., Ríos, J. D. y Dartt, D. A. (2008). The Aging Lacrimal Gland: Changes in Structure and Function. *Ocular Surface, 6* (4), 162-174.

Rodríguez, M, Juyo, A. y Rojas, A. (2007). Descripción de la metaplasia escamosa por citología de impresión en pacientes con ojo seco. *Ciencia y Tecnología para la Salud Visual y Ocular, 8*, 51-62.

Rodríguez, M. F. y Rojas, A. (2008a). Utilidad del cuestionario de Donate en el diagnóstico de ojo seco. *Revista ciencia y tecnología para la salud visual y ocular, 10*, 47-56.

Rodríguez, M., Rojas, A. y Mercado, M. (2008b). Asociación entre los síntomas y signos en pacientes con ojo seco. *Ciencia y tecnología para la salud visual y ocular, 11*, 41-51.

Rosenberg, M. E., Tervo, T.M., Immonen, I. J., Müller, L. J., Grönhagen-Riska, C. y Vesaluoma, M. H. (2000). Corneal structure and sensitivity in type 1 diabetes mellitus. *Investigative Ophtalmology and Visual Science, 41* (10), 2915-2921.

Salib, G. M., McDonald, M. B. y Smolek, M. (2006). Safety and efficacy of cyclosporine 0.05% drops versus unpreserved artificial tears in dry-eye patients having laser in situ keratomileusis. *Journal Cataract Refractive Surgery, 32* (5), 772-778.

Shatos, M. A. et ál. (2003). Isolation and Characterization of Cultured Human Conjunctival Goblet Cells. *Investigative Ophthalmology and Visual Science, 44*, 2477-2486.

Schaumberg, D., Sullivan, D., Buring, J. y Dana, M (2003). Prevalence of dry eye syndrome among US women. *Journal American of Ophthalmology, 136*, 318-326.

Schein, O., Tielsch, J., Múñoz, B., Bandeen-Roche, K. y West, S. (1997). Relation between signs and symptoms of dry eye in the elderly. A population-based perspective. *Ophthalmology, 104*, 1395-1401.

Schiffman, R., Christianson, M. y Jacobsen, G. (2000). Reliability and validity of the Ocular Surface Disease Index. *Archives of Ophthalmology, 118*, 615-621.

Shimmura, S., Shimazaki, J. y Tsubota, K. (1999). Results of a population-based questionnaire on the symptoms and life styles associated ith dry eye. *Cornea, 18* (4), 408-411.

Singh, R., Joseph, A., Umapathy, T., Tint, N. y Dua, H. (2005). Impresion cytology of the ocular surface. *British Journal of ophthalmology, 89*, 1655-1659.

Solomon, A., Dursun, D., Liu, Z., Xie, Y., Macri, A. y Plugfelder, S. C. (2001). Pro and anti-inflammatory forms of interleukin-1 in the tear fluid and conjunctiva of patients with dry eye disease. *Invest in Ophthalmology and Vision Science, 42* (10), 2283-2292.

Stern, M. E. et ál. (2002). Conjunctival T-Cell subpopulations in Sjögren's and non-Sjögren's patients with dry eye. *Investigative Ophthalmology and Visual Science, 43* (8), 2609-2614.

Stern, M. E., Beuerman, R. W., Fox, R. I., Gao, J., Mircheff, A. K. y Plugfelder, S. C. (1998). The pathology of dry eye: the interaction between the ocular surface and lachrymal glands. *Cornea, 17* (6), 584-589.

Stern, M. E., Gao, J., Siemasko, K. F., Beuerman, R. W. y Pflugfelder, S. C. (2004). The role of the lacrimal functional unit in the pathophysiology of dry eye. *Experimental Eye Research, 78* (3), 409-416.

Stern, M. E. y Plugfelder, S. C. (2004). Inflammation in dry eye. *The ocular surface, 2*, 124-130.

Stevenson, D., Tauber, J. y Reis, B. L. (2000). Efficacy and safety of cyclosporin A ophthalmic emulsion in the treatment of moderate-to-severe dry eye disease: a dose-ranging, randomized trial. The Cyclosporin A Phase 2 Study Group. *Ophthalmology, 107* (5), 967-974.

Thiel, M. A., Bossart y Bernauer, W. (1997). Improved impression cytology techniques for the immunopathological diagnosis of superficial viral infections. *British Journal of Ophthalmology, 81*, 984-988.

Tseng, S. C. (1985), Staging of conjunctival squamous metaplasia by impression cytology. *Ophthalmology, 92*, 728-733.

Tseng, S. C. (1999). Visión integrada y nuevas perspectivas de las enfermedades lagrimales y de la superficie ocular. *Archivos de la Sociedad Española de Oftalmología, 74*, 9-28.

Wang, H. F., Fukuda, M. y Shimomura, Y. (2005). Diagnosis of dry eye. *Semin Ophthalmol, 20* (2), 53-62.

Williams, R. M., Singh, J. y Sharkey, K. A. (1994). Innervation and mast cells of the rat exorbital gland: the effects of age. *Journal Autonomo Nervios System, 47*, 95-108.

Wilson, S. E. (2003). Inflammation: a unifying theory for the origin of dry eye syndrome. *Managment Care, 12* (12 suppl), 14-19.

Wilson, S. E. y Perry, H. D. (2007). Long-term resolution of chronic dry eye symptoms and signs after topical cyclosporine treatment. *Ophthalmology, 114* (1), 76-79.

Wolosin, J. M., Budak, M. T. y Murat, M. A. (2004). Ocular surface epithelial and stem cell development. *Internal Journal Development Biology, 48*, 981-991.

Workshop Dry Eye International (DEWS). (2007). Report. *The Ocular Surface, 5*, 2.

Wright, P. (1971). Diagnosis and management of dry eye. *Trans Ophthal Soc UK, 91*, 119-128.

Yao L. et ál. (2003). Human mast cell subtypes in conjunctiva of patients with atopic keratoconjunctivitis, ocular cicatricial pemphigoid and Stevens-Johnson syndrome. *Ocular Immunology Inflamation, 11* (3), 211-222.

Respuesta inflamatoria en la opacificación de la cápsula posterior

El cristalino es un tejido ópticamente claro, a vascular, que está suspendido por un complejo de fibras a zónulas del cuerpo ciliar. El lente consiste de una cápsula, lineada anteriormente por epitelio cubital simple, corteza y núcleo (Albert, Mille, Azzar y Blodi, 2000; Stafford, 2001). Durante el desarrollo y a lo largo de la vida, las células epiteliales ubicadas en el plano ecuatorial migran posteriormente y al contacto con los factores del humor vítreo inician su diferenciación. La elongación de las células diferenciadas es acoplada a una migración dirigida, posteriormente a lo largo de la cápsula y anteriormente a lo largo de la interfase de las células epiteliales para generar una masa de células fibrosas organizadas simétricamente (Zelenka, 2004). Las células epiteliales llenan su citoplasma con proteínas estructurales llamadas cristalinas alfa, beta y gama, las cuales son química inertes, para prevenir las interacciones covalentes, lo cual permite que las fibras formen un centro denso y transparente llamado núcleo (McAvoy, 1978).

La disfunción del cristalino ocasiona la pérdida visual progresiva, denominada catarata, la cual se define como el oscurecimiento y opacidad del cristalino, debido a varias modificaciones biológicas en las proteínas estructurales, que ocurren generalmente con la edad, como la desnaturalización, glicosilacion no enzimática y oxidación de aminoácidos entre otras (Pepouse, Holland y Wilhelmus, 1996). La catarata es la primera causa de ceguera (39,1%) en el mundo (Resnikoff, Pascolini, Mariotti y Pokharel, 2008), con una prevalencia entre el 15 y el 30% (Acosta et ál., 2006).

El único tratamiento para esta patología es la intervención quirúrgica. La cirugía actual de catarata consiste en la facoemulsión, dejando una porción de la cápsula anterior y la totalidad de la posterior. La bolsa capsular permanece in situ, separa el humor acuoso del vítreo y sirve como lecho para el lente intraocular implantado. La complicación más frecuente de este procedimiento es la opacificación de la cápsula posterior (PCO), que se manifiesta entre los tres meses y cuatro años después de esta cirugía. Aunque las técnicas quirúrgicas modernas buscan prevenir o reducir la incidencia de la PCO, esta sigue siendo muy alta; en el 2001, Bertelmann y Kojetinsky hallaron un 11,8% de esta complicación al año después de cirugía extracapsular y un 28,4% después de cinco años. Varios factores han sido implicados en el aumento de esta incidencia, como la edad, siendo mayor, en menores de cuarenta años (Karczewicz et ál., 2004), especialmente en niños; la incidencia de PCO puede llegar a ser del 100% (Pandey et ál., 2001), pacientes con antecedente de diabetes mellitus (Ebihara et ál, 2006,) y el diseño o material del lente intraocular implantado (Abhilakh, Nuijts y Tjia, 2003; Kugelberg, Wejde, Jayaram y Zetterström, 2007).

La PCO es ocasionada por la proliferación de las células epiteliales del cristalino, que permanecen después de la cirugía (Saika et ál., 1998; Wormstone, 2002). Las células epiteliales migran hacia la cápsula posterior o al lente intraocular implantado, sufren una transición epitelial-mesenquimatosa, similar a lo que ocurre durante el desarrollo embriológico, lo que origina la fibrosis, contracción del tejido capsular y, finalmente, a la opacidad (Saika et ál., 2003, 2004; Wormstone, 2002; Lois, Dawson, McKinnon y Forrester, 2003). La migración de estas células es dirigida y dependiente de la expresión de moléculas de adherencia, como ICAM, integrinas y CD-44 (Nishi, Nishi, Akaishi y Shirasawa, 1997; Mclean et ál., 2005).

La transdiferenciación de las células epiteliales en mesenquimatosas, después de la cirugía de catarata es debido a factores de crecimientos, como el factor transformante de crecimiento beta (TGF-β), factor de crecimiento de los fibroblastos (FGF), factor de crecimiento de los hepatocitos, interleuquinas y otros estímulos extracelulares (Meacock, Spalton y Stanford, 2000; Nishi et ál., 1996). Este cambio involucra la reprogramación transcripcional de las células, lo que se evidencia por la expresión de marcadores como: colágeno tipo I, alfa-actina del músculo liso (α-SMA), fibronectina y lumican (Marcantonio y Vrensen, 1999; Nagamoto, Eguchi y Beebe, 2000). Lumican y α-SMA se expresan en las células epiteliales de los lentes, en ocho horas y cinco días después de la intervención quirúrgica, respectivamente (Saika et ál., 2003). Es interesante que lumican también es expresada en el epitelio corneal y hace parte de la matriz extracelular, donde se ha demostrado que regula negativamente la proliferación y migración de las células en procesos como cicatrización y respuesta inflamatoria frente a la injuria (Vij, Roberts, Joyce y Chakravarti, 2005).

La PCO, usualmente, se presenta en dos formas morfológicas: en perlas y fibrosis (Frezzotti y Caporossi, 1990; Pandey et ál., 2004) que, parece, depende de la localización de las células epiteliales que proliferan hacia la cápsula posterior (Apple et ál., 1992; McDonnell, Zarbin y Green, 1983; McDonnell, Rowen, Glaser y Sato, 1985; Marcantonio y Vrensen, 1999). En el adulto, las células epiteliales del cristalino solo se localizan en dos áreas, en la superficie anterior en el nivel subcapsular, con mínima actividad mitótica y en la región ecuatorial, donde las células proliferan activamente, durante toda la vida. En la cápsula posterior del adulto no existe epitelio (Stafford, 2001).

La forma tipo perlas es ocasionada por la proliferación de las células de la región ecuatorial que sufren metaplasia fibrosa sin expresar α-SMA (Apple et ál., 1992). La mayoría de los casos de PCO está relacionada con esta morfología. Flores, Morales, Matiz y Garzón (2005) realizaron un estudio con 485 ojos y trece meses de seguimiento, encontrando una incidencia de POC del 30,6%, de la cual el 80% se debió a este tipo de opacidad, siendo el área periférica la más afectada (87%).

La PCO tipo fibrosis inicia aproximadamente al cuarto día después de la cirugía. Una vez la cápsula anterior entra en contacto con la posterior, las células epiteliales residuales de la cápsula anterior migran a la posterior, sufren hiperplasia y se transforman en miofibroblastos y fibroblastos (Apple et ál., 1992). Las células que han migrado producen los componentes de la matriz extracelular como proteoglicanos y fibras de colágeno (McDonnell, Zarbin y Green, 1983; Apple et ál., 1992). Una alta proporción de estas células expresa filamentos intra citoplasmáticos compuestos de α-SMA, dando a estas células una propiedad retráctil, lo cual origina la formación de pliegues en la cápsula posterior, con significativa pérdida de la visión (Kurusaca, Kato y Nagamoto, 1996).

La proliferación, migración, transdiferenciación y producción de matriz extracelular por las células epiteliales del cristalino se considera un proceso de reparación, que resulta en la formación de una "cicatriz" sobre la cápsula posterior, más que la regeneración del tejido funcional normal (Godwin y Brockes, 2006). La respuesta aguda, frente al daño, generalmente involucra una serie de eventos que inician con la estabilización de la herida, seguida de la producción de células adicionales y componentes de la matriz extracelular. Uno de estos procesos, en todos los tejidos, indiscutiblemente es la inflamación.

La inflamación es la respuesta del tejido vascularizado frente al daño, manifestada como color, rubor, dolor, edema y daño o pérdida de la función del tejido. Consiste en la modificación del calibre de los vasos, alteraciones en la microvasculatura del endotelio, aumento en la permeabilidad vascular, para permitir la salida de líquido, proteínas y leucocitos al tejido. Todos estos cambios involucran mediadores químicos (complemento, quininas, aminas vasoactivas, metabolitos del ácido araquidónico, citoquinas, factores de crecimiento, óxido nítrico, neuropéptidos, entre otros) liberados localmente por las células que intervienen en el proceso inflamatorio y por proteínas que se encuentran en el plasma (Kumar, Abbas y Fausto, 2004).

La salida de los leucocitos, del lecho vascular al tejido (diapédesis) depende de la expresión de moléculas de adherencia. En el tejido, los polimorfonucleares migran al sitio del daño (quimiotaxis), fagocitan restos celulares y cualquier material extraño, liberando enzimas proteolíticas que aumentan el daño original (figura 47). Otros fagocitos, que actúan más tarde, los monocitos-macrófagos, liberan citoquinas que dirigen la actividad de otras células inflamatorias, fibroblastos y de los vasos sanguíneos para iniciar la fase de reparación.

En la córnea y el cristalino (tejidos avasculares), la respuesta inflamatoria se ve influenciada por el inmunoprivilegio, cuya función es brindar protección inmunológica, evitando el daño devastador de la inflamación. Esta condición inmunológica es dada por varios factores: ausencia de vasos linfáticos, presencia de una barrera hemato-ocular, disminución en expresión del complejo mayor de histocompatibilidad clase I (MHC-I), limitada localización de las células presentadoras del antígeno (APC), citoquinas inmunosupresoras, principalmente el TGF-β, que modulan la repuesta inflamatoria mediante la inducción de una respuesta inmunológica sistémica restringida, denominada ACAID (desviación de la respuesta inmune asociada a la cámara anterior).

El ACAID inhibe la activación de linfocitos T, suprime la reacción de hipersensibilidad retardada, previene la producción de anticuerpos que activan complemento e induce linfocitos T reguladores; en general, el ACAID inhibe cualquier efector inmunológico que promueva la reacción inflamatoria. Esta supresión es antígeno-específica, sistémica, inducida en el bazo, gracias a las señales dadas por las APC, influenciadas por el microambiente de la cámara anterior (Pepouse, Holland y Wilhelmus, 1996) (figura 66).

Sin embargo, en estos tejidos, en la mayoría de los casos, el trauma induce una respuesta inflamatoria; los vasos sanguíneos que responden son los de los tejidos circundantes, además, el humor acuoso y la lágrima se constituyen como vías alternas de comunicación. Las células epiteliales de la córnea y de los lentes adquieren propiedades inmunomoduladoras, mediante la producción de varias citoquinas, mediadores inflamatorios, factores de crecimiento y expresión de moléculas de superficie, lo que facilita la inducción del proceso inflamatorio (Krachmer, Mannis y Holland, 2005; Pepouse, Holland y Wilhelmus, 1996; Godwin y Brockes, 2006).

Existe evidencia clínica y experimental que sugiere que la respuesta inflamatoria, después de la cirugía de catarata podría actuar como un disparador de los cambios observados en la fisiopatología de la PCO. Clínicamente, los niños y jóvenes, usualmente, tienen una severa respuesta inflamatoria después de la cirugía de catarata, lo cual se asocia con un mayor porcentaje de PCO que en los adultos (Pavlovic', 2000; Apple et ál., 1992). La complicación posoperatoria más común de los pacientes diabéticos es la reacción inflamatoria (Ivanci'c, Mandić, Barać y Kopić, 2005), correlacionándose con el incremento en la incidencia de PCO en estos pacientes (Ebihara et ál., 2006).

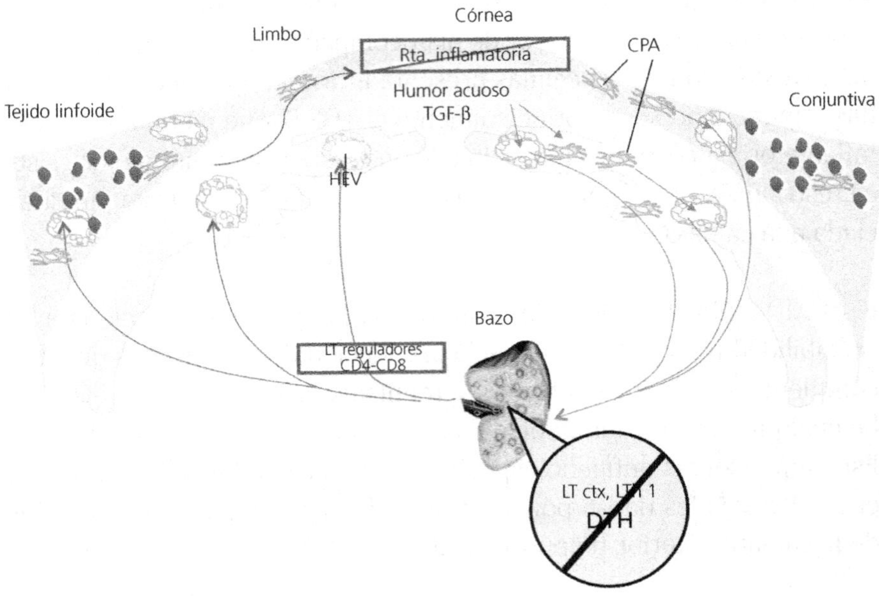

Fig. 66 | **Desviación Inmune Asociada a la Cámara Anterior (ACAID).** El TGF-β, en el humor acuoso, modifica las CPA (células presentadoras del antígeno), las cuales migran por vía sanguínea al bazo, donde suprimen los linfocitos T citotóxicos (LTctx) y T ayudadores tipo I (LTh 1), efectores y reguladores de la hipersensibilidad retardada e inducen LT reguladores (CD4+ o CD8+) en el nivel sistémico. Estas células migran al ojo, para dar una respuesta inmune sin respuesta inflamatoria.

Estudios in vitro han demostrado que los fármacos antiinflamatorios no esteroideos (AINES), como la indometacina y diclofenaco sódico, inhiben la proliferación, la metaplasia fibrosa y la síntesis de colágeno por las células epiteliales de la cápsula anterior (Nishi y Nishi, 1991; Nishi, Nishi, Fujiwara y Shirasawa, 1995). La adición, de prostaglandina E2 (PGE2) exógena, a cultivos de las células epiteliales de la cápsula anterior revierte, en parte, el efecto antiproliferativo de la indometacina (Cortina et ál., 1997). Las células epiteliales del cristalino, como las de la superficie ocular, producen eicosanoides, aunque en menor cantidad (Bazan, 1989); esta síntesis se incrementa significativamente por citoquinas proinflamatorias como la IL-1 y el TGF-β (Nishi, , Nishi, Fujiwara y Shirasawa, 1995). La dexametasona, un esteroide de amplio uso después de la cirugía de catarata e inmunomoduladores, como la Ciclosporina A, disminuyen los depósitos de matrix extracelular y la expresión de marcadores de transdiferenciacion en las células epiteliales de los lentes (Mansfield, Cerra y Chamberlain, 2004; Cortina et ál., 1997).

En un modelo experimental en ratas, se demostró una leve respuesta inflamatoria con incremento significativo de macrófagos en la bolsa capsular los días tres y catorce después de la extracción del lente extracapsular, lo cual coincidió con la máxima proliferación y la migración de las células epiteliales del lente en la cápsula posterior y la formación de pliegues y fibrosis capsular (Lois, Dawson, McKinnon y Forrester, 2003). De igual forma, se ha reportado que el aumento de citoquinas proinflamatorias y mediadores como: IL-2, IL-1, IL-6, TNF-α, TGF-β y óxido nítrico, en el humor acuoso, alcanzan su pico máximo entre el tercer y el séptimo día, después de la cirugía de catarata, lo que disminuye gradualmente después de la segunda semana (Zhaohui y Shouzhi, 1999; Qi et ál., 2003; Zhou y He, 1998; Jampel, Roche, Stark y Roberts, 1990). Varios factores de crecimiento también están involucrados en la patogénesis de la formación de catarata primaria y secundaria, tal como el FGF, factor de crecimiento de plaquetas y factor de crecimiento epitelial (Shigemitsu, Majima y Shimizu, 1998).

Recientes investigaciones se han centrado en determinar los niveles de las citoquinas y los factores de crecimiento, en el segmento anterior después de la cirugía de catarata extracapsular, el más estudiado ha sido el TGF-β. El TGF- β es una citoquina sintetizada por varios tipos celulares, incluso por las células del cuerpo ciliar y las células epiteliales de los lentes. Tiene efectos opuestos sobre diversos procesos celulares, como inhibir y promover la proliferación celular, actuar como inmunosupresor sistémico y proinflamatorio a nivel local. Su concentración es bastante alta en el humor acuoso, siendo determinante en la desviación inmune asociada a la cámara anterior (ACAID), dada a su capacidad inmunosupresora (Pepouse, Hollandy Wilhelmus, 1996; Paul, 1999).

El TGF-β, inhibe la proliferación de las células epiteliales de los lentes e induce su transición a células mesenquimatosas, al promover la expresión de marcadores como α-SMA, colágeno y fibronectina, incluso a mínimas concentraciones (Wormstone, Tamiya, Anderson y Duncan, 2002; de Iongh, Wederell, Lovicu y McAvoy, 2005). Se ha demostrado que en el postoperatorio de la catarata, la concentración de este factor de crecimiento disminuye lo suficiente, para permitir la proliferación de las células epiteliales, mediada por otros factores. Una vez se restablecen los niveles normales, hacia el día quince, la proliferación es suprimida por esta citoquina, pero favorece la transdiferenciación de las nuevas células y la regulación positiva de los componentes de la matriz extracelular (Wallentin, Wickstrom y Lundberg, 1998). La migración de estas células también es promovida por el TGF-β, al regular positivamente la expresión de integrinas (Yao et ál., 2007) y la producción de los componentes de la matriz extracelular como proteoglicanos, laminina, fibronectina y colágeno (Nishi, Nishi, Fujiwara, Shirasawa y Ohmoto, 1996), que finalmente ocasionan la contracción y pliegues en la cápsula posterior.

Otras citoquinas involucradas en la patogénesis de la PCO, como la IL-1, promueve la mitosis, producción de colágeno y PGE2 por las células epiteliales de los lentes (Nishi et ál., 1995; Nishi et ál., 1996). El FGF, incrementa en el humor acuoso aproximadamente a los treinta días de la cirugía, tiene efectos similares a la IL-1 in vitro (Wallentin, Wickstrom y Lundberg, 1998). La IL-6 aumenta considerablemente en el humor acuoso, después de la cirugía de catarata (Malecaze et ál., 1991). Aunque no se ha determinado su efecto sobre las células epiteliales del cristalino, es ampliamente conocido su actividad sobre la proliferación y diferenciación celular (Paul, 1999).

Considerando la secuencia de eventos, que ocurre después del trauma en el cristalino, es posible que la respuesta inflamatoria, frente a la cirugía, modifique las propiedades inmunosupresoras del ACAID, principalmente debido a la disminución transitoria del TGF-β en el humor acuoso (Wallentin, Wickstrom y Lundberg, 1998), y al aumento de citoquinas y mediadores inflamatorios secretados, inicialmente por el tejido agredido (Zhaohui y Shouzhi, 1999; Qi et ál., 2003; Zhou y He, 1998; Jampel, Roche, Stark y Roberts, 1990). Los cambios vasculares en el limbo, cuerpo ciliar y esclera favorecerían la salida de las células presentadoras del antígeno, localizados en la periferia del epitelio corneal, el estroma del iris y el cuerpo ciliar, que en condiciones normales induciría una respuesta inmune sistémica restringida (ACAID), pero, ya que el microambiente del humor acuoso cambia después de la cirugía, le podría permitir a estas células estimular la activación de linfocitos, en el nivel sistémico, perdiéndose las propiedades inmunoreguladoras del ACAID.

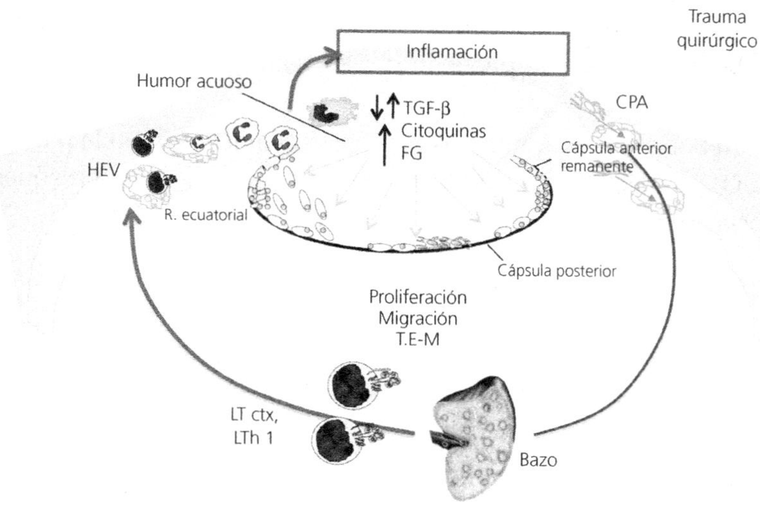

Fig. 67 **Eventos hipotéticos en la patogénesis de la PCO.** El trauma quirúrgico induce aumento en las citoquinas proinflamatorias, factores de crecimiento (FG) y una disminución transitoria y aumento del TGF-β, en el humor acuoso, estimulando la proliferación, migración y transición epitelial-mesenquimatosa de las células epiteliales de los lentes residuales localizadas en la porción anterior y región ecuatorial. La migración de células presentadoras del antígeno (CPA), en estas condiciones, puede activar linfocitos T ayudadores tipo 1 (LTh1) y linfocitos T citotóxicos (LTctx), efectores que favorecen el proceso inflamatorio.

La subsecuente migración de células inmunológicas en la cámara anterior aumenta la cantidad citoquinas proinflamatorias, factores de crecimiento, etc., que estimulan la proliferación, transdiferenciación y migración de las células epiteliales de los lentes, con el objeto de reparar y regenerar el cristalino. Una vez se normalizan los niveles de TGF-β, aproximadamente a la segunda semana poscirugía (Wallentin, Wickstrom y Lundberg, 1998), decaen los niveles de estas proteínas inflamatorias y se restablece el ACAID.

El TGF-β, en altas concentraciones inhibe la proliferación de las células epiteliales, normalizando su actividad mitótica, pero incrementaría la transición epitelial-mesenquimatosa de las nuevas células y la producción de componentes de la matriz extracelular. Este efecto también puede ser dado a concentraciones muy bajas de TGF-β, incluso, en los primeros días del postoperatorio, cuando los niveles de esta citoquina están disminuidos (figura 67). Esto explicaría el porqué, aunque la fibrosis y proliferación de las células epiteliales residuales, se da en las primeras semanas después de la cirugía de catarata, la POC puede tardar años en manifestarse clínicamente.

Aún faltan por esclarecer muchos procesos involucrados, en la patogénesis de la PCO, sin embargo, la evidencia mostrada sugiere que la respuesta inflamatoria e inmunológica desempeña un papel determinante.

Resumen

La complicación más frecuente de la cirugía de catarata es la opacificación de la cápsula posterior (PCO), la cual es ocasionada por la proliferación de las células epiteliales del cristalino, que permanecen después de la cirugía. Las células epiteliales migran hacia la cápsula posterior o al lente intraocular implantado y sufren una transición epitelial-mesenquimatosa, similar a lo que ocurre durante el desarrollo embriológico, lo que trae como consecuencia la fibrosis, contracción del tejido capsular y, finalmente, la opacidad. La respuesta inflamatoria se ha evidenciado por el infiltrado de células fagocíticas y el incremento en las citoquinas proinflamatorias y mediadores como, IL-2, IL-1, IL-6, TNF-α, TGF-β, óxido nítrico y prostaglandinas, en los primeros días después de la cirugía, cambiando temporalmente, las condiciones de inmunoprivilegio de la cámara anterior. Estas citoquinas, principalmente el TGF-β modulan los cambios observados en las células epiteliales de los lentes, por tanto, se sugiere que la respuesta inflamatoria podría estar implicada en la patogénesis de la PCO.

Referencias

Abhilakh, K. A., Nuijts, R .M. y Tjia, K. F. (2003). Posterior capsule opacification: silicone plate-haptic versus AcrySof intraocular lenses. *Journal of Cataract and refractive Surgery, 29* (8), 1569-1574.

Acosta, R., Hoffmeister, L. Román, R., Comas, M., Castilla, M. y Castells, X. (2006). Revisión sistemática de estudios poblacionales de prevalencia de catarata. *Archivos de la Sociedad Española de Oftalmología, 81*, 509-516.

Albert, D., Mille, J., Azzar, D. y Blodi, B. (2000). *Albert & Jakobiec's Principles and Practice of Ophthalmology* (2ª ed.). Elsevier. Saunders.

Apple, D. J. et ál. (1992). Posterior capsule opacification. *Survey of Ophthalmology, 37*, 73-116.

Bazan, H. E. (1989). The synthesis and effects of eicosanoids in avascular ocular tissues. *Progress in clinical and biological research, 312*, 73-84.

Bertelmann, E. y Kojetinsky C. (2001). Posterior capsule opacification and anterior capsule opacification. *Current Opinion in Ophthalmology, 12* (1), 35-40.

Cortina, P., Gómez-Lechón, M. J., Navea, A., Menezo, J. L., Terencio, M. C. y Díaz-Llopis, M. (1997). Diclofenac sodium and cyclosporin A inhibit human lens epithelial cell proliferation in culture. *Graefe's Archive for Clinical and Experimental Ophthalmology, 235* (3), 180-185.

de Iongh, R. U., Wederell, E., Lovicu, F. J. y McAvoy, J. W. (2005). Transforming growth factor-beta-induced epithelial-mesenchymal transition in the lens: a model for cataract formation. *Cells Tissues Organs, 179* (1-2), 43-55.

Ebihara, Y., Kato, S., Oshika, T., Yoshizaki, M. y Sugita G. (2006). Posterior capsule opacification after cataract surgery in patients with diabetes mellitus. *Journal of Cataract and Refractive Surgery, 32* (7), 1184-1187.

Flores, A., Morales, M. E., Matiz, H. y Garzón, M. (2005). Opacidad de la cápsula posterior después de facoemulsificación. Evaluación de varios tipos de lentes intraoculares. *Revista Mejicana de Oftalmología, 79* (3), 159-162.

Frezzotti, R. y Caporossi, A. (1990). Pathogenesis of posterior capsular opacification. Part I: Epidemiological and clinico-statistical data. *Journal of Cataract and Refractive Surgery, 16* (3), 347-352.

Godwin, J. y Brockes, J. (2006). Regeneration, tissue injury and the immune response. *Journal of Anatomy, 209*, 423-432.

Ivancić, D., Mandić, Z., Barać, J. y Kopić, M. (2005). Cataract surgery and postoperative complications in diabetic patients. *Collegium Antropologicum, 29* (suppl 1), 55-58.

Jampel, H. D., Roche, N., Stark, W. J. y Roberts, A. B. (1990). Transforming growth factor-beta in human aqueous humor. *Current Eye Research, 9* (10), 963-969.

Karczewicz, D., Pieńkowska-Machoy, E., Modrzejewska, M., Gronkowska, J. y Sylwestrzak, Z. (2004). Posterior capsule opacification as a complication of the posterior chamber intraocular lens implantation. *Klinika Oczna, 106* (1-2), 19-22.

Kumar, V., Abbas, A. y Fausto, N. (2004). *Robbins and Cotran Pathologic Basis of Disease* (7ª ed.). Elsevier Saunders.

Krachmer, J. H., Mannis, M. J. y Holland, E. J. (2005). Cornea. *Fundamentals Diagnosis and Management* (vol. 1, 2ª ed.). Elsevier Mosby.

Kugelberg, M., Wejde, G., Jayaram, H. y Zetterström C. (2007). Two-year follow-up of posterior capsule opacification after implantation of a hydrophilic or hydrophobic acrylic intraocular lens. *Acta of Ophthalmolology*. En prensa.

Kurosaka, D., Kato, K. y Nagamoto, T. (1996). Presence of alpha smooth muscle actin in lens epithelial cells of aphakic rabbit eyes. *British Journal of Ophthalmology, 80*, 906-910.

Lois, N., Dawson, R., McKinnon, A. D. y Forrester, J. V. (2003). A New Model of Posterior Capsule Opacification in Rodents. *Investigative Ophthalmology & Visual Science, 44* (8), 3450-3457.

Malecaze, F., Chollet, P., Cavrois, E., Vita, N., Arné, J. L. y Ferrara, P. (1991). Role of interleukin 6 in the inflammatory response after cataract surgery. An experimental and clinical study. *Archives of Ophthalmolology, 109* (12), 1681-1683.

Mansfield, K. J., Cerra, A. y Chamberlain, C. G. (2004). Effects of dexamethasone on posterior capsule opacification-like changes in a rat lens explant model. *Molecular Vision, 10*, 728-737.

Marcantonio, J. M. y Vrensen, G. F. (1999). Cell biology of posterior capsular opacification. *Eye, 13* (Pt 3b), 484-488.

McAvoy, J. W. (1978). Cell division, cell elongation and the co-ordination of crystallin gene expression during lens morphogenesis in the rat. *Journal of Embryology and Experimental Morphology, 45*, 271-281.

McAvoy, J. W. y Chamberlain, C. G. (1989). Fibroblast growth factor (FGF) induces different responses in lens epithelial cells depending on its concentration. *Development, 107* (2), 221-228.

McDonnell, P. J., Zarbin, M. A. y Green, W. R. (1983). Posterior capsule opacification in pseudophakic eyes. *Ophthalmology, 90*, 1548-1553.

McDonnell, P. J., Rowen, S. L., Glaser, B. M. y Sato, M. (1985). Posterior capsule opacification. An in vitro model. *Archives of Ophthalmology, 103* (9), 1378-1381.

McLean, S. M. et ál. (2005). Detection of integrins in human cataract lens epithelial cells and two mammalian lens epithelial cell lines. *British Journal of Ophthalmology, 89* (11), 1506-1509.

Meacock, W. R., Spalton, D. J. y Stanford, M. R. (2000). Role of cytokines in the pathogenesis of posterior capsule opacification. *British Journal of Ophthalmology, 84* (3), 332-336.

Nagamoto, T., Eguchi, G. y Beebe, D. C. (2000). Alpha-smooth muscle actin expression in cultured lens epithelial cells. *Investigative Ophthalmology & Visual Science, 41* (5), 1122-1129.

Nishi, K. y Nishi O. (1991). Tissue culture of human lens epithelial cells. Part II: Suppressive effect of diclofenac sodium on their proliferation and metaplasia. *Nippon Ganka Gakkai Zasshi, 95* (6), 581-590.

Nishi, O., Nishi, K., Fujiwara, T. y Shirasawa, E. (1995). Effects of diclofenac sodium and indomethacin on proliferation and collagen synthesis of lens epithelial cells in vitro. *Journal of Cataract and Refractive Surgery, 21* (4), 461-465.

Nishi, O., Nishi, K., Imanishi, M., Tada, Y. y Shirasawa E. (1995). Effect of the cytokines on the prostaglandin E2 synthesis by lens epithelial cells of human cataracts. *British Journal of Ophthalmology, 79* (10), 934-938.

Nishi, O., Nishi, K., Fujiwara, T., Shirasawa, E. y Ohmoto Y. (1996). Effects of the cytokines on the proliferation of epithelial cells and collagen synthesis by human cataract lens. *British Journal of Ophthalmology, 80* (1), 63-68.

Nishi, O., Nishi, K., Morita, T., Tada Y., Shirasawa, E. y Sakanishi, K. (1996). Effect of intraocular sustained release of indomethacin on postoperative inflammation and posterior capsule opacification. *Journal of Cataract and Refractive Surgery, 22* (suppl. 1), 806-810.

Nishi, O., Nishi, K., Akaishi, T. y Shirasawa, E. (1997). Detection of cell adhesion molecules in lens epithelial cells of human cataracts. *Investigation in ophthalmology and vision science, 38* (3), 579-585.

Pandey, S. K. et ál. (2001). Pediatric cataract surgery and intraocular lens implantation: current techniques, complications, and management. *Internal Ophthalmolology Clinical, 41* (3), 175-196.

Pandey, S. K., Apple, D. J., Werner, L., Maloof, A. J. y Milverton, E. J. (2004). Posterior capsule opacification: a review of the aetiopathogenesis, experimental and clinical studies and factors for prevention. *Indian Journal of Ophthalmology, 52* (2), 99-112.

Paul, W. (1999). *Fundamental Immunology* (4ª ed.). Lippincott-Raven.

Pavlovi', S. (2000). Cataract surgery in children. *Medicinski Pregled, 53,* 257-261.

Pepouse, J. S., Holland, G. N. y Wilhelmus, K. R. (1996). *Ocular Infection & Immunity* (2ª ed.). Mosby.

Qi, M. X., Huang, X. R., Shen, S. R., Zheng, L. P., Lin, J. M. y Wei, L. (2003). A study on cytokine levels and nitric oxide content in rabbit aqueous humor after lens extraction and intraocular lens implantation. *Zhonghua Yan Ke Za Zhi, 39* (1), 41-43.

Resnikoff, S., Pascolini, D., Mariotti, S. y Pokharel, G. (2008). Global magnitude of visual impairment caused by uncorrected refractive errors in 2004. *Bulletin of the World Health Organization, 86,* 63-70.

Saika S. et ál. (1998). Immunolocalization of prolyl 4-hydroxylase subunits, alpha-smooth muscle actin, and extracellular matrix components in human lens capsules with lens implants. *Experimental Eye Research, 66* (3), 283-294.

Saika S. et ál. (2003). Response of Lens Epithelial Cells to Injury: Role of Lumican in Epithelial-Mesenchymal Transition. *Investigation in Ophthalmology and Visual Science, 44,* 2094-2102.

Saika S. et ál. (2004). Smad3 is required for dedifferentiation of retinal pigment epithelium following retinal detachment in mice. *Laboratory Investigation, 84* (10), 1245-1258.

Shigemitsu, T., Majima, Y. y Shimizu, Y. (1998). Immunohistochemical studies on factors involved in after cataract. *Nippon Ganka Gakkai Zasshi, 102* (8), 531-539.

Stafford, M. J. (2001). The histology and biology of lens. *Optometry Today,* 23-30. Recuperado el 15 de febrero del 2009 de www.optometry.co.uk.

Vij, N., Roberts, L., Joyce, S. y Chakravarti S. (2005). Lumican Regulates Corneal Inflammatory Responses by Modulating Fas-Fas Ligand Signaling *Investigative Ophthalmology and Visual Science, 46,* 88-95.

Wallentin, N., Wickstrom, K. y Lundberg, C. (1998). Effect of cataract surgery on aqueous TGF-beta and lens epithelial cell proliferation. *Investigation in Ophthalmology and Vision Science, 39,* 1410-1418.

Wormstone, I. M., Tamiya, S., Anderson, I. y Duncan, G. (2002). TGF-beta2-induced matrix modification and cell transdifferentiation in the human lens capsular bag. *Investigation in Ophthalmology and Vision Science, 43* (7), 2301-2308.

Wormstone, I. M. (2002). Posterior capsule opacification: a cell biological perspective. *Experimental Eye Research, 74* (3), 337-347.

Zelenka, P. S. (2004). Regulation of cell adhesion and migration in lens development. *The International journal of developmental biology, 48* (8-9), 857-865.

Yao, K. et ál. (2007). Integrin beta1-mediated signaling is involved in transforming growth factor-beta2-promoted migration in human lens epithelial cells. *Molecular Vision, 13,* 1769-1776.

Zhaohui, Z. y Shouzhi, H. (1999). An experimental study of the tumour necrosis factor levels in aqueous humor after traumatic cataract and intraocular lens implantation. *Chinese Medical Sciences Journal, 14* (1), 64-66.

Zhou, Z. y He, S. (1998). An experimental study of the tumour necrosis factor level in aqueous humor after transscleral fixation of intraocular lens. *Yan Ke Xue Bao, 14* (1), 9-12.

Mecanismos de hipersensibilidad en el segmento anterior del ojo

El término hipersensibilidad es sinónimo de *alergia* y se define como la reactividad alterada del sistema inmune frente al estímulo antigénico. En otras palabras, cuando se genera una respuesta protectora y benéfica frente a un Ag se denomina inmunidad, pero cuando la reacción es exagerada y perjudicial para el organismo se refiere como alergia o hipersensibilidad.

La patogénesis de la respuesta alérgica se centra en la fase de sensibilización o primer contacto con el Ag. Es característico de estas enfermedades que la reacción al primer estímulo no tiene ninguna sintomatología y pasa inadvertida. Sin embargo, durante esta fase se generan células de memoria que responderán de manera muy agresiva en los posteriores contactos con el mismo Ag haciéndose clínicamente manifiesta. Es decir, las reacciones alérgicas requieren la expresión de la respuesta inmune adquirida, lo cual involucra la preexistencia de Ac, LB o LT, producidos y estimulados en la fase de sensibilización, de allí el nombre de *hipersensibilidad*. Las reacciones de hipersensibilidad se han clasificado en cuatro tipos, según Coombs y Gell, de acuerdo con los componentes del sistema inmune involucrados (figura 68). Los tipos I, II y III son mediados por la inmunidad humoral y la tipo IV o retardada por la inmunidad celular.

La *hipersensibilidad tipo I*, también llamada hipersensibilidad inmediata, es mediada por la IgE. El antígeno, en este caso, es llamado alérgeno y generalmente es de tipo ambiental con poca o ninguna toxicidad intrínseca. Los alérgenos más comunes son: el polen, pasto, ácaros (polvo de casa), el veneno de insectos, medicamentos, especialmente los antibióticos (penicilina), vacunas y alimentos como nueces, mariscos, huevo y frutas. En la mayoría de los individuos que sufren esta enfermedad, existe una predisposición genética a responder con IgE, a los alérgenos comunes, a lo cual se le denomina atopia (Paul, 1986).

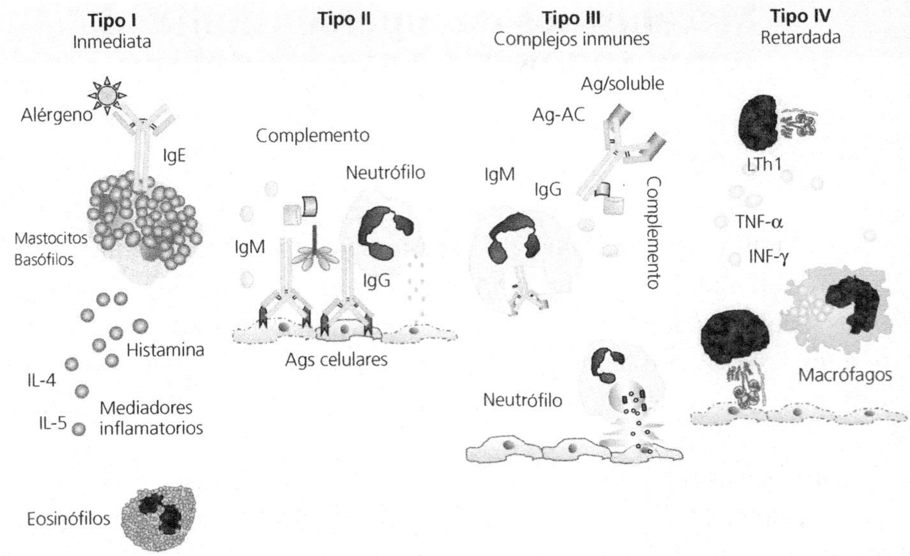

Fig. 68 | **Clasificación de Gell y Coombs de las reacciones de hipersensibilidad (HSR).** La HSR tipo I es mediada por IgE; la tipo II por IgM e IgG contra células; la tipo III por IgM e IgG contra Ag solubles, y la tipo IV es mediada por células T y macrófagos.

Esta alergia involucra la interacción de los LTh_2 y LB. En la fase de sensibilización o primera exposición al antígeno, el sistema inmune, siempre inicia la respuesta de anticuerpos con la producción de IgM. En los sujetos alérgicos, ocurre un desbalance en las subpoblaciones de LTh antígeno específicos, con predominio del tipo II. Los LTh_2 secretan citoquinas como la IL4 e IL-13, que promueven el cambio de clase de IgM hacia IgE o IgG_1, en los LB, que responden al mismo alérgeno y como consecuencia genera LB de memoria y células plasmáticas secretoras de IgE. Estos linfocitos producen otras citoquinas que regulan aspectos importantes de las respuestas de hipersensibilidad tipo I.

Factores como la ruta de entrada del antígeno, las células presentadoras, el microambiente y el componente genético del huésped (atopia) contribuyen en la expresión de la respuesta inmune asociada a la IgE. La IgE en sangre se dirige hacia los tejidos, especialmente la piel y las mucosas, para unirse a los mastocitos. La unión se hace gracias a los receptores de alta afinidad para porción Fcε de la IgE (FcεRI), presentes en los mastocitos (residentes en los tejidos), basófilos y eosinófilos (en sangre). Estas células representan el mecanismo efector de la respuesta inmediata mediada por la IgE, y quedan "armadas específicamente" o listas para captar rápidamente el alérgeno cuando entre al organismo por segunda vez. La IgE sobre el mastocito, tiene una vida media más larga, incluso puede ser viable por meses. Durante esta fase de sensibilización el individuo no manifiesta ninguna sintomatología (figura 69).

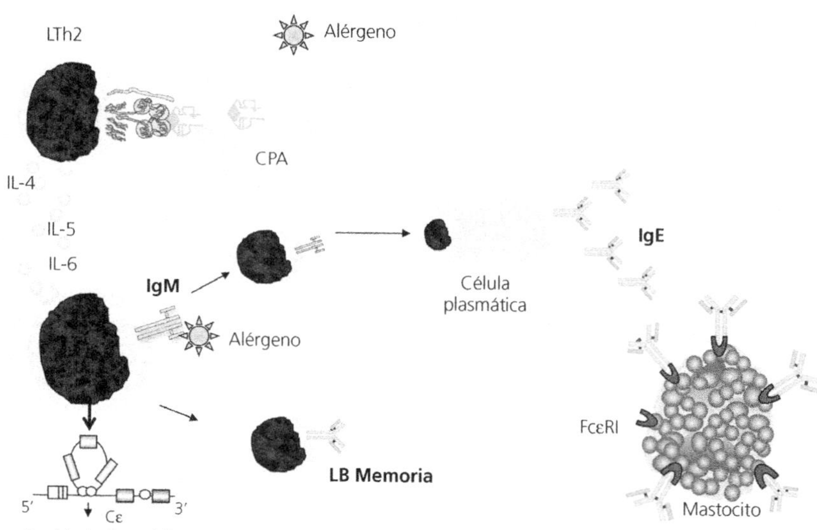

Fig. 69 **Fase de sensibilización en la hipersensibilidad tipo I.** Una vez los LTh_2 reconocen el alérgeno procesado por la CPA, producen grandes cantidades de IL-4 e IL13 que induce el cambio de clase de IgM a IgE, en los LB estimulados por el alérgeno. La IgE secretada se une a los receptores de alta afinidad para la IgE (FcεRI) en los mastocitos.

La fase efectora se presenta la segunda vez que el mismo antígeno entra al huésped, el tiempo que demore el alérgeno en entrar en contacto con la IgE sobre los mastocitos será el determinante del inicio de la sintomatología; ya que todo está preparado, la respuesta es inmediata. El alérgeno es rápidamente reconocido por las IgE unida al mastocito. Se requiere que, por lo menos, dos IgE reconozcan el alérgeno, haciendo un enlace cruzado (*cross-linkage*), con el Ag. Este estímulo induce la generación de segundos mensajeros y el influjo de Ca_2^+ dentro de la célula promoviendo la polimerización de la actina, para que los gránulos hagan contacto con la membrana plasmática y liberen su contenido (figura 47). Además, los mastocitos inician la síntesis *de novo* de otros mediadores inflamatorios a partir del ácido araquidónico: los leucotrienos y prostaglandinas. Los mastocitos estimulados sintetizan varias citoquinas, incluyendo la IL-4, IL-3, IL-1, IL-5. IL-6, TGF-β y TNF-α que influyen en el proceso patológico y en el microambiente del tejido donde se está dando la reacción (figura 70).

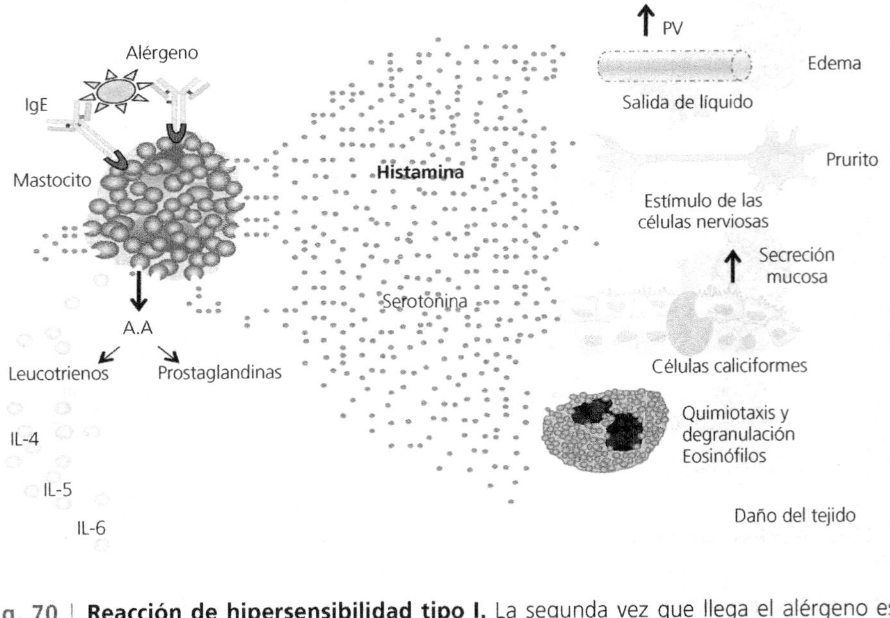

Fig. 70 **Reacción de hipersensibilidad tipo I.** La segunda vez que llega el alérgeno es reconocido por la IgE sobre el mastocito e induce la liberación de los mediadores inflamatorios preformados y la síntesis de novo de citoquinas y otros mediadores como prostaglandinas y leucotrienos que generan las manifestaciones clínicas inmediatamente después de la entrada del antígeno.

Los mediadores inflamatorios ocasionan en minutos los síntomas característicos de esta alergia: enrojecimiento, edema, prurito, secreción mucosa, etc. La histamina es el mayor mediador preformado contenido en los gránulos de los mastocitos y basófilos; es liberada principalmente por el enlace cruzado del alérgeno con dos IgE sobre los mastocitos o basófilos. Sin embargo, muchos estímulos pueden provocar la liberación de histamina: neuropéptidos, como la sustancia P, opiodes, citoquinas como la IL-1, IL-3, IL-8, las fracciones del complemento, C3a y C5a, incluso, cambios de temperatura, trauma mecánico, etc.

La acción de la histamina es mediada por receptores en diversos tipos celulares. Se conocen cuatro tipos de receptores para la histamina, H_1, H_2, H_3 y H_4 (Parson y Ganellin, 2006). La mayoría de los efectos biológicos de la histamina en esta hipersensibilidad son producidos por la unión de la histamina a los receptores H_1. Esta unión ocasiona aumento en la permeabilidad vascular, incremento en la secreción mucosa por las células caliciformes, contracción de los músculos lisos del intestino y bronquios. Otros mediadores preformados contenidos en los gránulos son la heparina, la serotonina, etc. (figura 70) (Zampeli y Tiligada, 2009).

Los leucotrienos y las prostaglandinas son sintetizados cuando el mastocito se degranula. Los leucotrienos incrementan la permeabilidad vascular, producción de moco y generan broncoconstricción. Las prostaglandinas ocasionan vasodilatación, hiperalgesia y a nivel sistémico dolor y malestar (ver capítulo "Inflamación").

Pocas horas, de cuatro a ocho después del estímulo antigénico, las manifestaciones clínicas pueden aumentar, aún en ausencia del alérgeno, y continuar por veinticuatro horas aproximadamente. Las quemoquinas, como la IL-5, atraen los eosinófilos, que liberan sus gránulos tóxicos sobre el tejido, siendo los mayores responsables de la fase tardía de la respuesta inmediata, aunque también hay incremento de neutrófilos y linfocitos. Los mediadores derivados de estas células aumentan el daño del tejido y el proceso inflamatorio.

Las enfermedades generadas por las reacciones de hipersensibilidad tipo I, generalmente son localizadas e involucran los tejidos por donde entra el alérgeno, por ejemplo la rinitis alérgica, asma alérgica, alergia a alimentos, urticaria, dermatitis atópica y conjuntivitis alérgica. Las reacciones de hipersensibilidad inmediata sistémicas, son poco frecuentes pueden ocasionar la muerte, si no se tratan a tiempo y se les denomina *shock* anafiláctico (Abelson, 2000).

La *hipersensibilidad tipo II* es mediada por la IgM e IgG contra antígenos celulares, provocando su destrucción. La muerte celular se origina con el reconocimiento de antígenos celulares propios o modificados, por Ac. Las inmunoglobulinas actúan como opsoninas para las células que tienen receptores para la porción Fc de la IgG: neutrófilos, macrófagos y células NK, que destruyen las células marcadas, por fagocitosis (neutrófilos y macrófagos) o lisis celular (células NK). Además, los Ac pueden activar el complemento y ocasionar lisis directa y generación de opsoninas que promueven la fagocitosis. Las enfermedades más conocidas producidas por este tipo de hipersensibilidad son las reacciones transfusionales, la enfermedad hemolítica del recién nacido, anemias por drogas y algunas enfermedades autoinmunes. En el caso de estas últimas, la reacción ocasiona daños severos en el tejido, debido a que durante el proceso fagocítico estas células se degranulan, ante la imposibilidad de fagocitar las células que hacen parte del órgano o tejido (figura 71).

La autoinmunidad ocurre cuando hay pérdida de la tolerancia a lo propio y el sistema inmune ataca a los Ag propios expresados en las células de algunos órganos y tejidos. La reacción inicial casi siempre es localizada, pero su cronicidad puede involucrar otros sitios y tener manifestaciones sistémicas. La mayoría de estas enfermedades son ocasionadas por LB autoreactivos y algunas por los LT o por la combinación de los dos tipos celulares. Inicialmente, se pensó que la reacción era originada por una sola clona de linfocitos autorreactivos, sin embargo, el análisis de la región variable de los Ac y el TCR ha demostrado que la reacción es policlonal, lo que dificulta el hallazgo del blanco exacto de la respuesta autoinmune. En las enfermedades autoinmunes inducidas por los LB, los Ac implicados son la IgM e IgG y el mecanismo de daño es el de la hipersensibilidad tipo

II. Algunas de estas enfermedades son: artritis reumatoidea, síndrome de Sjögren, espondilitis anquilosante, lupus eritematoso sistémico, miastenia Gravis, diabetes mellitis tipo I (autoanticuerpos y LT autorreactivos), enfermedad de Graves, etc. Muchas de las enfermedades autoinmunes son ocasionadas por la combinación de los mecanismos de hipersensibilidad tipo II y III (Parslow et ál., 2002).

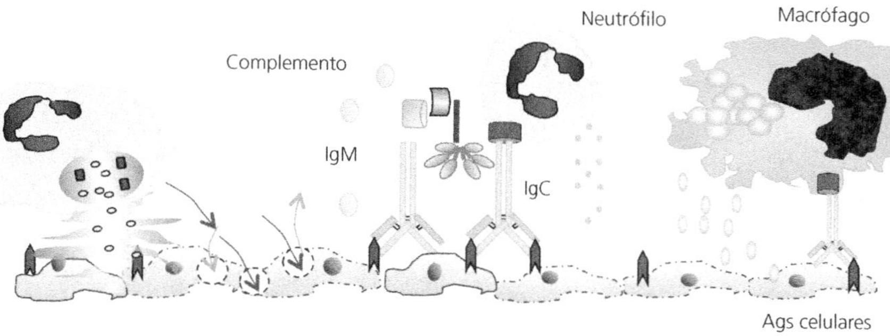

Fig. 71 **Reacción de hipersensibilidad tipo II.** El mecanismo de acción está mediado por la IgG e IgM, las cuales reconocen Ag presentes en las membranas celulares, activan el complemento y la fagocitosis por neutrófilos y macrófagos. La activación del complemento resulta en la lisis de las células blanco, la de granulación con liberación de enzimas y reactivos del O_2 ocasionan el daño del tejido.

La *hipersensibilidad tipo III*, al igual que en la tipo II, es mediada por la IgM e IgG. La diferencia radica en el Ag. En la hipersensibilidad tipo II, el antígeno hace parte de una célula y en la hipersensibilidad tipo III, el Ag es soluble, generalmente una proteína. En este caso, la unión Ag-Ac forma los complejos inmunes. Durante cualquier respuesta inmunológica, los complejos inmunes son depurados por las células fagocíticas. Sin embargo, cuando se producen grandes cantidades de complejos inmunes, los efectos dañinos de la fagocitosis y la activación complemento causan reacciones inflamatorias severas en el tejido en el que se generan y en otros sitios donde se acumulan los complejos inmunes que son trasportados por vía sanguínea (figura 72).

La magnitud del daño depende de la cantidad de complejos generados. La reacción es localizada cuando los complejos se depositan en sitios cercanos a la entrada del Ag. Cuando hay muchos complejos inmunes, estos salen del tejido y viaja por la sangre. En algunos casos, los complejos inmunes se pueden formar directamente en la sangre, como por ejemplo, en la administración de medicamentos intravenosos, los complejos se depositan en la pared de los vasos, en la membrana sinovial, en el glomérulo originándose reacciones sistémicas.

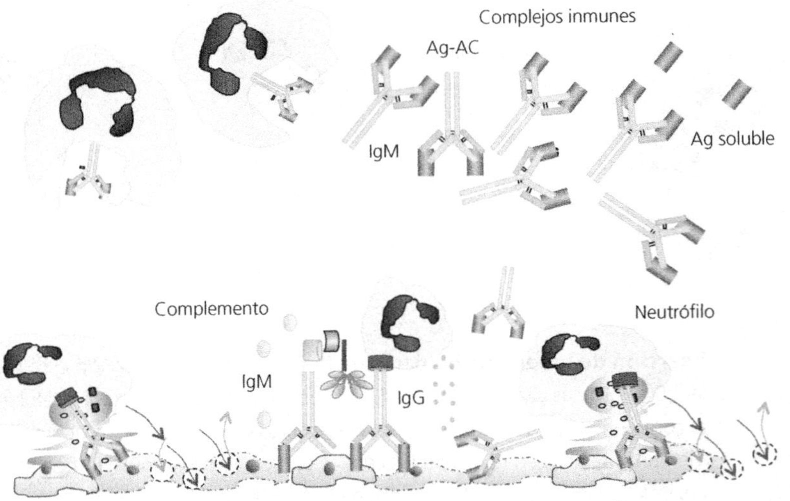

Fig. 72 | **Reacción de hipersensibilidad tipo III.** El acúmulo de grandes cantidades de complejos inmunes (Ag-Ac) causa reacciones inflamatorias severas mediadas por el complemento y las células fagociticas.

En la respuesta inmune protectora frente un Ag, los Ac, la acción del complemento y la fagocitosis contribuyen a la destrucción del Ag, con las consecuencias de cualquier respuesta inflamatoria, lo cual es controlado y el daño es reparado sin mayores problemas para el organismo. La gran cantidad de complejos inmunes produce una respuesta inflamatoria exagerada, promovida por los componentes C3a, C5a y C4a del complemento, que actúan como anafilotoxinas al inducir la degranulación de los mastocitos y servir como factores quimotácticos para los neutrófilos. Debido a que el Ag es soluble, el complejo de ataque a la membrana (MAC) del complemento no se puede insertar en el Ag y lo hace sobre las células adyacentes donde se han depositado los complejos, ocasionando la lisis de estas células.

Cuando el complemento se activa en la sangre, algunas fracciones inducen la agregación de las plaquetas formando microtrombos. Finalmente, la liberación de las enzimas y de los productos de la explosión respiratoria durante la fagocitosis aumenta el daño del tejido (figura 72).

Las enfermedades más conocidas relacionadas con esta hipersensiblidad son: la enfermedad del suero, inducida por la administración de sueros hiperinmunes, como antídotos o antitoxinas, la reacción de Arthus frente al veneno de algunos insectos, la fiebre del heno, por exposición a las esporas de hongos en los granjeros. En ocasiones, algunas enfermedades infecciosas desencadenan estas reacciones, como en la glomerulonefritis post estreptocococica, hepatitis, mononucleosis, malaria, etc. La hipersensibilidad tipo III contribuye en la patogénesis de algunas enfermedades autoinmunes como en la artritis reumatoidea y el lupus eritematoso sistémico (Paul, 1986).

La *hipersensibilidad tipo IV* o retardada es ocasionada por los macrófagos LTh_1 y LTc. Los LTh_1 desempeñan un papel central en esta hipersensibilidad, debido a la inducción y a la amplificación de la respuesta celular mediada por la secreción de citoquinas, como IL-2, INF-γ y TNF-α. Existen dos formas de hipersensibilidad retardada: la granulomatosa, en respuesta a ciertos microorganismos intracelulares, y la hipersensibilidad por contacto frente a alérgenos (sustancias químicas, metales, etc.) que entran por la piel o mucosas.

La enfermedad granulomatosa se origina cuando la infección por microorganismos intracelulares se hace crónica (ejemplo: *Mycobacterium*), los Ac no generan buena protección frente a los microorganimos intracelulares, por tanto, la inmunidad celular es la protectora. Los macrófagos activados por las citoquinas secretadas por los LTh_1, las células NK y los LTc son las principales células efectoras frente a los microorganismos intracelulares; cuando este mecanismo de defensa no es altamente efectivo para eliminar el microorganismo, se inicia la reacción de hipersensibilidad retardada. Durante el proceso hay un gran influjo de macrófagos al sitio afectado para fagocitar las células infectadas, hay formación de células gigantes que consisten en la fusión de la membrana de varios macrófagos que terminan liberando las enzimas líticas y los agentes oxidantes, producidos durante el estallido respiratorio, directamente sobre el tejido (Robbins, 2005).

El INF-γ y TNF-α aumentan la capacidad fagocítica, la presentación antigénica, la supervivencia de los macrófagos, que finalmente llevan a la destrucción inespecífica del tejido (figura 73). Las pruebas cutáneas demuestran la presencia de células T sensibilizadas y monocitos macrófagos (infiltrado mononuclear), que se evidencian como induración en el sitio de la inoculación del Ag, a las 48 o 72 horas; razón por lo cual se le denomina reacción retardada, comparada con las pruebas cutáneas que se utilizan para el diagnóstico de la hipersensibilidad inmediata, en las cuales el tiempo de reacción es de aproximadamente quince minutos.

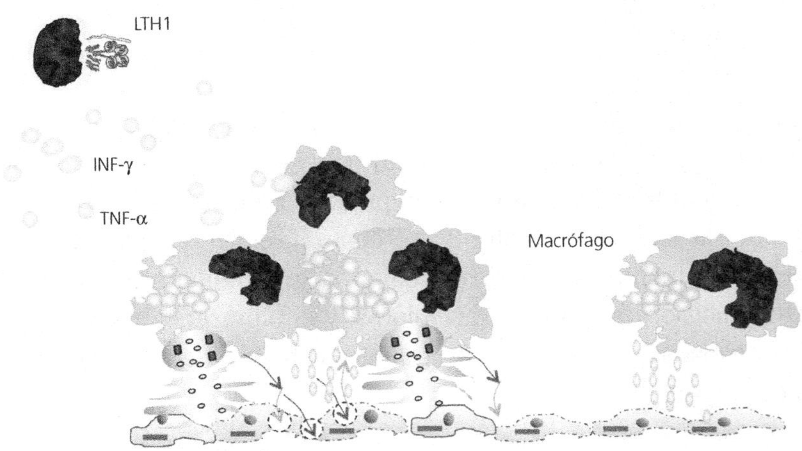

Fig. 73 **Reacción de hipersensibilidad tipo IV.** La enfermedad granulomatosa frente microorganismos intracelulares es mediada los macrófagos activados por las citoquinas secretadas por los LTh1 (INF-γ y TNF-α), aumentando su actividad y ocasionando la destrucción del tejido y posterior fibrosis.

La alergia por contacto se da en la piel; generalmente, los alérgenos son sustancias químicas presentes en los desinfectantes, cosméticos, látex y minerales como el níquel utilizado en la fabricación de joyas. Estas sustancias son muy pequeñas para desencadenar la respuesta inmunológica, pero pueden actuar como haptenos, formando complejos con las proteínas de la piel que son tomados por las células de langerhans y presentadas a los LTh, con subsecuente activación y liberación de citoquinas, que atraen macrófagos y LTc, con lo cual se inicia la reacción de hipersensibilidad retardada a las 48 a 72 horas después del segundo contacto con el alérgeno. La activación de estas células tiene como consecuencia la destrucción del tejido, manifestándose clínicamente como enrojecimiento y pústulas.

En el ámbito clínico, rara vez se presenta una sola reacción de hipersensibilidad; por el contrario, es típico que en los estados patológicos, la respuesta inflamatoria se dé por combinación de dos o más tipos de reacciones de hipersensibilidad (Parslow et ál., 2002).

Hipersensibilidad tipo I ocular

La hipersensibilidad tipo I en el ojo es una condición sistémica o local, que usualmente afecta la conjuntiva y por esta razón frecuentemente se refiere como conjuntivitis alérgica, aunque también pueden afectar los párpados y, en algunas ocasiones, la córnea, dependiendo de la severidad. Las conjuntivitis alérgicas se presentan en un 5% a un 22% de la población, dependiendo de la región geográfica y la edad. Las conjuntivitis alérgicas asociadas a la IgE se han clasificado en conjuntivitis aguda estacional, queratoconjuntivitis vernal, queratoconjuntivitis atópica y conjuntivitis papilar gigante.

La patogénesis de la conjuntivitis alérgica involucra un complejo mecanismo, que se centra alrededor de la síntesis y de la regulación de IgE, durante la fase de sensibilización y la de granulación del mastocito con liberación de múltiples mediadores inflamatorios en la fase efectora o segunda exposición al antígeno (ver hipersensiblilidad tipo I).

Uno de los hallazgos más significativos en este tipo de alergias es el aumento en los niveles de IgE sérica y en el órgano o tejido blanco. Clásicamente, el cambio de isotipo, se ha considerado un evento restringido a los órganos linfoides, por tanto, la presencia de IgE en el tejido blanco sería debido a la migración de LB de memoria secretores de IgE. Muchos estudios han demostrado que aún en las alergias localizadas, como ritinitis y conjuntivitis, hay una activación sistémica, detectable en el laboratorio, frente a los alérgenos, especialmente, en los episodios agudos de la enfermedad. En los pacientes alérgicos, el aumento de los niveles de IgE sérica se correlaciona directamente con la cantidad de IgE detectada localmente. Otros investigadores afirman que la activación y síntesis de IgE por los LB se puede dar en las mucosas localmente. Abu El-Asrar, Fatani, Missotten y Geboes, en el 2001 encontraron en biopsias de conjuntiva de pacientes con queratoconjuntivitis vernal inmunoreactividad para CD23/CD21 y CD40 en el centro de los folículos linfoides, esto indica una fuerte activación de los LB en el tejido linfoide asociado a la conjuntiva. En pacientes con rinitis alérgica, aproximadamente uno de cada veinticinco LB producen IgE en la mucosa nasal, comparado con uno de cada 10.000 LB en sangre periférica (KleinJan, Vinke, Severijnen y Fokkens, 2000). Dadas las evidencias, es posible que los LB secretores de IgE también se originen en las mucosas.

Para el cambio de clase de IgM a IgE, los LB deben sufrir una recombinación del DNA desde la región constante μ (IgM) a la región constante ε (IgE). La región 5[1], que flanquea cada región codificadora de clase, denominada S (*Swich*), permite la unión entre los segmentos por recombinar; en este caso, hay unión de Sμ-Sε y el DNA intermedio entre cada región S se elimina del templete original. Takhar et ál. (2005) establecieron la presencia del DNA circular Sμ-Sε y la enzima necesaria para la recombinación de clase, en los LB, de la mucosa nasal de sujetos con rinitis alérgica, con lo cual se determinó que la recombinación de los LB ocurre localmente en la mucosa. En otras investigaciones, se han obtenido los mismos resultados y se ha comprobado que la trascripción de la región ε por LB de la mucosa es inhibida in vitro, en presencia de anticuerpos monoclonales contra la IL-4 o IL-13; esto indica que la producción de estas citoquinas *de novo* en el tejido puede manejar el cambio de clase a IgE en la mucosa (Cameron, 2003).

En la conjuntivitis vernal, se ha demostrado el predominio de citoquinas secretadas por los LTh_2 en lágrimas comparado con sujetos no alérgicos (Leonardi, 1999). Este patrón de LTH_2 alérgeno específicos (secretor de IL-4, IL-5, IL-3 e IL-13) también se ha demostrado in vitro en células mononucleares de sangre periférica, en niños atópicos previamente estimulados (Jenmalm, 2001); por tanto, se podría afirmar que en estas condiciones alérgicas hay activación local o sistémica.

La activación inmunológica local también se ve reflejada en los cambios que ocurren en las células epiteliales de la conjuntiva, las cuales no solo actúan como barreras, sino que también participan activamente en la regulación de la inflamación alérgica. Una vez las células epiteliales son estimuladas por la liberación de histamina, expresan moléculas de adhesión, antígenos de histocompatibilidad clase II (HLA-DR) y secretan citoquinas proinflamatorias como la IL-1, IL-6 e IL-8, amplificando la respuesta alérgica. Estos cambios en el epitelio conjuntival en los procesos alérgicos también pueden servir como marcadores de un proceso inflamatorio activo (Irkec, 2003).

Todos estos trabajos sugieren fuertes evidencias de que la mucosa provee todo el microambiente necesario para que los LB residentes en el tejido realicen el cambio de clase a IgE y se produzcan localmente las citoquinas necesarias para mantener esta condición. La regulación y la síntesis de la IgE local podrían cambiar significativamente el tratamiento de las alergias localizadas, siendo el blanco preferencial la modulación de las citoquinas y mediadores inflamatorios los que influyan directamente sobre la síntesis de IgE.

En un estudio reciente en el grupo de Inmunología Ocular de la Universidad de La Salle, Herrera y Prada demostraron que en los pacientes con conjuntivitis alérgica hay un aumento en la cantidad de IgE total en lágrimas y que estos niveles de IgE disminuyen significativamente después del tratamiento con fumarato de ketotifeno (Zaditen), un antihistamínico, estabilizador de la membrana del mastocito e inhibidor de la síntesis de algunas citoquinas producidas por los mastocitos. El fármaco bloquea la acción, la liberación y la producción de los mediadores inflamatorios, así controla la sintomatología, pero su acción no es directa sobre los LB ni en la inducción del cambio de clase a IgE. Sin embargo, se sabe que la histamina tiene efectos moduladores sobre el sistema inmunológico, dependiendo del tipo de receptor H_1 o H_2 que se estimule. Después del tratamiento con Zaditen, los pacientes redujeron significativamente los niveles de IgE en lágrimas.

Es posible que el control del microambiente, citoquinas y mediadores inflamatorios, por el fármaco influya en la regulación de la síntesis de IgE local. El control de la respuesta inflamatoria por el Zaditen se correlacionó directamente con la ausencia de sintomalogía en los pacientes después del tratamiento y la ausencia de HLA-DR en las células epiteliales por citología de impresión. La expresión de antígenos de histocompatibilidad clase II (HLA-DR), en epitelio conjuntival, sirve como un marcador inflamatorio en estos tejidos. Sin duda, el bloqueo de los mediadores inflamatorios, especialmente de la histamina, desempeña un papel central en el control de la sintomatología y, posiblemente, en la patogénesis de esta enfermedad.

La histamina y sus repeceptores están ampliamente distribuidos en la superficie ocular. Los receptores H_1 se localizan en las células epiteliales de la córnea y la conjuntiva, células caliciformes, vasos sanguíneos y fibras nerviosas. El prurito, la hiperemia, el lagrimeo y la quemosis son las manifestaciones clínicas clásicas oculares, ocasionadas por la liberación de la histamina. El edema de los párpados y la conjuntiva es mediado por los receptores H_1 presentes en las vénulas; la histamina induce contracción de las células endoteliales de los vasos, lo que permite la salida del líquido sanguíneo hacia el tejido. La vasodilatación (hiperemia) es debida al estímulo de los receptores H_2 sobre los vasos sanguíneos y sobre los receptores H_1 provoca vasoconstricción. Los receptores H_1 también se localizan sobre las células caliciformes, esto, a la vez, aumenta la producción de mucina. Por último, el prurito y el lagrimeo son ocasionados por el estímulo de los receptores H_1 sobre las fibras nerviosas.

Conjuntivitis alérgica estacional

La conjuntivitis alérgica estacional es una de las enfermedades oculares más prevalentes en el mundo; frecuentemente, se asocia con otras condiciones alérgicas especialmente la rinitis alérgica, dermatitis atópica y asma. La rinoconjuntivitis alérgica inicia desde la infancia, principalmente, entre los dos y tres años de edad, y en el 80% de los pacientes, los síntomas se desarrollan antes de veinte años. Entre los factores de riesgo, la historia familiar de rinoconjuntivitis alérgica es el mejor establecido en el desarrollo de esta patología en niños, siendo mayor cuando ambos padres son afectados. La polución aérea ha sido ampliamente asociada con la rinitis, pero no se ha asociado directamente con el incremento o incidencia de la rinoconjuntivitis alérgica o con la sensibilización de alérgenos. Varios alérgenos han sido identificados, como el polen, los ácaros, etc.

Los síntomas más frecuentes de la conjuntivitis alérgica estacional son el prurito ocular, lagrimeo, frecuentemente asociada a la inflamación y congestión de la mucosa nasal (rinitis alérgica). La historia de atopia se evidencia casi en el 70% de los pacientes y la influencia del clima está casi siempre presente, aunque la conjuntivitis alérgica estacional puede ser perenne. Generalmente, la inflamación de la conjuntiva es leve, aun en los casos más severos. El examen biomicroscópico revela un edema leve en la conjuntiva bulbar, en la conjuntiva tarsal superior e inferior puede haber presencia de papilas e incremento de fibras mucosas en el fornix inferior. El diagnóstico confirmatorio se realiza con la cuantificación de IgE en suero y lágrimas, los frotis o biopsias de conjuntiva que revelan la presencia de eosinófilos y basófilos degranulados. Las pruebas cutáneas, como en cualquier alergia tipo I, son muy útiles a la hora de identificar los posibles alérgenos; estas se leen antes de veinte minutos y se evidencian por la presencia de eritema, prurito y edema.

El tratamiento comprende control ambiental (del alérgeno) agentes estabilizadores de los mastocitos, antihistamínicos tópicos o sistémicos. Los antihistamínicos tópicos son de gran ayuda en pacientes con conjuntivitis alérgica estacional; estos agentes inhiben competitivamente solo un mediador liberado (la histamina). Los estabilizadores de la membrana de los mastocitos usados correctamente inhiben la degranulación del mastocito y, por tanto, previene mayores ataques y limitan la liberación de todos los mediadores del mastocito. También se utilizan agentes que contiene doble acción y además bloquean la síntesis de otros productos de los mastocitos como las citoquinas.

Queratoconjuntivitis vernal

Es un desorden inflamatorio severo de la conjuntiva, en la mayoría de los casos, asociada a una queratopatía secundaria. Es más predominante en los hombres jóvenes y niños con historia familiar o no de atopia. Se presenta en todo el mundo, siendo más frecuente en ciertas épocas del año (primavera), aunque existen las formas perennes. Uno de los alérgenos más reconocidos son las heces de los ácaros presentes en el polvo del hogar y en los alimentos. Existen dos formas clínicas, la papilar gigante en la conjuntiva tarsal superior y los infiltrados límbicos gelatinosos (límbica). Los síntomas más frecuentes son el prurito, excesivo lagrimeo, hiperemia, producción de moco, fotofobia y ardor o sensación de cuerpo extraño y presencia de papilas.

El signo patognomónico es la presencia de papilas gigantes o empedrado (*cobblestone*) en la conjuntiva tarsal superior. Las papilas usualmente tienen un diámetro mayor de 1 mm; cuando la masa total de la conjuntiva aumenta considerablemente, pueden ocasionar ptosis. La inflamación de la conjuntiva bulbar es variable y la presencia de moco también es muy frecuente. La presencia de papilas en el limbo esclerocorneal se observa como puntos amarillo grisáceos, gelatinosos, cuyo ápice tiene concreciones calcificadas, denominadas puntos de Horner Trantas, las cuales son asociadas con infiltrados de células inflamatorias, especialmente eosinófilos. En las formas más severas, los infiltrados pueden hacer un anillo alrededor de la córnea, acompañado de la neovascularización superficial periférica de la córnea. La histopatología de las papilas no solo incluye los mastocitos y los eosinófilos, sino también los neutrófilos, las células mononucleares, los fibroblastos y el colágeno sintetizado *de novo*, que hacen que se incremente el espesor de la conjuntiva tarsal. La presencia de estas células mononucleares, principalmente LTh y LTc, hace pensar que la conjuntivitis vernal es una combinación de las reacciones de hipersensibilidad tipo I y tipo IV.

El daño en la córnea inicia como una queratitits punteada superficial; si la liberación de mediadores inflamatorios continúa, junto con el efecto mecánico de las papilas en la conjuntiva tarsal superior, habrá mayores lesiones epiteliales llegando a úlceras. La periferia de la córnea está casi siempre involucrada en la queratoconjuntivitis vernal límbica. Además del daño, varias modificaciones en la curvatura corneal han sido asociadas con el infiltrado límbico. El queratocono es la ectasia más común en esta patología; el tipo de defecto dicta el manejo del paciente; las úlceras estromales pueden ocasionar cicatrices permanente y la infección secundaria puede complicar la situación. El tratamiento incluye: evitar el alérgeno, antihistamínicos sistémicos y tópicos, desensibilización, estabilizadores de la membrana de los mastocitos y en casos en los cuales la respuesta inflamatoria es muy grande, es necesario el uso de corticoesteroides tópicos por tiempos limitados.

Queratoconjuntivitis atópica

Es una de las formas más severas de la alergia ocular. Esta patología siempre está asociada con otras alergias, principalmente con dermatitis atópica. Aproximadamente el 25% de estos pacientes desarrollan queratoconjuntivitis atópica. La incidencia es mayor en hombres, inicia en la adolescencia y, aunque la mayoría de las veces es perenne, la condición se suele exacerbar en el invierno. La queratoconjuntivitis atópica es bilateral, los síntomas incluyen prurito ocular, ardor, sensación de cuerpo extraño, excesivo lagrimeo y abundante descarga mucoide. Los párpados también están afectados, la blefaritis atópica, se caracteriza por tilosis, adelgazamiento del margen palpebral, profundo edema que puede ocasionar ptosis del párpado superior. La inflamación de la superficie ocular es crónica.

En la conjuntiva, se observa hiperemia y edema, presencia de papilas en la conjuntiva tarsal inferior y puntos de Hornes Trantas adyacentes a la córnea. En esta enfermedad, la queratopatía es típica y secundaria al desorden en la conjuntiva. La pérdida de la visión se puede dar como resultado de la cicatrización y neovascularización de la córnea. Las úlceras corneales pueden ser infecciosas o no y casi todas las ectasias, queratocono, queratoglobo y degeneración marginal pelucida han sido reportadas en estos pacientes. El cristalino puede llegar a comprometerse y los pacientes pueden desarrollan catarata.

En la queratoconjuntivitis atópica, la patogénesis se centra en las reacciones mediadas por la IgE; sin embargo, también hay evidencia que la hipersensibilidad tipo IV está involucrada. Es necesario recordar que el tratamiento con corticoides tópicos debe ser muy controlado, ya que esta enfermedad es crónica, por lo que este tratamiento solo debe ser reservado en casos de exacerbaciones agudas. La terapéutica en la queratoconjuntivitis atópica incluye el uso de inmunomoduladores como la cyclosporina. Debido a que la queratoconjuntivitis atópica es un componente aislado de una enfermedad sistémica, el tratamiento sistémico y la atención multidisciplinar es requerida, en la mayoría de los casos.

Conjuntivitis papilar gigante

La conjuntivitis papilar gigante se desarrolla como resultado de la sensibilización de la conjuntiva tarsal a alérgenos presentes en la superficie de los lentes de contacto, acoplado al trauma de la conjuntiva tarsal superior, generado contra el lente de contacto cada vez que se realiza el parpadeo, un evento que ocurre 16.000 a 19.000 veces al día. Los estudios con microscopía electrónica muestran que en 8 horas de uso, el lente de contacto se cubre con material compuesto de moco, proteínas, bacterias, restos celulares y alérgenos del ambiente. La higiene vigorosa del lente con soluciones de limpieza y enzimas falla a la hora de remover completamente esta cubierta y el uso diario resulta en una cubierta bien establecida. La sintomatología incluye la presencia de papilas en la conjuntiva tarsal superior, las cuales aumentan de tamaño progresivamente, generalmente mayores de 1 mm de diámetro, muchas veces con presencia de erosiones epiteliales en el ápice. La biopsia de las papilas revela la presencia de gran número de mastocitos y eosinófilos, en el epitelio y sustancia propia. Asimismo, el paciente refiere intolerancia al lente de contacto, incremento en la producción de moco, prurito e hiperemia. El diagnóstico se confirma con la observación de las papilas con fluoresceína en la conjuntiva tarsal superior y la presencia de defectos epiteliales en las macropapilas. El tratamiento involucra la limpieza vigoras del lente con agentes limpiadores, peróxido de hidrógeno y digestión enzimático por lo menos dos veces a la semana, e incluso diariamente, reemplazo frecuente de los lentes o el uso de lentes desechables, cambio de material de los lentes, utilización de estabilizadores de la membrana de los mastocitos o el retiro permanente de los lentes (Albert, Jakobiees, Azar y Gragoudas, 2000).

Hipersensibilidad tipo II ocular

Aunque no hay enfermedades oculares aisladas asociados a esta hipersensibilidad, existen consecuencias oculares de ciertas enfermedades que se describen a continuación.

Pénfigo ocular cicatrizal

El pénfigo es una enfermedad autoinmune sistémica con o sin compromiso ocular. La cicatrización es una consecuencia típica de la inflamación que afecta la conjuntiva y otras mucosas. La prevalencia es muy baja, aunque es posible que sea mayor, debido a que en muchos de los estadios la enfermedad es inadvertida. Existen dos formas: la idiopática y la inducida por drogas. Es probable que el desarrollo de la enfermedad sea debido a una predisposición genética (ligada al HLA DQw7) o al contacto con un agente (virus, drogas, etc.), que dispara la enfermedad autoinmune en el individuo genéticamente predispuesto. Los autoanticuerpos están dirigidos contra una proteína de la membrana basal conjuntival de 205 kilodaltones (Kd), la B4 integrina. Los depósitos de auto anticuerpos llevan a la activación del complemento, liberación de anafilotoxinas (C3a, C5a), activación y degranulación de mastocitos, cambios vasculares por la liberación de mediadores de los mastocitos y, finalmente, la salida y acúmulo de células inflamatorias en el tejido. Con el tiempo, el daño del tejido genera el infiltrado de otras células como fibroblastos, con producción anormal de colágeno tipo III y, finalmente, la cicatrización. Las células inmunes más representativas en la sustancia propia de estos pacientes son los LT ayudadores y los macrófagos, lo cual también se observa en el ámbito sistémico.

Los rasgos clínicos se definen por estadios: en el estadio I, la enfermedad se caracteriza por conjuntivitis crónica, epiteliopatia corneal o conjuntival, así como presencia de fibrosis subepitelial como finas estrías blancas. El estadio II se caracteriza por la progresión de la cicatrización la contracción de las nuevas fibras de colágeno que acortan el fornix inferior. En el estadio III se da la formación de simblefaron. El estadio IV o estadio final es irreversible, y consiste de un ojo seco con ankiloblefaron y queratinización de la córnea. El diagnóstico confirmatorio se realiza por inmunohistoquímica con la demostración de la presencia de depósitos de Ig o complemento en la membrana basal. El tratamiento incluye multidisciplinaridad y requiere agentes inmunosupresores como corticosteroides, inmunomoduladores, citostásticos, terapia con retinoides tópicos y lubricantes.

Pénfigo vulgaris

Es una enfermedad autoinmune de la piel, ligada o asociada al HLA DQ3 y DQ8, el antígeno blanco es una molécula de adhesión intercelular denominada cadherina. Los autoanticuerpos, IgM, IgG o IgA se unen a esta glicoproteína, activan complemento y se genera, la reacción de hipersensibilidad tipo II. Además, el complemento activa la formación de plasmina que ayuda a la destrucción de las uniones entre las células epiteliales adyacentes; esto trae como consecuencia la pérdida de capas completas del epitelio. Las manifestaciones son más frecuentes en la piel del párpado y son raras en la conjuntiva donde se forman ampollas y erosiones sin fibrosis. El tratamiento es la terapia inmunosupresora y citostáticos.

Dermatitis herpetiforme

Es una enfermedad autoinmune caracterizada por una erupción pruriginosa en la espalda, extremidades y las mucosas; esta enfermedad es crónica. Los autoanticuerpos son especialmente de clase IgA, los depósitos de estos anticuerpos es observan preferencialmente en la unión mucocutanea. Las formas crónicas pueden cursar con cicatrización y fibrosis subepitelial. El tratamiento incluye la terapia inmunosupresora.

Hipersensibilidad tipo III ocular

Enfermedades oculares asociadas a desórdenes sistémicos de origen autoinmune: querotoconjuntivitis *sicca* y síndrome de Sjögren

Se manifiesta clínicamente con sensación de ojo seco, de cuerpo extraño, excesiva producción de moco, disminución del menisco lagrimal, especialmente al levantarse. Las manifestaciones en córnea incluyen queratitis punteada superficial, epiteliopatía, ulceración corneal y perforación. El síndrome de Sjögren es una enfermedad crónica caracterizada por la destrucción del tejido glandular que origina la queratocionjuntivitis *sicca* y xerostomía; adicionalmente, presenta una enfermedad autoinmune como la artritis remaotoidea. Los linfocitos autoreactivos en estos pacientes migran selectivamente hacia las glándulas lagrimales y salivares ocasionan su destrucción; además, el acúmulo de complejos inmunes en estos sitios también contribuye al daño de los tejidos por el mecanismo de hipersensibilidad tipo III (ver capítulo síndrome del ojo seco).

Epiescleritis y escleritis

La escleritis es una condición más severa que la episcleritis, debido al riesgo de desarrollar una escleritis necrotizante con posterior vasculitis sistémica. El signo más importante es la presencia de edema escleral, acompañado de dolor intenso, ojo rojo que se torna purpura o violáceo, que no cambian con el uso de fenilefrina local. Usualmente en la episcleritis, no hay dolor, ni edema, la dilatación de los vasos se presenta superficialmente y ceden con la aplicación local de fenilefrina. Los pacientes con artritis rematoidea pueden presentar escleritis difusa, nodular, necrotizante y escleritis posterior.

En los pacientes con lupus eritematoso sistémico, la escleritis y episcleritis pueden ser las manifestaciones iníciales de la enfermedad. El estudio histopatológico de la conjuntiva y esclera de pacientes con escleritis necrotizante y no necrotizante ha revelado infiltrado de células inflamatorias, especialmente neutrófilos, depósitos de complejos inmunes y aumento en la expresión de HLA-DR en los dos tejidos, en la mayoría de los casos. La vasculitis mediada por complejos inmunes desempeña un papel muy importante en estas patologías. El tratamiento debe ser multidisciplinar y sistémico en la mayoría de los casos.

Queratitis ulcerativa periférica

La patogénesis de las lesiones ulcerativas en córnea asociadas a enfermedades autoinmunes tienen como base la vasculitis mediada por depósitos de complejos inmunes localizados en la periferia de la córnea y en los vasos del limbo, la quimiotaxis de células inflamatorias particularmente los neutrófilos. La liberación de enzimas y agentes oxidantes tienen como resultado la destrucción del colágeno y proteoglicanos. La queratitis progresa central y circunferencialmente y es una condición dolorasa. En el lupus eritematoso sistémico la queratitis generalmente es superficial, aunque se han reportado casos de queratitis ulcerativa. El tratamiento local no es muy eficaz y casi siempre se requiere el tratamiento sistémico.

Granulomatosis de Wegener

Es una vasculitis granulomatosa necrotizante sistémica, potencialmente letal, que puede afectar los tejidos oculares, siendo en ocasiones su sitio de presentación inicial. La afectación oftálmica se presenta en un 50% de los casos, pudiendo producir conjuntivitis, escleritis, queratitis, uveítis, vasculitis retinales y orbitopatías. Las escleroqueratitis periféricas son características de las patologías inmunológicas, tanto en vasculitis primarias como secundarias.

La detección de anticuerpos citoplasmáticos antineutrófilos (ANCA) aporta un 90% de especificidad y 95-100% de sensibilidad para establecer el diagnóstico de granulomatosis de Wegener en su fase activa. El diagnóstico precoz y el tratamiento adecuado con corticoides y ciclofosfamida en los casos de granulomatosis de Wegener con afectación ocular no solo son importantes para evitar la progresión hacia la ceguera, sino que también resultan fundamentales para reducir la mortalidad de la enfermedad y evitar recidivas.

Úlcera de Mooren

Es una queratitis ulcerativa periférica, similar a la ocasionada por enfermedades sistémicas como la artritis reumatoide, de causa desconocida. La enfermedad es muy rara y en el mundo se han reportado aproximadamente doscientos casos. Por lo general, los pacientes presentan autoanticuerpos circulantes en sangre periférica, por lo que se propone que sea una enfermedad autoinmune contra uno o varios antígenos corneales. En el 2002, Xie et ál. determinaron la presencia de una proteína soluble de 12 Kd en el estroma corneal de los pacientes con úlcera de Mooren y mayores niveles de autoanticuerpos séricos contra este antígeno, en los pacientes que en los controles. Algunos autores han sugerido que la utoinmunidad se desencadena por la reacción cruzada de Ac contra Ag de nematodos. La infección por helmintos, especialmente *Ascaris* y *Anchylostoma* podría generar Ac contra las proteínas de estos parasitos que, posteriormente, se identificarían en la córnea debido a su similitud estructural.

De hecho, la presencia de múltiples tipos de células inflamatorias, moléculas de adhesión, Ig, complemento, etc., sugieren que la activación del sistema inmune, es responsable de los mecanismos patogénicos de este desorden. En el limbo corneal, el infiltrado celular se distribuye en tres zonas; el estroma profundo contiene principalmente macrófagos, en la zona media fibroblastos hiperactivos implicados en la desorganización lamelar, en el estroma superficial principalmente células plasmáticas y linfocitos. En el tejido destruido se encuentran especialmente neutrófilos y presencia de Ig y complemento. En la conjuntiva adyacente a la úlcera se observa gran cantidad de células plasmáticas productoras de Ac y linfocitos. La degranulación de los neutrófilos parece ser la mayor responsable de la destrucción del tejido, lo cual se evidencia cuando se realiza la remoción del tejido necrótico y la aplicación de tejidos adhesivos que impiden el acceso de los neutrófilos, hay una remisión instantánea. Sin embargo, con el tiempo, la conjuntiva se vuelve a repoblar de células inmunológicas que invaden nuevamente la córnea.

La úlcera inicia en el limbo esclerocorneal y progresa circunferencialmente y luego centralmente, ocasiona adelgazamiento de la córnea, vascularización, destrucción y desprendimiento. Generalmente es unilateral, pero también se puede presentar bilateral; es una condición dolorosa, con presencia de una gran respuesta inflamatoria en la conjuntiva. El diagnóstico se debe realizar por descarte, ya que esta patología ocurre en ausencia de cualquier desorden sistémico que pudiera contribuir a la destrucción de la córnea. El diagnóstico diferencial debe tener en cuenta: las queratitis ulcerativas periféricas, infecciosas, no infecciosas sistémicas y oculares. El tratamiento requiere el uso de citostáticos y esteroides sistémicos que frenen la proliferación y la activación de las células inmunológicas.

Síndrome de Stevens/Jhonson

También denominado eritema multiforme mayor, es caracterizada por manifestaciones sistémicas como fiebre, malestar, dolor de cabeza, pérdida de apetito y vómito. En la piel y mucosas se presenta erupción papular eritematosa generalizada. En el ojo hay formación de bullas conjuntivales, queratopatía e infección secundaria. La inmunopatología del síndrome involucra complejos inmunes circulantes de IgA, IgM e IgG contra agentes infecciosos o sus productos (herpes simplex, *Micobacterium tuberculosis*, *Mycoplasma pneumoniae*, etc.) y fármacos.

Hipersensibilidad tipo IV ocular

Involucra varías patologías como la flictenulosis, enfermedad granulomatosa en el limbo esclerocorneal, en pacientes con tuberculosis. Alergia a químicos (hipersensibilidad de contacto), típica reacción de contacto en la conjuntiva y piel de los párpados. Rechazo al trasplante corneal, el cual involucra la reacción celular mediada por los LT y sus citoquinas, así como los macrófagos y las células NK. Enfermedad injerto fernte a huésped después del transplante de médula ósea, los LT del donador reconocen como extraño el CMH del receptor; se desarrolla entre tres y quince meses después del trasplante. Además del infiltrado de LT, se encuentran depósitos de Ac y complemento en los tejidos blancos, que generalmente involucran la piel y las mucosas. En el ojo las manifestaciones incluyen la queratoconjuntivitis, catarata, uveítis y retinitis (Albert et ál., 2000).

Referencias

Albert. D., Jakobiec, F., Azar, D. y Grangoudas, E. (2000). *Principles and Practice of Ophthalmology Volumen 1* (2ª ed.). Philadelphia: W. B. Saunders Company.

Abelson, M. B. (2000). Allergic diseases of the eye (1ª ed.). Philadelphia: W. B. Saunders Company.

Austyn, J. y Wood, K. (1994). *Principles of Cellular and Molecular Immunology* (2a ed.). Hong Kong: Oxford University Press.

Cameron, L., Soussi Gounni, A., Frenkiel, S., Lavigne, F., Donata, V. y Qutayba, H. (2003). SεSμ and SεSγ Switch Circles in Human Nasal Mucosa Following Ex Vivo Allergen Challenge: Evidence for Direct as Well as Sequential Class Switch Recombination. *The Journal of Immunology, 171*, 3816-3822.

Irkec, M. y Bozkurt, B. (2003). Epithelial cells in ocular allergy. *Current Allergy Asthma Reports, 3* (4), 352-357.

Jenmalm, M. C., Van Snick, J., Cormont, F. y Salman, B. (2001). Allergen-induced Th1 and Th2 cytokine secretion in relation to specific allergen sensitization and atopic symptoms in children. *Clinical Experimental Allergy, 31* (10), 1528-1535.

KleinJan, A., Vinke, J. G., Severijnen, L. W. F. M. y Fokkens, W. J. (2000). Local production and detection of (specific) IgE in nasal B cells and plasma cells of allergic rhinitis patients. *European Respiratory Journal, 15* (3), 491-497.

Krachmer, Mannis y Holland (2005). Cornea. *Fundamentals Diagnosis and Management* (vol. 1, 2ª ed.). Elsevier Mosby.

Parslow, T., Stites, D., Terr, A. e Imboden, J. (2002). *Inmunología básica y clínica* (10ª ed.). México: Manual Moderno.

Parsons, M. E. y Ganellin, C. R. (2006). Histamine and its receptors. *British Journal Pharmacolology, 147* (Suppl. 1), 127-135.

Paul, W. (1980). *Fundamental Immunology* (5ª ed.). Philadelphia: Lippincott-Raven.

Pepose, J. S., Gary, N. H. y Kirk, R. W. (1996). *Ocular Infection & Immunity* (1ª ed.). Mosby.

Robbins, Cotran, Kumar, Abbas y Fausto (2005). *Patología estructural y funcional* (7ª ed.). Elsevier.

Takhar, P., Smurthwaite, L., Coker, H., FearDavid, J., Banfield, G. K., Carr, V. A., Durham, S. R. y Hannah, J. G. (2005). Allergen Drives Class Switching to IgE in the Nasal Mucosa in Allergic Rhinitis. *The Journal of Immunology, 174*, 5024-5032.

Zampeli, E. y Tiligada, E. (2009). The role of histamine H4 receptor in immune and inflammatory disorders. *British Journal Pharmacolology*, 157(1), 24-33.

Este libro se imprimió en los talleres

.

con un tiraje de 300 ejemplares
Universidad de La Salle
Bogotá-Colombia
Junio del 2012

Made in the USA
Monee, IL
18 October 2026

66036013R10155